中文翻译版

子宫内膜癌诊治精要

Management of Endometrial Cancer

主　编　〔丹〕曼苏·R. 米尔扎（Mansoor R. Mirza）
主　译　王　薇
副主译　陈　刚　周圣涛　邬素芳
译　者　（按姓氏笔画排序）

王　薇　上海市第一妇婴保健院 / 同济大学附属妇产科医院
王蓓蓓　华中科技大学同济医学院附属同济医院
方　静　西安交通大学第一附属医院
邬素芳　上海交通大学医学院附属第一人民医院
刘　娜　上海市第一妇婴保健院 / 同济大学附属妇产科医院
李奇灵　西安交通大学第一附属医院
杨筱凤　西安交通大学第一附属医院
张箴波　同济大学附属同济医院
陈　刚　华中科技大学同济医学院附属同济医院
陈晓军　同济大学附属第十人民医院
陈淑琴　中山大学附属第六医院
范良生　广州医科大学附属第一医院
周圣涛　四川大学华西第二医院
官　健　南方医科大学南方医院
徐　凡　上海市第一妇婴保健院 / 同济大学附属妇产科医院
黄晓园　华中科技大学同济医学院附属同济医院
梁　莉　南方医科大学南方医院

秘　书　郭双双　广州医科大学附属第一医院
　　　　梁罗娇　广州医科大学附属第一医院
　　　　陈佩玉　广州医科大学附属第一医院

U0228136

科 学 出 版 社
北 京

图字：01-2023-5701

内 容 简 介

本书对子宫内膜癌的基础研究、流行病学、病因学、发病机制、病理学、临床表现、诊断方法、治疗方法及预后进行了非常系统和全面的阐述。特别是对子宫内膜癌的规范化治疗、多学科综合治疗、激素治疗及辅助疗法、新的治疗技术及药物应用进行了详细介绍，反映了当前子宫内膜癌的最新研究成果。本书内容丰富，图文并茂，可供各级妇产科医师阅读参考。

图书在版编目（CIP）数据

子宫内膜癌诊治精要 /（丹）曼苏·R. 米尔扎（Mansoor R. Mirza）主编；王薇主译. -- 北京：科学出版社，2024. 11. -- ISBN 978-7-03-079420-8

Ⅰ. R737.33

中国国家版本馆CIP数据核字第2024WL6003号

责任编辑：王灵芳 / 责任校对：张 娟
责任印制：师艳茹 / 封面设计：蓝正广告

First published in English under the title Management of Endometrial Cancer
edited by Mansoor R. Mirza.

科学出版社 出版
北京东黄城根北街 16 号
邮政编码：100717
http://www.sciencep.com

中煤（北京）印务有限公司印刷
科学出版社发行 各地新华书店经销

*

2024 年 11 月第 一 版 开本：787×1092 1/16
2024 年 11 月第一次印刷 印张：11 3/4
字数：216 000

定价：128.00 元
（如有印装质量问题，我社负责调换）

原著前言

为人处世中，对你认为理所当然的事情保持疑问才是正确的态度。

Bertrand Russell (1872—1970)

子宫内膜癌的诊治在过去 10 年中有所改善。诊治这些患者的妇科医师或肿瘤学家需要不断更新和广泛深入地了解该疾病的各个方面，包括流行病学、肿瘤生物学、诊断和多学科治疗方法。

几十年来，子宫内膜癌的治疗是基于我们的经验、专家意见和相当低的证据水平，从而导致不同的治疗方法受限于治疗患者的亚专科。最近，在首轮专家共识中，证据水平有所提高，并涉及所有亚专科的报告。

这本书试图展现子宫内膜癌各个领域的发展现状，在此我要感谢所有同事的巨大贡献。他们正在进行更多高质量的临床试验，以回答有关该疾病诊治的一些基本问题，从而改善我们所有患者的结局。特别感谢 OvaCure, Adoracion Pegalajar-Jurado 女士还有 Tina Koutouleas 女士，以及她们的团队对我们工作的支持，使本项目得以成为现实。

我希望这一事业的推进有助于我们的同事不断努力改善患者的治疗效果。

Mansoor R. Mirza

丹麦哥本哈根

目录

第一部分　子宫内膜癌的分类与诊断

第1章　子宫内膜癌的分类 ·········002
　　分期相关的规则 ··············· 002

第2章　病理学争议与分子诊断 ······004
　　2.1　引言 ··················· 004
　　2.2　前驱病变 ··············· 004
　　2.3　子宫内膜样癌 ············ 005
　　2.4　浆液性癌 ··············· 006
　　2.5　透明细胞癌 ············· 008
　　2.6　未分化癌和去分化癌 ······ 008
　　2.7　混合性癌 ··············· 008
　　2.8　神经内分泌肿瘤 ·········· 009
　　2.9　癌肉瘤 ················· 009
　　2.10　子宫内膜癌的癌症基因组图谱
　　　　　分析 ··················· 010
　　2.11　子宫内膜癌前瞻性风险分子
　　　　　分类（ProMisE） ········· 011
　　2.12　PORTEC ··············· 012
　　2.13　展望和未来方向 ········· 013

**第3章　子宫内膜癌遗传分类及其
　　　　　临床应用** ··············· 014
　　3.1　引言 ··················· 014
　　3.2　临床/流行病学分类 ······· 014
　　3.3　肿瘤类型的遗传相关性 ····· 015
　　3.4　EC-TCGA 的分子分型 ······ 018
　　3.5　临床应用：正在开发的治疗
　　　　　靶点 ··················· 023
　　3.6　生长因子 ··············· 023

　　3.7　PI3K/AKT/mTOR 途径 ······· 024
　　3.8　PARP 抑制剂 ············· 025
　　3.9　抗血管生成药物 ·········· 028
　　3.10　其他靶点 ·············· 028
　　3.11　结论 ·················· 029

第4章　子宫内膜癌诊断新进展 ······030
　　4.1　局部分期 ··············· 030
　　4.2　子宫外播散的分期 ········ 033
　　4.3　结论 ··················· 034

**第二部分　子宫内膜癌的流行病学
　　　　　　及危险因素**

**第5章　子宫内膜癌的流行病学、
　　　　　危险因素和预防** ··········038
　　5.1　流行病学 ··············· 038
　　5.2　危险因素 ··············· 040
　　5.3　预防 ··················· 041
　　5.4　癌症登记 ··············· 041

第6章　激素的相互作用 ···········042
　　6.1　引言 ··················· 042
　　6.2　子宫内膜的激素调节因子 ··· 042
　　6.3　子宫内膜甾体激素内分泌学 ·· 045
　　6.4　激素受体 ··············· 047
　　6.5　与子宫内膜癌危险因素相关的
　　　　　激素异常 ··············· 055
　　6.6　结论 ··················· 056

第7章　遗传性癌症 ··············057
　　7.1　引言 ··················· 057

7.2　林奇综合征 …………………… 058
7.3　遗传学 ………………………… 059
7.4　临床特征 ……………………… 059
7.5　遗传风险评估 ………………… 060
7.6　计算模型 ……………………… 061
7.7　肿瘤检测 ……………………… 062
7.8　筛查与预防 …………………… 063
7.9　预防性手术 …………………… 063
7.10　药物预防 …………………… 063
7.11　与子宫内膜癌风险增加相关的
　　　其他癌症综合征 …………… 064

第三部分　国际临床指南

第 8 章　临床实践对 1 级临床证据的
　　　　需求 ……………………………068
8.1　什么是循证医学 ……………… 068
8.2　什么是 1 级证据 ……………… 068
8.3　为什么需要随机临床试验 …… 070
8.4　临床试验的主要终点至关重要 …075
8.5　个体化医疗新时代下的临床
　　　试验 ………………………… 076

第 9 章　子宫内膜癌治疗指南摘要 …077
9.1　ESMO-ESGO-ESTRO 临床实践
　　　指南摘要 …………………… 077
9.2　NCCN 和 SGO 指南摘要 …… 082
9.3　总结 …………………………… 087

第四部分　子宫内膜癌的手术治疗

第 10 章　子宫内膜癌手术治疗
　　　　　原则 ……………………………090
10.1　引言 ………………………… 090
10.2　手术操作 …………………… 091
10.3　手术技术 …………………… 094
10.4　复发性子宫内膜癌 ………… 101
10.5　总结 ………………………… 102

第 11 章　淋巴结切除术 …………… 103
11.1　淋巴结受累风险人群的术前
　　　和术中识别 ………………… 103
11.2　淋巴结转移模式 …………… 106
11.3　淋巴结切除术的范围 ……… 106
11.4　淋巴结切除术的治疗作用 … 108
11.5　淋巴结切除术的并发症和费用 …109

第 12 章　前哨淋巴结切除术的作用 … 110
12.1　前哨淋巴结示踪技术：如何
　　　选择注射部位 ……………… 111
12.2　前哨淋巴结示踪技术：使用
　　　何种示踪剂 ………………… 111
12.3　前哨淋巴结的部位 ………… 113
12.4　病理超分期的作用 ………… 115
12.5　微转移和孤立肿瘤细胞的
　　　临床意义 …………………… 116

第 13 章　早期子宫内膜癌的保留
　　　　　生育力治疗 ……………… 118

第五部分　子宫内膜癌的非手术治疗

第 14 章　早期子宫内膜癌的高危
　　　　　因素 …………………… 124
14.1　经典风险因素 ……………… 124
14.2　分子危险因素 ……………… 125
14.3　其他潜在风险因素 ………… 127
14.4　总结 ………………………… 128

第 15 章　放射治疗的作用 ………… 129
15.1　低危子宫内膜癌 …………… 129
15.2　中危子宫内膜癌 …………… 129
15.3　结论和建议 ………………… 131
15.4　中高危子宫内膜癌 ………… 131
15.5　高危子宫内膜癌 …………… 131

第 16 章　子宫内膜癌的化疗 ……… 134
16.1　辅助化疗 …………………… 134

16.2　转移性疾病 ················ 139

16.3　生物疗法 ·················· 140

16.4　mTOR 抑制剂 ·············· 140

16.5　抗血管生成剂 ·············· 141

**第 17 章　内分泌治疗在晚期子宫
内膜癌中的作用** ·········· 142

17.1　Ⅳ期子宫内膜癌 ·········· 142

17.2　内分泌治疗的毒性概况 ···· 143

17.3　不同的指南和建议 ········ 144

17.4　妇科肿瘤学会 ············ 144

17.5　A 类证据 ················· 144

第 18 章　子宫内膜癌的靶向治疗 ····· 145

18.1　引言 ····················· 145

18.2　靶向雌激素和孕激素受体 ··· 147

18.3　靶向细胞周期蛋白依赖性
激酶 ······················ 148

18.4　靶向血管生成通路 ········· 148

18.5　靶向 PI3K/Akt/mTOR 通路 ··· 152

18.6　靶向葡萄糖代谢 ··········· 155

18.7　靶向表皮生长因子受体治疗 ··· 155

18.8　靶向治疗的联合应用 ······· 156

18.9　正在研究中的治疗概念 ······ 157

18.10　总结 ····················· 160

**第 19 章　特殊类型子宫内膜癌的
诊疗** ··················· 161

19.1　引言 ····················· 161

19.2　间质肿瘤 ················· 162

19.3　罕见上皮肿瘤 ············· 169

19.4　其他罕见肿瘤 ············· 175

19.5　总结 ····················· 180

彩图（请扫描封底二维码查看）

参考文献（请扫描封底二维码查看）

第一部分

子宫内膜癌的分类与诊断

第 1 章 子宫内膜癌的分类

Elisabeth Åvall Lundqvist

在世界上较发达的地区，子宫内膜癌是女性生殖系统最常见的恶性肿瘤。其疾病的分期（如确诊时肿瘤的播散范围）是影响预后的最重要指标。

总体来看，子宫内膜癌的预后较好，5年相对生存率约为 80%，这主要归功于早期检测，即 I 期及子宫内膜样腺癌的组织学类型。然而，其按分期比较的生存率与卵巢癌相似。来自美国监测、流行病学和最终结果（SEER）数据库的数据显示，I 期子宫体癌的 5 年相对生存率为 95.8%，而 IV 期子宫体癌的 5 年相对生存率仅为 15.9%。

癌症分期的主要目的是帮助临床医师预测患者预后，指导治疗方案的制定，评估和比较治疗效果，促进医疗专业人员之间的信息交流，并帮助确定适合患者的临床试验。对于癌症分期系统而言，应当基于证据和临床实践，随着新证据的出现，对其进行适当的修订。

1929 年，在国际联盟（League of Nations）的赞助下，首个癌症分期系统发布，并应用于宫颈癌。1958 年，国际妇产科联盟（International Federation of Gynecology and Obstetrics，FIGO）承担了对妇科癌症进行分期的任务，同时，支持定期发布妇科癌症治疗结局的年度报告。同年，FIGO 公布了子宫体癌的临床分期系统。1971 年，肿瘤分级作为分期的一部分被纳入这一系统。

1988 年，FIGO 根据几项关于手术病理扩散模式的研究结果，决定子宫体癌采用手术病理分期。尤其是淋巴结转移和肌层浸润深度需纳入分期。在 FIGO 年度报告第 26 卷中，展示了一项纳入 42 000 多例完成手术分期的子宫内膜癌患者的大数据研究。该年度报告和其他支持性出版物的结果显示，I 期各特定亚期之间的 5 年生存率无显著性差异。因此，这些亚期在 2009 年修订的 FIGO 手术分期中被合并。这次修订还包括其他改变，如宫颈腺体受累被分为 I 期，盆腔和腹主动脉旁淋巴结转移被分入不同的分期。此外，单独的腹腔积液细胞学阳性不再作为改变分期的标准，但应被单独报告，见表 1-1。

分期相关的规则

病变原发部位是子宫体。肿瘤的分级和扩散范围需经组织学证实。

表 1-1　FIGO 子宫内膜癌手术分期（2009）

FIGO 分期	
Ⅰ[a]	肿瘤局限于子宫体
Ⅰ A[a]	肿瘤未侵犯肌层或肿瘤侵犯深度＜ 1/2 肌层
Ⅰ B[a]	肿瘤侵犯深度≥ 1/2 肌层
Ⅱ[a]	肿瘤侵犯宫颈间质，但未扩散至宫外[b]
Ⅲ[a]	肿瘤局部和（或）区域扩散
Ⅲ A[a]	肿瘤累及子宫浆膜和（或）附件[c]
Ⅲ B[a]	肿瘤累及阴道和（或）宫旁组织[c]
Ⅲ C[a]	盆腔淋巴结和（或）腹主动脉旁淋巴结转移[c]
Ⅲ C1[a]	盆腔淋巴结转移
Ⅲ C2[a]	腹主动脉旁淋巴结转移伴有（或不伴有）盆腔淋巴结转移
Ⅳ[a]	肿瘤侵及膀胱和（或）直肠黏膜，和（或）远处转移
Ⅳ A[a]	肿瘤侵及膀胱和（或）直肠黏膜
Ⅳ B[a]	远处转移，包括腹腔内和（或）腹股沟淋巴结转移

注：[a] 包括 G1、G2 和 G3；[b] 宫颈腺体受累应分为Ⅰ期，而非Ⅱ期；[c] 腹腔积液细胞学阳性不改变分期，但应单独报告

组织病理学分级

GX：无法确定分级。
G1：高分化。
G2：中分化。
G3：低分化或未分化。

虽然子宫内膜癌治疗是采用分期手术，但是仍有少数患者不会采用手术作为初始治疗。对于这些病例，应采用 FIGO 1971 年制定的临床分期系统（表 1-2），并在使用时注明。理想情况下，手术标本应测量病灶侵犯最深点与浆膜表面的垂直距离。所有患者都应切除任何肿大或可疑的淋巴结。对于高危患者（3 级、深部肌层浸润、宫颈扩散、浆液性或透明细胞癌），均建议进行系统的盆腔淋巴结清扫和切除所有肿大的腹主动脉旁淋巴结。

癌肉瘤的手术病理分期应参照子宫内膜癌。对于平滑肌肉瘤、子宫内膜间质肉瘤和腺肉瘤，应采用单独的分期系统，即子宫肉瘤 FIGO 分期。

表 1-2　FIGO 子宫内膜癌临床分期（1971）

FIGO 分期	
Ⅰ	肿瘤局限于子宫体
Ⅰ A	宫腔长度≤ 8cm
Ⅰ B	宫腔长度＞ 8cm
Ⅱ	肿瘤累及宫颈
Ⅲ	肿瘤已扩散至子宫体外，但未超出真骨盆
Ⅳ	肿瘤扩散至真骨盆以外，和（或）明显侵犯膀胱黏膜和（或）直肠黏膜，单纯的水肿（如疱疹性水肿）并不能作为划分为Ⅳ期的依据
Ⅳ A	累及邻近器官，如膀胱、直肠、乙状结肠或小肠
Ⅳ B	远处转移

（陈　刚　译）

第 2 章

病理学争议与分子诊断

Sara Imboden, Denis Nastic, and Joseph W. Carlson

2.1 引言

病理学是一门不断发展的专业，知识的更新促进了新概念及新诊断的引入，同时导致了一些旧概念及旧诊断的消失。就像在临床医学中，一个领域的发展很少是由于完美数据的出现而一次性推动的，而是通过整合新发现，不断发展和改进其分类系统。子宫内膜癌尤其如此，在过去几年中，不断发现许多与其相关的新的分子因素。

本章基于 2014 年世界卫生组织《女性生殖器官肿瘤分类》的定义，概述了子宫内膜癌的组织病理学分类。首先讨论了子宫内膜癌的前驱病变，然后是癌的组织学亚型，最后是通过癌症基因组图谱（the Cancer Genome Atlas，TCGA）分析子宫内膜癌的基因组特征。如适用，在相关诊断下讨论争议。最后，在本章的末尾，我们讨论了两个基于 TCGA 的简化分子分类系统；首先是温哥华大学开发的 ProMisE 系统，然后是莱顿大学开发的 PORTEC 系统。这两个系统均试图使用现代临床病理学实验室中容易获得的方法来重现 TCGA 的基因组分类。

2.2 前驱病变

多年来，子宫内膜样癌的癌前病变诊断一直存在争议。目前，子宫内膜增生的分类已经使用了几十年。这种分类系统基于定义腺体结构的复杂性（腺体融合和分支的程度）及确定是否存在细胞学异型性，构建了一个具有 4 种不同组织学模式的分型：单纯性增生、复杂性增生、单纯非典型增生和复杂非典型增生。最初，由于该系统的一些优点，其有望成为预测癌症进展风险的良好工具。然而，其展现的几个缺点却限制了该系统的进一步发展：多年来，由于腺体复杂性和细胞异型性的标准被反复重新定义和调整，这给病理学家、妇科医师和肿瘤学家带来困惑。此外，有研究表明，该系统的重复性较差，并很难与分子学研究结果相关联。

20 世纪 90 年代末，人们开发了 EIN 系统（子宫内膜上皮内瘤变，由世界卫生组织更改为"子宫内膜样"上皮内瘤变）。该系统最初使用客观的形态测量数据来评估"D 评分"，但后来又放弃了这种正式的形态测量方法，而当前的系统仅使用常规显微镜作为测量方法。该系统评估基于 3

个因素，即腺体与间质的比率、病灶大小和核的多形性（通过比较腺体密集区域的核与"正常腺体背景"中的核来评估）。该系统的最大优点是病理学家之间具有更好的重复性，并且在临床病理中相对易于使用，同时也显示出与早期分子事件（如 PAX2 失活、PTEN 和 KRAS 突变）的密切关联。虽然 EIN 系统在美国妇产科学院最近发表的一份意见书中得到认可，但是它在"异型性"这一类别诊断上做出的一些改变让增生分类系统的支持者很难接受。

在世界卫生组织 2014 年发表的最新版本分类系统中，这两个系统被合并为"非典型增生 / 子宫内膜样上皮内瘤变系统"（atypical hyperplasia/endometrioid intraepithelial neoplasia，AH/ EIN）。该系统保留了核异型性的传统定义，同时也特别指出，通过将拥挤的腺体细胞与邻近正常腺体细胞进行比较，可以更容易评估异型性。而 EIN 分类中的腺体间质比的增加（腺体面积超过基质面积）也完全纳入了当前世界卫生组织分类中。

需要注意的是，上述讨论只涉及常见的子宫内膜样癌的癌前病变。然而，还有第二种前驱病变，称为"浆液性子宫内膜上皮内癌"（serous endometrial intraepithelial carcinoma，SEIC）。虽然较少见，但其是侵袭性浆液性癌的癌前病变，以存在 *p53* 基因的突变为特征。并且，由于 SEIC 可以通过恶性细胞脱落扩散至子宫腔内，即使没有浸润，它也可能与宫外扩散有关。因此，其临床风险与完全发展的癌相似，具体将在浆液性癌中讨论。

2.3　子宫内膜样癌

子宫内膜样癌是最常见的子宫内膜上皮性肿瘤。显微镜下，高分化的子宫内膜样癌类似于增殖期子宫内膜，即柱状细胞含有丰富的细胞质和卵圆形细胞核(图 2-1a，附页彩图 2-1)。但是，癌组织中会出现良性和增生性子宫内膜中所没有的腺体复杂结构，具体表现为子宫内膜筛状、实性、绒毛腺状或乳头状生长。

子宫内膜样癌还常表现出细胞分化改变（即化生）。但是，需要注意的是，"分化"通常是指癌前病变和癌组织中细胞类型的改变，而"化生"是指良性子宫内膜上皮中细胞类型的改变。常见的分化包括鳞状分化、黏液分化、输卵管分化和分泌性分化（图 2-1b、c，附页彩图 2-1）。虽然这些变化可以帮助确认子宫内膜样癌的诊断，但也可能使诊断变得困难，尤其是当大部分肿瘤受其影响时。

子宫内膜样癌的分级采用 FIGO 分级系统（详见第 1 章）。有学者建议将这 3 级系统合并为 2 级系统，其中 1 级和 2 级合并为"低级别"组，3 级则与"高级别"同义。FIGO 3 级子宫内膜样肿瘤的特征是实体生长成分 > 50%，病理应显示典型的子宫内膜样分化区域，该区域显示典型的镜下细胞形态，或显示细胞分化异常（图 2-1d，附页彩图 2-1）。

子宫内膜样癌中不同肿瘤级别中出现的分子异常存在区别。如在低级别肿瘤中，PTEN（> 50%）、*PIK3CA*、*PIK3R1* 和 *ARID1A* 出现频繁的突变或失活。在 FIGO 3 级肿瘤中可出现 *TP53* 的突变或失活。而存在 *TP53* 突变的肿瘤与其不良预后和侵袭性行为高度相关，基本可以排除 FIGO 1 ～ 2 级子宫内膜样癌。

子宫内膜样癌诊断中有争议的领域包括 FIGO 3 级肿瘤与浆液性癌的鉴别，淋巴血管腔侵犯（lymphovascular space invasion，

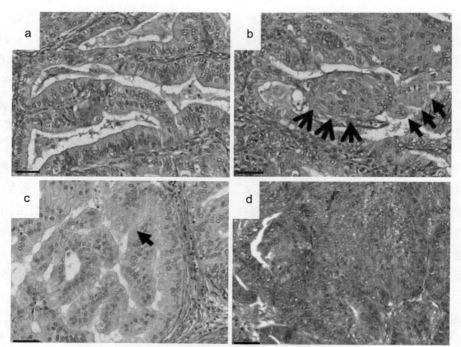

图 2-1   子宫内膜样癌的典型图像

注：a. 腺样生长区，典型的 FIGO 1 级肿瘤；b. 鳞状细胞分化，既有未成熟鳞化（开放箭头），也有成熟鳞化（闭合箭头）；c. 细胞质内黏液分化（闭合箭头所示）；d. 实体生长区，符合 FIGO 3 级肿瘤

LVSI）的正确识别，微囊性、延长性和碎片化（microcystic, elongated and fragmented, MELF）生长模式的临床意义。上述提及的问题在不同实验室中的诊断存在差异。而下面要讨论的问题出现在评估这种形态学模式的"非典型"病例时；此外，LVSI 的存在已被用于多种风险分层模型，包括欧洲风险分层联合指南。

LVSI 评估可能相当困难，这是由于子宫内膜样肿瘤在子宫切除标本中经常显示"收缩伪影"，其可能与真实的 LVSI 相混淆。内皮细胞的免疫组织化学标志物（CD31、CD34、ERG）和针对血管壁弹性蛋白纤维的弹性蛋白染色通常有助于评估。

MELF 模式与子宫深肌层浸润、LVSI，尤其是淋巴结转移风险增加有关。从广义上讲，这应该是一个直接的诊断，并且通常在术前低风险患者中意外发现。形态学表现为低级别的子宫内膜样癌，具有明显的广泛散布的微囊腺，这些腺体在深入肌层时无促结缔组织增生反应。而在深部侵袭前沿，通常只有少许细长的腺体和 LVSI。在非典型病例中尝试评估这种形态学模式时会出现一些问题，高分级肿瘤之间的区分是一个可能会受到分子方法显著影响的领域，其中最常见的问题是当肿瘤只有一部分呈现 MELF 形态时，需要涉及多大的 MELF 范围才能将该肿瘤定义为 MELF 模式很难明确。由于 MELF 模式缺乏明确和客观的定义，导致它的评估具有高度主观性（因此重复性较低）。

2.4   浆液性癌

浆液性癌通常与子宫内膜息肉和萎缩性子宫内膜黏膜相关。值得注意的是，浆液性癌可以通过取代子宫内膜上皮而生长，形成一种被称为"浆液性子宫内膜上皮内癌"（首选术语）或"原位浆液性癌"或"早期浆液性癌"的表现。无论用什么术语，负责治疗的外科医师和肿瘤科医师必须认识到浆液性癌可以通过细胞脱落直接播散到子宫腔，并通过输卵管播散到腹膜腔和网膜，这一点至关重要。因此，即使没有浸润，SEIC 也有子宫外广泛转移的风险。

与卵巢相反，浆液性癌在子宫内膜中较罕见。类似于卵巢的高级别浆液性癌，子宫内膜浆液性癌也具有高度核异型性、有丝分裂活跃和单细胞坏死（图 2-2a、b，附页彩图 2-2）。此外，与卵巢高级别浆液性癌一样，子宫内膜浆液性癌除了典型的乳头状和微乳头状生长外，还表现出多种生长模式，如实性、筛状和类腺体生长。浆液性癌中常出现微乳头状增生，但这并

不是诊断所必需的。因此，应避免使用"浆液性乳头状癌"这个名称。浆液性癌的一个特征是几乎普遍存在 TP53 基因缺失或突变。基于该突变产生了一种特殊的免疫组织化学模式，约 90% 的肿瘤在超过 80% 的肿瘤细胞中显示出核强阳性（图 2-2c，附页彩图 2-2）。剩下的 10% 的肿瘤表现出完全阴性的染色结果，这被称为"零染色模式"（图 2-2d，附页彩图 2-2）。免疫组织化学的敏感性和特异性很高，但并非 100%，因此在出现差异的情况下，可能需要进行一致的组织学检查，甚至 TP53 测序。浆液性癌不需要进行分级，这是因为其在子宫内膜中都是高级别的。

除了几乎普遍存在的 TP53 突变，浆液性癌还显示出 PIK3CA、FBXW7 和 PPP2R1A 突变。有数据表明胚系 BRCA1/2 突变也与子宫内膜浆液性癌的发展有关。

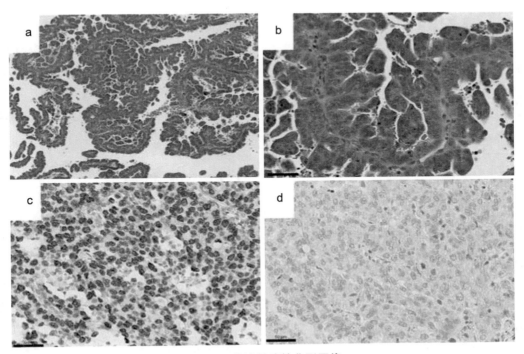

图 2-2　浆液性癌的典型图像

注：a～b. 典型乳头状生长模式的低倍（a）和高倍（b）图像；c. p53 免疫组化符合 TP53 基因突变；d. 所谓的无染色模式，也符合 TP53 突变

2.5　透明细胞癌

透明细胞癌是最罕见的亚型之一，约占子宫内膜癌的 2%。在显微镜下，这些肿瘤由圆形至多边形的肿瘤细胞组成，细胞质丰富、呈清晰颗粒状，位于中心的细胞核呈圆形至多边形。肿瘤细胞含有丰富的糖原，这可以用特殊染色证明。这些肿瘤的特征是存在乳头状、小管囊状和实体生长模式，以及黏液样或透明化的基质（图 2-3，附页彩图 2-3）。靴钉细胞是最常见的细胞。

免疫组织化学在这些肿瘤的诊断中很有帮助，这些肿瘤特征性地表现为 ER 和 PR 阴性，并可显示 *NapsinA* 的表达。而约 30% 的病例免疫组化显示存在 *p53* 突变。

分子研究表明透明细胞癌有多种突变，如 *PTEN*、*TP53*、*ARID1A* 和 *PIK3CA* 突变。

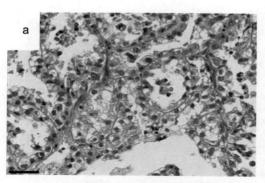

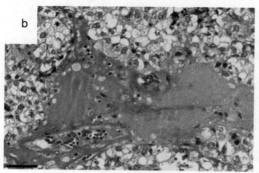

图 2-3　透明细胞癌

注：低倍（a）和高倍（b）的透明细胞癌图像

2.6　未分化癌和去分化癌

现在人们逐渐认识到，未分化癌是一种独特的肿瘤类型，并独立于其他高度恶性肿瘤（如 FIGO 3 级子宫内膜样肿瘤和癌肉瘤）。在纯粹的形式中，即没有其他肿瘤成分时，这些肿瘤被称为未分化癌。而去分化癌是由未分化癌和 FIGO 1 ~ 2 级子宫内膜样癌混合构成。确定为去分化癌意味着，在生物学上，肿瘤表现为低级子宫内膜样癌向高级未分化成分的去分化或转化。

在显微镜下，未分化癌是由实性、片状排列的高级别肿瘤细胞构成的，并没有特定的分化。实际上，这意味着缺乏子宫内膜样或浆液性生长模式及变异分化（如鳞状分化）。未分化癌细胞通常高度失去黏附性，可能与高级别淋巴瘤类似（图 2-4a，附页彩图 2-4）。这些肿瘤通常表现为角蛋白等上皮标志物的染色减少，但上皮膜抗原的表达通常被保留。

在分子层面上，这些肿瘤可能与 SWI/SNF 基因家族成员的突变及错配修复功能丧失有关，可以通过对 MLH1、PMS2、MSH2 和 MSH6 蛋白的免疫组织化学染色证实。

2.7　混合性癌

在 2014 年，世界卫生组织将混合性癌定义为由两种肿瘤类型组成的肿瘤，其中至少有一种病理类型必须是"Ⅱ型"肿瘤。并且这两种类型必须在常规苏木精和伊红染色切片中易于识别。次要成分的最小百分比被人为界定为 5%，且肿瘤的临床行为预计会遵循最高分级的成分。事实上，研究表明，哪怕只有 5% 的浆液性癌成分都可能会对预后产生不利影响。免疫组化可用于进一步辅

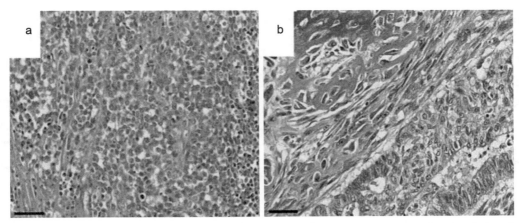

图 2-4　a. 未分化癌，表现为缺乏分化的失黏附细胞实性生长；b. 癌肉瘤显示高级别间叶（左上）和上皮（右下）成分

助混合性癌的诊断。

2.8　神经内分泌肿瘤

神经内分泌肿瘤包括低级别神经内分泌肿瘤（类癌）和高级别神经内分泌癌（小细胞和大细胞神经内分泌癌）。这些肿瘤具有特征性的神经内分泌形态学表现，并可以通过免疫组织化学证实。

子宫内膜低级别神经内分泌肿瘤极为罕见，只有少数病例报道对其进行了描述。显然，在考虑原发性子宫内膜肿瘤之前，需要排除子宫外低级别神经内分泌肿瘤的转移。排除是通过仔细的临床和影像学检查进行的。显微镜下，低级别神经内分泌肿瘤显示出多种生长模式，并且细胞核具有特征性的"胡椒盐"样染色质。

高级别神经内分泌肿瘤可分为小细胞型和大细胞型。前者类似于肺小细胞癌，细胞黏附性差，细胞质极少，核铸型样，有丝分裂象活跃，出现核碎裂现象，以及常见"挤压"伪影。后者只有在表现出伴有周围栅栏状排列的边界清楚的巢状、小梁状和索状特征性生长模式时才能被诊断。

免疫组织化学标记物，如嗜铬蛋白、突触素和 CD56，可用于确诊神经内分泌化。

2.9　癌肉瘤

癌肉瘤是由高级别癌性（即上皮）和肉瘤样（即间充质）成分组成的双相型肿瘤。它们以前被称为"恶性混合型苗勒管肿瘤"（malignant mixed Müllerian tumor，MMMT），这个术语及缩写现在仍然被普遍使用。

显微镜下其通常表现为两种成分的紧密混合物（图 2-4b，附页彩图 2-4）。其中，癌性成分通常为子宫内膜样的或浆液性的，而肉瘤样成分通常是高级别的和非特异性的（即不表现出更具体的肉瘤类型的特征）；然而有时候，癌肉瘤也可表现为横纹肌肉瘤、软骨肉瘤，甚至骨肉瘤的分化。但无论何种肉瘤样分化类型，这些肿瘤的起源都是癌性成分，这就是它们被纳入本节的原因。而免疫组织化学对其诊断并没有帮助，甚至有时可能更容易令人混淆。

最近，肿瘤基因组图谱（the Tumor Cancer Genome Atlas，TCGA）对 57 例未

经治疗的癌肉瘤患者进行了测序。测序显示癌肉瘤具有广泛的拷贝数改变和高度复发的体细胞突变。这些频繁的突变包括 *TP53*、*PTEN*、*PIK3CA*、*PPP2R1A*、*FBXW7* 和 *KRAS*，这些突变同时也在子宫内膜样癌和浆液性癌中被发现。

2.10　子宫内膜癌的癌症基因组图谱分析

2013 年，TCGA 完成了对 373 例子宫内膜癌（包括低级别和高级别子宫内膜样癌和浆液性癌）的综合基因组特征分析。可以通过一系列综合的方法对肿瘤进行研究，其中包括体细胞拷贝数改变、外显子测序、mRNA 表达、蛋白质表达、microRNA 表达和 DNA 甲基化。考虑到数据量庞大且使用了多种不同的方法，我们开发了一种名为"SuperCluster"的定制聚类算法，以派生出跨所有方法的总体亚型。SuperCluster 数据也表明了当前诊断方法的局限性。在基于常规光学显微镜诊断的"子宫内膜样"的肿瘤中，存在多种分子亚型。目前研究识别出了 4 种分子亚型，包括"POLE"超突变型、"微卫星不稳定"（microsatellite instability，MSI）高突变型、低拷贝数"子宫内膜样"型和高拷贝数"浆液样"型，如表 2-1 所述。

POLE 超突变组：TCGA 分类最重要的发现之一是识别出一种预后极佳的超突变肿瘤类型。这组肿瘤表现出很高的突变频率（每 Mb 有 232×10^{-6} 个突变）和增加的 C 到 A 的颠换频率。并且这些肿瘤都显示出 POLE 的外切酶结构域发生了突变，

表 2-1　TCGA 基因组亚型的分子、病理和临床特征汇总

亚组	分子特征	病理和临床特征
POLE 超突变（7%）	POLE 核酸外切酶结构域（参与 DNA 复制和修复的催化亚单位）的错义突变（C → A 颠换）导致非常高的突变率（超突变） 典型突变：*PTEN*、*PK3R1*、*PIK3CA*、*FBXW7*、*KRAS*	大多数 I 期，子宫内膜样，也有 3 级肿瘤。新抗原载量和 TILs 数量高，PD-1 和 PD-L1 过表达，可能符合检查点抑制剂应用条件。极好的无进展生存率
微卫星不稳定（MSI）（28%）	MSI 突变，导致错配修复受损（DNA 复制的校对），导致 TK/RAS/β-catenin 通路（70%）和 IK3CA/PIK3R1-PTEN 通路（95%）的高突变率（超突变）	这一组可能与林奇综合征相关，从而为结直肠癌提供预防策略。可能的靶向治疗方案包括 mTOR 途径或使用检查点抑制剂的免疫治疗 [彭布罗利单抗（PD-1 抑制剂）]
低拷贝（39%）	PI3K 途径（92% 的肿瘤）的 16 种基因的频繁突变、RTK/RAS/β-catenin 途径（83%）突变和 *CTNNB1* 基因的体细胞突变	该组代表大多数 1 级和 2 级子宫内膜样癌，预后中等
高拷贝，浆液样（26%）	频繁发生 *p53* 突变（90%）、*MYC* 和 *ERBB2* 癌基因扩增的高度体细胞拷贝数改变（基因组片段重复）	该组别中，25% 的患者为高级别子宫内膜样肿瘤，均显示预后差。该组别可能会从与其他浆液性癌较接近的治疗中获益

注：TILs. 肿瘤浸润淋巴细胞

这种结构域是聚合酶 ε 的催化亚基，参与核 DNA 复制和修复。并且这些肿瘤的突变率超过了其他任何肿瘤谱系的突变率。

在本组中，肿瘤的预后似乎都非常好。TCGA 数据显示 POLE 超突变肿瘤的无进展生存期为 100%。并且随后的研究也证实了这一发现。一项使用 PORTEC-1 和 PORTEC-2 试验队列（$n=788$）数据的欧洲研究中发现 48 例 POLE 突变的肿瘤（6.1%），并且显示 POLE 突变状态与高的肿瘤分级有较强的相关性；然而没有高级别的 POLE 突变肿瘤患者发生进展或死亡。并且随后的研究也证实了上述结果，此外还表明，所有级别的 POLE 突变肿瘤都显示出良好的预后，并且与其他已知预后因素无关。体外研究表明，POLE 突变的细胞对顺铂有耐药性，这意味着其良好的预后并不是基于对化疗的反应。这种肿瘤的超突变状态引起了强烈的免疫原性反应，其表现为瘤内和瘤周淋巴细胞浸润、PD-1 和 PD-L1 的过表达，以及额外的 T 细胞标志物的表达，因此，这可能成为检查点抑制剂的潜在靶点。

"MSI" 超突变组：本组的肿瘤显示出中等程度的突变频率（每 Mb 有 18×10^{-6} 个突变），并与 MLH1 启动子甲基化相关。这组肿瘤表现出微卫星不稳定性、少量的体细胞拷贝数改变和频繁的非同义 KRAS 突变。

低拷贝数 "子宫内膜样" 组：本组的肿瘤显示出较低的突变频率（每 Mb 有 2.9×10^{-6} 个突变）。这一组主要由微卫星稳定的子宫内膜样癌组成。但其 CTNNB1 突变的频率异常高（52%）。

高拷贝数 "浆液样" 组：本组中，肿瘤的突变率也很低（每 Mb 有 2.3×10^{-6} 个突变），但它们有广泛的体细胞拷贝数改变。并且，本组肿瘤的无进展生存期明显低于子宫内膜样组。值得注意的是，25% 的光镜诊断为 "高级别子宫内膜样癌" 病例的基因组图谱与浆液样组匹配。并且几种潜在的可作为治疗靶点的拷贝数改变已被检测出，包括 *15q26.2*（*IGF1R* 扩增）和 *ERBB2*、*FGFR1* 和 *FGFR3*，以及 *LRP1B* 缺失。一部分子宫内膜浆液性癌可能实际来自输卵管，并且输卵管浆液性癌与子宫浆液性癌的治疗方式不同，而这两种癌却很难通过非分子检测的方式进行区分。在 TCGA 分析中也可以看到一些相似之处，如子宫浆液性癌和卵巢浆液性癌、基底样乳腺癌的特征类似，都具有 *TP53* 和 *PTEN* 的高频率突变。区别在于子宫浆液性癌中 *PIK3CA*、*FBXW7* 和 *PPP2R1A1* 的突变频率较高。

2.11　子宫内膜癌前瞻性风险分子分类（ProMisE）

不列颠哥伦比亚大学的研究人员研究并开发了一种分类系统，使用了免疫组织化学和基因测序等容易获得的方法复现了 TCGA 基因组分类系统。在这个分类系统里，测试了如 *POLE* 突变、p53 免疫组织化学和 *TP53* 突变、PTEN 和 MMR 免疫组织化学（*MLH1*、*MLH2*、*MSH6* 和 *PMS2*），以及用来确定拷贝数分组的 3 个特定基因座，*FGFR*（4p16.3）、SOX17（8q11.23）和 MYC（8q24.12）的 FISH 检测。最终构建了一个名为 ProMisE 的分子分类系统，该系统将子宫内膜癌患者分为 MMR 异常、POLE 突变、P53 异常和 P53 野生型（图 2-5）。在其预后方面，该分类系统与 TCGA 分类系统是相关的，这为开展治疗相关的临床研究奠定了基础（表 2-2）。

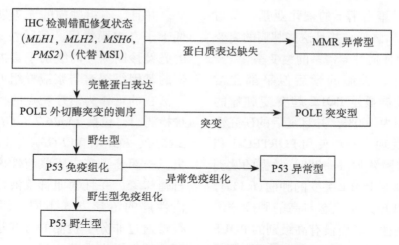

图 2-5　显示 ProMisE 分子亚型应用示意图

2.12　PORTEC

　　莱顿大学医学中心的研究人员也开发并测试了一种分子分类，与 ProMisE 相比，该系统使用了一些额外的方法。例如微卫星不稳定性测试、14 个基因（包括 POLE）中热点突变的测序及一些生物标志物的免疫组织化学（表 2-2）。一项关于早期子宫内膜癌的亚组分析表明，联合应用 *MSI*、*POLE*、*p53* 和其他标志物如 *L1CAM*、*LVSI*、*CTNNB1* 分析可将肿瘤按照有利的和不利的进行分层。这些标志物的使用可以帮助识别适合接受靶向治疗的亚组。然而，在同一队列中，仅通过对 *p53*、*POLE* 突变和 *MSI* 状态的鉴定就可以得出与 TCGA 提出的 4 个亚组类似的分层。这些组的临床效用将在前瞻性的 *PORTEC-4* 研究中进行评估。

表 2-2　一些生物标志物的免疫组织化学

	组 1	组 2	组 3	组 4
TCGA $n=373$	POLE ● 超突变 $> 232 \times 10^{-6}/$ Mb ● POLE 突变 ● 7%	微卫星不稳定 ● 超突变 $> 18 \times 10^{-6}/$ Mb ● 微卫星不稳定突变 ● 同源物 1 启动子甲基化 ● 28%	高拷贝 ● 浆液样 ● 广泛的体细胞拷贝数改变 ● 低突变率 ● 39%	低拷贝 ● 微卫星稳定 ● 低拷贝数 ● 低突变率 ● 子宫内膜样 ● 26%
ProMisE $n=152$	MSI ● MMR 免疫组织化学（同源物 1，同源物 2，MSH6，PMS2） ● 29%	POLE ● POLE 突变（外显子 9～14） ● PTEN（并非全部） ● 微卫星稳定 ● 8%	P53 异常 ● P53 免疫组化 0 或 2+ 或 TP53 测序 ● 18%	P53 野生型 ● 微卫星稳定 ● 没有 POLE 突变 ● P53（免疫组织化学 1+） ● 45%

续表

	组 1	组 2	组 3	组 4
PROTEC n=836(早期) n=116(高危)	P53 ● 免疫组织化学 p53 阳性（>50% 强核染色或 >50% 肿瘤细胞阳性），如果结果不明确则进行 TP53 基因测序 ● 9%/33%[a]	POLE ● 外显子 9 或 13 中的 POLE 突变 ● 6%/12%[a]	微卫星不稳定 ● 错配修复免疫组织化学（同源物 1、同源物 2、MSH6、PMS2） ● MLH1 超甲基化 ● 26%/17%[a]	无特异性分子谱 ● P53 野生型，没有 POLE 突变，MMR 染色 ● 59%/38%[a] ● 淋巴血管腔侵袭、L1 细胞黏附分子、p53 仍是独立的预后因素

注：原始 TCGA 基因组亚型、ProMisE 和 PORTEC

[a]. 早期队列 / 高危队列

2.13 展望和未来方向

在未来研究中，最重要的是验证所提出的分子分类系统在不同临床环境中的可持续性和适用性，并且有必要开展前瞻性研究，以评估不同亚组中辅助治疗的适用性。将已知的病理危险因素与较新的分子标志物相结合的进展是向个体化医疗迈出的一大步，同时也改善了治疗的选择。

（梁　莉　译）

第 3 章　子宫内膜癌遗传分类及其临床应用

Lorenzo Ceppi，Don S. Dizon，and Michael J. Birrer

3.1　引言

子宫内膜癌（endometrial cancer，EC）的发病率占全球女性所有癌症的 7%，是女性第四大常见恶性肿瘤。仅在美国，2015 年有超过 54 000 例新发病例，超过 10 170 名女性死于此病。

EC 包含多种亚型，其中最主要是子宫内膜样和浆液性组织类型。尽管有一些分类方法将 EC 分为不同的组织类型或临床类型，但更好地了解 EC 中隐藏的不同基因组事件使科学界对这种疾病的多样性有了更深入的了解。这些理论也推动了 EC 精准医疗研究数量的增长。

3.2　临床 / 流行病学分类

世界卫生组织病理分型将 EC 组织类型分为子宫内膜样癌和浆液性腺癌。此外，更罕见的组织类型包括透明细胞癌、黏液性腺癌、混合细胞癌、化生性癌（癌肉瘤）、鳞状细胞癌、移行细胞癌、小细胞癌和未分化癌等。

Bokhman 建立了一个二元分类，根据其不同的临床表现、病理和分子特征将 EC 分为如下所述的两种类型（Ⅰ型和Ⅱ型）。

Ⅰ型 EC 的特点是雌激素依赖型，如肥胖妇女和绝经后妇女用激素替代疗法的高雌激素状态。其理论基础是无抵抗的雌激素刺激环境可能促进肿瘤的发生，并且有数据显示Ⅰ型 EC 患者血清中的雌激素水平较高。Ⅰ型肿瘤的特点是子宫内膜增生，其中不典型增生（atypical hyperplasia，AEH）可能构成 EC 的癌前病变。研究结果表明，*PTEN* 作为一种重要的细胞周期相关肿瘤抑制基因，可以调节细胞的生长和生存，其突变存在于 AEH 中，是Ⅰ型 EC 的一个可靠的早期突变标志。Ⅰ型 EC 是迄今最常见的组织类型，占所有新诊断病例的 85%，通常表现为低级别（1 ～ 2 级）、低分期子宫内膜样癌（endometrioid endometrial cancer，EEC），预后良好。

Ⅱ型 EC 的临床特征为高龄，与雌激素刺激无关，常在萎缩的子宫内膜背景上发生。与Ⅰ型 EC 相比，它们通常具有更强的侵袭性，诊断时往往期别更晚。虽然不如Ⅰ型 EC 那么常见，但它却对 EC 的总体死亡率有很大的贡献。子宫浆液性癌（uterine serous carcinoma，USC）是Ⅱ型 EC 的原型，在基因组上，它与 *TP53* 的高频突变相关。

多项研究表明 *TP53* 突变可能是其发生的早期事件。

　　尽管这一分类已被学术界普遍接受，并代表了对 EC 特征的基本理解，但持续争论的焦点在它是否足够全面地解释 EC 的异质性。例如，高级别 EEC，占 EC 的 19%，可能被归入 I 型或 II 型类别，因其具有侵袭性特征，与肥胖相关性较低，并与增生无关。此外，一小部分 USC 有惰性行为（2%），没有侵犯肌层的证据，这是 USC 的一个罕见亚型。最后，透明细胞和罕见组织型在此分类中不涉及，应单独考虑。

　　I 型 / II 型 EC 之间存在已知的形态学重叠加大了分类的难度，从而导致病理科医师作为对比观察者，出现重复性较差的现象。目前还没有 IHC 标志物等预后工具来帮助区分此类病例。在这种情况下，对 EC 分子水平的更深入了解，能为进一步认识 EC 及其分类铺平道路。

3.3　肿瘤类型的遗传相关性

　　绝大多数 EC 是由基因的零星突变和缺陷导致。除了临床和流行病学特征外，还有明显的基因组改变以区分 I 型和 II 型 EC，下面将对此进行讨论。

3.3.1　候选基因及通路

　　许多研究描述了 EC 中的几种去调控途径（表 3-1）。

表 3-1　子宫内膜样癌（EEC）和子宫浆液性癌（USC）的突变发生率

类别	EEC 突变发生率 (%)	USC 突变发生率 (%)
非整倍体	10 ～ 50	70 ～ 95
微卫星不稳定	20 ～ 23	15
AKT1 突变	2 ～ 3	13
ARID1A 突变	40	18
BRAF 突变	0 ～ 23	11
CDKN2A 突变	10 ～ 30	44
CTNNB1 突变	2 ～ 45	0
FBXW7 突变	2 ～ 16	0
FGFR2 突变	5 ～ 16	2 ～ 3
KRAS2 突变	8 ～ 43	3
PIK3CA 突变	36 ～ 52	33
PIK3R1 突变	21 ～ 43	12
PIK3CA 扩增	2 ～ 14	46
PPP2R1A	21 ～ 43	12
PTEN 突变 / 功能丧失	57 ～ 78	13 ～ 19

续表

类别	EEC 突变发生率 (%)	USC 突变发生率 (%)
TP53 突变	5 ～ 20	53 ～ 90
β-catenin 的核积聚	18 ～ 47	0
钙黏蛋白失调	5 ～ 53	62 ～ 88
p16 阳性表达	5 ～ 38	63 ～ 100
CCNE1 扩增	5	42
HER2 过表达	3 ～ 10	32
HER2 扩增	1 ～ 63	17 ～ 42
Claudin-3 阳性表达	38	74
Claudin-4 阳性表达	9	63

A. PI3K/Akt/mTOR 通路是研究最多的细胞生长和存活的下游调控通路之一。简而言之，在 *PTEN* 的调控下，膜生长因子受体激活 PI3K，使 PIP3（磷脂酰肌醇 -3,4,5- 三磷酸）磷酸化。这导致细胞内转录调节因子如 AKT 和 mTOR（哺乳动物雷帕霉素靶蛋白）复合物（由 mTORC1 和 mTORC2 组成）的激活，随后激活转录因子如 S6K-1（核糖体 S6 激酶 1）和 4E-BP1，从而影响细胞增殖。在膜生长因子中，有几种与 EC 中的癌症发展相关。*ERBB2* 基因扩增及其产物 *HER2* 过表达、*EGFR* 基因扩增，以及 *FGFR2* 基因突变均可作为 PI3K 通路的激活因子。*PTEN* 基因编码一种肿瘤抑制蛋白，在高达 80% 的 EC 中存在突变。*PIK3CA* 基因编码 PI3K 的催化亚基 p110α 和 *PIK3R1* 基因编码 PI3K 的调节亚基 p85α，二者在 EC 中约有 43% 的突变率。

B. RAS-RAF-MEK-ERK 通路在几种癌症中都有重要的失调，而且在 EC 中也存在。这种失调也可以交互作用并激活 PI3K/Akt/mTOR 途径，*KRAS* 是 EC 的主要突变靶标。

C. WNT-β-catenin 信号通路调控基因转录和发育。它的改变是通过抑制 E-cadherin 表达和诱导 β-catenin 核聚集，这存在于高达 50% 的 EEC 和高达 80% 的 USC 中；*CTNNB1*（β-catenin）功能增益突变存在于约 25% 的 EEC，很少出现在 USC 中。

D. 微卫星不稳定（microsatellite instability, MSI），即重复性核苷酸序列长度的改变，是一个在多个区域的 DNA 受损伤的事件。它的发生是由于错配修复系统缺陷（*MLH1*、*MSH2*、*MSH6*、*PMS2*）和 *MLH1* 启动子高甲基化。这种情况是林奇综合征的显著特征，但它也存在于散发性的 EC 中。

E. 突变导致的 *TP53* 主调控基因抑制，存在于大多数 USC 中，但在 EEC 中的比例较小。

F. *ARID1A* 抑癌基因及其编码的蛋白产物 BAF250a 是染色质重塑复合物（SNF/SWI）的一部分，调控染色质受抑制基因的转录激活。其突变和表达缺失导致了 EEC 中常见的失调。

G. *PPP2R1A* 编码 PP2A 酶的支架亚单位的 α- 异构体，这是一个假定的肿瘤抑制复合物。这一假说已被以下证据所证实：在血液病和实体瘤的生长过程中，如子宫内膜癌和卵巢癌，基因突变导致其活性丧失是一个促癌事件，可导致激酶活性失调、疾病维持、转化和肿瘤细胞生存。

3.3.2 子宫内膜样癌（EEC）

许多研究表明，EEC 具有染色体稳定性，保留了二倍体的基因数量。然而，一定程度的遗传不稳定性可归因于错配修复相关基因、*PTEN* 功能丧失、腺瘤性结肠息肉病蛋白、RAS 家族关联结构域蛋白 1（RASSF1A）和 E- 钙黏蛋白。另外，因 *MLH1* 启动子高甲基化导致的 MSI 发生在多达 1/3 的散发性 EEC 中，而在 USC 中反而是罕见的。

EEC 中最常见的基因改变是 *PTEN*（57% ～ 78%）、*PIK3CA*（36% ～ 52%）和 *PIK3R1*（21% ～ 43%）。这些发现强调了 PI3K/Akt/mTOR 通路在 EEC 中的重要性。*KRAS* 基因（18% 的病例）或启动子高甲基化（62% ～ 74%）也是 EEC 的常见事件，而在 USC 中较少见（3%）。*FGFR2* 受体突变存在于高达 16% 的 EEC 中，有趣的是，FGF 和 KRAS 通路的突变是相互排斥的，表明其表型相关的差异。

如前所述，*CTNNB1* 突变（2% ～ 45%）和 β-catenin 稳定化是造成 WNT 信号通路改变的原因。WNT 和 RAS 依赖性通路的改变似乎以一种互斥的方式驱动肿瘤的生长，使人们了解到通路的冗余性。

在 40% 的低级别 EEC 中发现 *ARID1A* 突变，但这种突变也与高达 39% 的高级别 EEC 和 16% 的子宫内膜增生有关。此外，在 18% 的 USC 中也发现有此突变。

3.3.3 子宫浆液性癌

自首次病理和基因组分析研究以来，并经最近的全基因组分析证实，有力的证据表明，在高达 90% 的病例中，*TP53* 基因有反复突变的状态，这广泛影响了染色体和 DNA 拷贝数的稳定性。敲除 P53 的动物模型中出现了 USC 发病率升高。12% 的 EEC 中的一部分在 *TP53* 基因上有相同的改变，大多与高级别肿瘤有关。

其他频繁的突变存在于属于 PI3K/Akt/mTOR 通路的 *PIK3CA*、*PIK3R1* 和 *PTEN*，突变频率分别为 35%、8%、13%。基因表达的改变正在影响诸如细胞周期蛋白 E、p16、*HER2* 表达、BA-F250A 产物缺失、细胞黏附蛋白 claudin-3、claudin-4、L1CAM（L1 细胞黏附分子）、EpCAM（上皮细胞黏附分子）和 E- 钙黏蛋白的转录物数量的改变。有趣的是，在 40% 的 USC 和 5% 的 EEC 中发现 *PPP2R1A* 突变。

通过比较这些综合研究结果，可以很明显地发现临床 - 流行病学的二元分类法并不能描述所有不同的重叠特征。USC 不完全是 *TP53* 或 *PPP2R1A* 的携带者，以及 EEC 与 *PTEN*、*KRAS*、*CTNNB1* 或 *PIK3CA* 突变并不具备唯一相关性。

3.3.4 激素受体表达

众所周知，子宫内膜组织是一种激素依赖性组织，雌激素 / 孕激素相互作用改变的驱动成分是研究最多的增殖促进因素之一。事实证明，无拮抗雌激素刺激可促进子宫内膜组织肿瘤性转化。Lebeau 发现编码雌激素受体的 *ESR1* 基因的扩增是 EC 的一个常见事件。这一现象可能导致抗雌激素治疗的有益效果。雌激素受体在分化不良肿瘤和高级别疾病中表达降低，且与不良结局有关。然而，雌激素受体表达的中断与 *ESR1* 突变无关。

此外，从乳腺癌的基础研究中获得的经验表明，内分泌治疗耐药的机制是通过 PI3K/Akt/mTOR 信号通路的异常激活。这些证据支持 mTOR 通路和雌激素受体信号之间的密切互动：mTORC1 底物——S6 激酶 1 能够磷酸化 ER 的功能域，从而导致配体非依赖性受体激活。在临床前模型中证明，这种相互作用及其互补的抑制是有效的。最终，芳香化酶和 mTOR 的互补阻断已成功在乳腺癌中显示出临床应用。

孕激素受体也被发现在 EC 的癌变中发挥作用。例如，孕激素受体 A (PR-A) 的表达失调与高级别 EC 的不良预后相关，并且是 EEC 患者无病生存的独立预后因素。肿瘤反应的证据是众所周知的，最近的试验显示，孕激素和抗雌激素治疗的联合效果高达 27%。个性化治疗也可以考虑将这种下游激活因子的调节作为靶点。

3.4 EC-TCGA 的分子分型

2013 年，癌症基因组图谱 (TCGA) 项目中报道了对初诊 EC 的综合基因组分析，提供了子宫内膜样、浆液性和混合性 EC 的多层次特征。

该项目基于不同的平台，如全基因组拷贝数分析、全外显子组测序、全转录组测序、表达谱分析、反相蛋白阵列、甲基化谱分析和 MSI 评估，对突变率、拷贝数改变频率、微卫星不稳定性状态和 RNA 表达进行了全面描述。从 232 例患者的样本中获得了完整的资料，整个队列包括 373 个临床注释的病例。

总之，浆液性组织学肿瘤和 25% 的高级别子宫内膜样肿瘤有广泛的拷贝数改变，少数 DNA 甲基化改变，雌激素受体 / 孕激素受体水平低，*TP53* 突变频繁。相反，子宫内膜样肿瘤很少有拷贝数改变或 *TP53* 突变，但 *PTEN*、*CTNNB1*、*PIK3CA*、*ARID1A* 和 *KRAS* 频繁突变，SWI/SNF 染色质重塑复合体基因 *ARID5B* 有新的突变。

在 TCGA 数据集中发现的突变频率高于以往报道，这可能是由于使用了更全面的测序方法。表 3-1 和表 3-2 显示了部分突变情况，LeGallo 和 Bell 在最近的一篇综述中广泛总结了这一点。

TCGA 项目根据多层次分析提供了 4 种亚型分类，在无进展生存期 (progression-free survival, PFS) 结果方面也显示出不同的结果。已建立的 4 个亚组被命名为 "POLE 超突变型""高突变型 / 微卫星不稳定型""低拷贝数型 / 微卫星稳定型""高拷贝数型（浆液样）"（表 3-3）。图 3-1 是 4 个亚组的综合突变和拷贝数变异总结（附页彩图 3-1）。

A. POLE 超突变型 由于普遍存在的最高突变率（232×10^{-6} 突变 /Mb；$867 \sim 9714$ 个突变 / 肿瘤）而被命名，占整个数据集的 7%。它的特点是胞嘧啶→腺嘌呤颠换频率增加，POLE 的外切酶结构发生突变。POLE 是 DNA 聚合酶 ε 的一个催化亚单位，参与核 DNA 复制和修复，其突变带来许多基因组改变。最常见的突变发生在 *PTEN*（94%）、*PIK3R1*（65%）、*PIK3CA*（71%）、*FBXW7*（82%）、*KRAS*（53%）和 *POLE*（100%）。这些患者由 6.4% 的低级别子宫内膜样腺癌、17.4% 的高级别子宫内膜样腺癌和任何非子宫内膜样组织学肿瘤组成。有趣的是，这一小部分患者在无进展生存分析中显示出更好的结果。

B. 高突变型 / 微卫星不稳定型 特点是 MSI 水平高，由于 *MLH1* 启动子甲基化

表 3-2 TCGA 亚组中的突变状态

基因	POLE 超突变型	高突变型 / 微卫星不稳定型	低拷贝数型 / 微卫星稳定型	高拷贝数型（浆液性）	总计
名称	($n=17$)	($n=65$)	($n=90$)	($n=60$)	($n=232$)
PTEN（%）	94	88	77	10	64
ARID1A（%）	76	37	42	5	34
PIK3CA（%）	71	54	53	47	53
PIK3R1（%）	65	40	33	13	32
CTNNB1（%）	41	20	52	3	30
TP53（%）	35	8	1	92	29
KRAS（%）	53	35	16	3	21
CSMD3（%）	94	22	10	10	19
CTCF（%）	41	23	21	0	18
ZFH3（%）	82	31	2	7	17
FBXW7（%）	82	9	6	22	16
TAF1（%）	82	25	1	5	15
FAT3（%）	76	31	1	0	15
CHD4（%）	65	6	12	13	15
USH2A（%）	76	18	4	5	14
FGFR2（%）	29	14	13	5	14
MKI67（%）	94	18	2	0	13
KMT2B（%）	65	22	4	0	13
RPL22（%）	29	37	0	0	13
SPTA1（%）	76	14	6	0	12
BCOR（%）	65	17	7	0	12
GIGYF2（%）	59	20	0	7	12
ARID1B（%）	47	23	6	0	12
POLE（%）	100	8	3	2	11
FAM135B（%）	76	11	4	2	11
COL11A1（%）	71	9	2	8	11
PPP2R1A（%）	29	9	1	22	11
USP9X（%）	59	17	1	2	10
CSDE1（%）	59	15	1	0	9

续表

基因	POLE 超突变型	高突变型 / 微卫星不稳定型	低拷贝数型 / 微卫星稳定型	高拷贝数型（浆液性）	总计
ATR（%）	65	9	0	2	8
SIN3A（%）	35	14	4	0	8
CDH19（%）	59	5	1	5	7
LIMCH1（%）	53	12	0	0	7
SLC9C2（%）	53	5	2	3	7
SGK1（%）	35	3	6	2	6
INPP4A（%）	29	9	2	0	6
CCND1（%）	18	12	4	0	6
RBMX（%）	24	12	0	0	5
MECOM（%）	24	5	4	0	5
ESR1（%）	24	2	6	2	5
NFE2L2（%）	12	11	3	0	5
ZNF770（%）	41	5	0	0	4
PNN（%）	35	6	0	0	4
AMY2B（%）	29	8	0	0	4
METTL14（%）	24	5	3	0	4
TNFAIP6（%）	29	2	1	0	3
HOXA7（%）	18	6	0	0	3
HPD（%）	12	6	0	0	3
MIR1277（%）	12	6	0	0	3

表 3-3　通过 TCGA 组的组织学分布

	POLE 超突变型	高突变型 / 微卫星不稳定型	低拷贝数型 / 微卫星稳定型	高拷贝数型（浆液性）	总计
低级别子宫内膜样腺癌	6.4	28.6	60.0	5.0	100.0
高级别子宫内膜样腺癌	17.4	54.3	8.7	19.6	100.0
浆液性	0.0	0.0	2.3	97.7	100.0
混合性	0.0	0.0	25.0	75.0	100.0

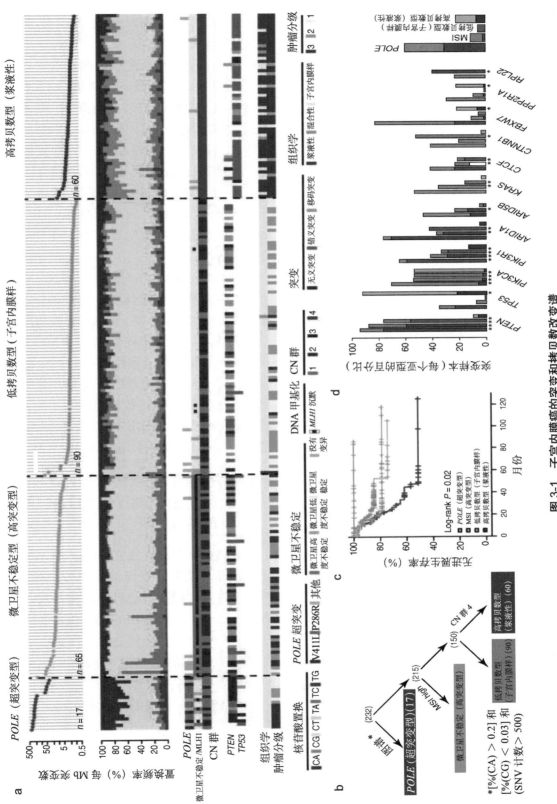

图 3-1　子宫内膜癌的突变和拷贝数改变谱

（来自癌症基因组图谱研究网络，2013.）

导致 *MLH1* mRNA 表达低。在 TCGA 数据集中，28.6% 的低级别子宫内膜样癌和 54.3% 的高级别子宫内膜样癌被归入此组。该亚组的甲基化模式在整个基因组中也有重要的富集。有一些突变在这个亚组中是反复出现的：*PTEN*（88%）、*PIK3CA*（54%）、*PIK3R1*（42%）、*ARID1A*（37%）、*RPL22*（37%）、*KRAS*（35%）、*CTNNB1*（20%）、*ATR*（18%）、*FGFR2*（14%）和 *CCND1*（12%）。新的 EC 突变报告为复发事件：*ARID5B*（23%）、*CSDE1*（15%）、*CTCF*（23%）、*GIGYF2*（20%）、*HIST1H2BD*（8%）、*LIMCH1*（12%）、*MIR1277*（6%）、*NKAP*（11%）、*RBMX*（12%）、*TNFAIP*（68%）和 *ZFHX3*（31%）。

C. 低拷贝数型 / 微卫星稳定型　聚集了 60.0% 的低级别子宫内膜样癌，8.7% 的高级别子宫内膜样癌，2.3% 的浆液性癌和 25% 的混合性癌。已知的突变基因有：*PTEN*（77%）、*PIK3CA*（53%）、*CTNNB1*（52%）、*ARID1A*（42%）、*PIK3R1*（33%）、*KRAS*（16%）、*FGFR2*（13%）、*CHD4*（12%）和 *SPOP*（10%）。其他未曾描述过的基因改变有：*BCOR*（7%）、*CSMD3*（10%）、*CTCF*（21%）、*MECOM*（4%）、*METTL14*（3%）、*SGK1*（6%）和 *SOX17*（8%）。根据这一突变情况，在前三个亚型中，PI3K/Akt/mTOR、KRAS 和 FGFR2 通路携带 1/3 的驱动突变。

D. 高拷贝数型（浆液性）　占低级别子宫内膜样癌的 5.0%，高级别子宫内膜样癌的 19.6%，浆液性癌的 97.7%，以及混合性癌的 75%。

该亚组中，最显著的突变基因被证实为 *TP53*（92%）和 *PPP2R1A*（22%）。发现了一些新的突变，如 *FBXW7*（22%）和 *CHD4*（13%）。分析证实 PI3K/Akt/mTOR 通路在这一亚型中的参与程度较低，*PIK-3CA*、*PIK3R1* 和 *PTEN* 突变频率分别为 47%、13% 和 10%。

由于该亚组中所包含的拷贝数变异最高，适合用来描述哪些区域携带一些重要的扩增基因。在高达 25% 的病例中，在致癌基因 *MYC*（8q24.12）、*ERBB2*（17q12）和 *CCNE1*（19q12）上存在明显的重复扩增灶。在 *FGFR3*（4p16.3）和 *SOX17*（8q11.23）基因位点也发现了少数新的扩增。这一发现与之前提到的分析一致。此外，*PIK3CA*、*FBXW7*、*CHD4* 和 *MBD3* 也出现在扩增区域。

TCGA 还提供了一个基于 mRNA 的聚类，以突出不同的表达模式。患者的分组根据自身特征如有丝分裂、激素和免疫活性。

亚型之间交叉聚类的例子如下。第 4 亚型（高拷贝数型，浆液性）中 85% 的肿瘤也在"有丝分裂亚组"中聚集，其中显示的表达改变与 G1/S 检查点调节、生长激素信号、乳腺癌中的 HER-2 信号、内皮素 -1 信号、细胞周期蛋白和细胞周期调节有关。

3.4.1　来自 TCGA 的微阵列 mRNA 表达及其对子宫内膜样腺癌的独立验证

一篇有趣的文章独立分析了 TCGA 的 mRNA 芯片数据，主要关注 EEC。对 271 例子宫内膜样癌患者进行了综合分析，最终得出了一个可利用 EEC 的异质性的替代分组。之后，在一个独立的数据集中对来自美国得克萨斯州 MD Anderson 癌症中心的 184 例 EEC 病例进行了验证。总之，这 4 个分组确定了不同的预后表达谱，其中最可转化的发现是 *CTNNB1* 突变和 Wnt/β-catenin 的激活与低级别 EEC 的一个亚类的不良结局相关。这种激活可以在模型中进一步探索，以确定可能的可靶向分子。

3.4.2 与卵巢癌和乳腺癌的比较

此外，TCGA 提供了高拷贝数（浆液性）EC 组、高级别浆液性卵巢癌和基底样乳腺癌之间的全面多层次比较。相似程度是基于病灶体细胞拷贝数改变、转录组监督分析和甲基化模式。突变频率包括 *TP53* 突变在浆液性 EC 中占 91%，在高级别浆液性卵巢癌中占 96%，在基底样乳腺癌中占 84%，而 *PTEN* 突变很少被发现（分别为 2%、1% 和 1%）。此外，在卵巢和乳腺类似类型中，未发现类似浆液性 EC 的频繁突变，如 *FBXW7*、*PPP2R1A* 和 *PIK3CA*。

3.4.3 高级别子宫内膜癌

约 20% 的高级别（3 级）子宫内膜样癌在分子水平上是"浆液性的"。正如 TCGA 研究中指出的，这些病例的组织学和分子分类之间的区别具有重要的临床意义——表明具有"浆液性"基因组特征的 3 级子宫内膜样癌患者可能更适用于 USC 的治疗方案。建议的分子分类的实施可能会加强标准的病理分类，并可能制定辅助疗法。

在多级基因组分析中必须说明可能的混杂因素，如非致癌基因的瞬时突变积累一个与 TCGA 网络相关的多机构修订分析项目全面回顾了整个不同癌症类型的突变结果，发现了大量"不靠谱"的突变结果。编码嗅觉受体或肌肉蛋白的突变表明有大量的假阳性结果，可能掩盖了真正的驱动事件。

3.5 临床应用：正在开发的治疗靶点

迄今，EC 的治疗基于全面分期手术，疾病早期需联合基于危险因素的辅助放化疗，疾病晚期手术联合一线放化疗。

持续的突变是肿瘤发生发展的关键，因此设计了许多 Ⅰ～Ⅱ 期试验用来测试复发、转移的 EC 人群的靶向分子。最近，TCGA 的研究结果为临床和转化探索提供了合理的新视角，强化了基因靶点的重要性，明确了分子相互作用，并找到了靶向疗法的候选靶点。最初的研究设计是为在未富集的人群中测试分子。最新的研究设计开始提供这一特征作为前提条件。

3.6 生长因子

从单克隆抗体到小分子抑制剂的不同分子被证明对乳腺癌、胃癌和非小细胞肺癌的阳性表达亚群有效，在过去几年中确立了关于个性化医疗的最重要步骤之一。考虑到目标靶点的数量，这一概念被转嫁到 EC 临床试验中。

这些生长因子也是激活下游效应器（如 PI3K/Akt/mTOR 通路）的首要角色。

3.6.1 HER-2/Neu

人类表皮生长因子受体 -2（HER-2）的改变存在于多种癌症中，通过其编码基因（*ERBB2*）的扩增和过表达，在增殖、转移和血管生成中发挥重要作用。然而，HER-2 过表达在子宫内膜癌中的临床意义仍不清楚。TCGA 数据库报道了 *ERBB2* 基因改变率为 17.2%，还显示 *ERBB2* 扩增的浆液性肿瘤往往与 *PIK3CA* 突变有关。这些数据表明，同时靶向 *ERBB2* 和 *PIK3CA* 的药物可能是一种有用的组合。尽管有这些有希望的生物学认识，HER-2 靶向药物（如曲妥珠单抗和拉帕替尼）在 EC 中的数据令人失望，其反应率低（0～3.3%）。然而，更仔细选择 HER-2 过度表达的患者可能是确定此类药物活性的关键，对这些药物用于子宫内膜癌的研究仍在继续。

3.6.2　EGFR

表皮生长因子受体（epidermal growth factor receptor，EGFR）表达的改变对肿瘤生长有强大的下游作用，对过表达分子的抑制在各种实体肿瘤中显示出疗效，如非小细胞肺癌和结直肠癌。与这些肿瘤一样，在 TCGA 数据库中，EGFR 扩增和过表达存在于一小部分 EC（7%）中。然而，与 HER-2 靶向药物一样，不同的 EGFR 抑制剂，如厄洛替尼和吉非替尼，尽管在 II 期评估中似乎有一小部分反应者（4%～12.5%），但其临床试验并不乐观。到目前为止，确定潜在的预测性生物标志物，如 EGFR 表达水平或特定突变的分析尚未成功。

3.6.3　FGFR2

成纤维细胞生长因子 2（fibroblastic growth factor 2，FGFR2）似乎在 EC 中起着关键作用。研究显示，11%～16% 的 EC 患者存在 FGFR2 的激活突变。评估多靶点酪氨酸激酶抑制剂的 II 期试验，如尼达尼布、布立尼布和多韦替尼，并显示出一些潜在益处。例如，Konecny 等通过预选筛选，招募了晚期或转移性子宫内膜癌的妇女，其中有 FGFR2 突变型（FGF-mut）和 FGFR2 野生型（FGF-wt）患者。两组的 ORR 为：FGF-mut 组 5%，FGF-wt 组 16%，18 周后无进展的患者分别为 31.8% 和 29.0%。各组之间的不良事件均衡，其中高血压（17%）和腹泻（9%）是最常见的。少数怀疑与研究药物有关的严重不良事件为呕吐（8%）、脱水（6%）和肺栓塞（8%），这也与唯一的治疗相关死亡有关，均为心搏骤停所致。

3.7　PI3K/AKT/mTOR 通路

TCGA 发现，PI3KCA 突变和 PTEN 缺失是 EC 中最常见的失调之一。PI3K/AKT/mTOR 通路是选择性抑制的最有趣的候选者之一，因为它的改变是几种癌症类型发展的重要标志，而且它的激活与 EC 的不良预后有关。不同类别的抑制剂尽管临床活性并不完全令人满意，但仍令人充满兴趣。

3.7.1　mTOR 抑制剂

评估抑制 PI3K 通路蛋白的药物的基本原理是由临床前模型提供的，其中证明了失调的 PI3K 通路阻断可以损害子宫内膜癌细胞的增殖。哺乳动物雷帕霉素靶蛋白（mammalian target of rapamycin，mTOR）是一种细胞内蛋白质丝氨酸/苏氨酸激酶，代表了 PI3K 途径的一个关键的下游介质，是众多雷帕类药物的目标，包括依维莫司、雷帕霉素、利达福尼（ridaforolimus）和替西罗莫司。

依维莫司作为单药在几个试验中进行了测试，最好的反应是 43% 的患者在 8 周内病情稳定。随后对 GOG 试验的生物标志物分析显示 PTEN 突变与疾病稳定之间没有相关性，但下游介质（pS6rp）的激活与 KRAS 突变相结合总是与无反应有关（阳性预测值：100%）。

雷帕霉素和利达福尼在 II 期试验和一项随机试验中进行了测试，结果显示了 7.4%～11% 的患者总反应率。单一研究和综合基因组分析没有提供 PTEN、PI3KCA、AKT 突变状态和对 mTOR 抑制剂治疗反应之间的相关性。

替西罗莫司在一项 II 期试验中作为单药，对化疗前和化疗后的 EC 患者进行了测试，显示对未接受化疗的患者比接受化疗的患者效果更好（14% vs 4% PR，69% vs 48% 病情稳定为最佳反应），但与 *PTEN* 缺失状态无关。无症状性肺炎是一个常见的事件（42%），其中 8% 的患者病情严重，但与疗效结果无关。另一项单独的研究评估了这种药物与醋酸甲地孕酮和他莫昔芬的联合使用，但由于血栓形成的风险升高而停止。同样，该药与贝伐珠单抗的联合试验也因毒性过大而停止。

基于 mTOR 抑制剂加芳香化酶抑制剂在乳腺癌中的疗效，该组合在晚期或转移性子宫内膜癌妇女中进行了 II 期试验。客观反应率（RR）为 32%，6 个月无病生存率为 42%（95%CI：29.2% ～ 62.8%），中位 OS 时间为 14 个月（95%CI：9.5 ～ 24.4 个月）。反应率和临床获益与组织学和突变相关。携带 *CTNNB1* 突变和子宫内膜组织学的患者对治疗的反应最好，而浆液性组织类型是反应不佳的预测因素。有趣的是，浆液性组织学和高级别子宫内膜样癌之间的临床获益为 11% vs 50%（*P*=0.018），可能意味着子宫内膜样癌的激素敏感性有了恢复。

正在进行的依维莫司和来曲唑与内分泌疗法的 II 期随机试验（NCT02228681）将突出雷帕霉素类似物的额外益处。相应地，在论文中，二甲双胍使用者的 RR 为 56%（非使用者为 23%，*P* < 0.05）。为了研究二甲双胍的抗肿瘤活性，一项有关评估依维莫司、来曲唑和二甲双胍在类似患者群体中的开放性 II 期活性试验正在进行（NCT01797523）。

3.7.2　PI3K 抑制剂

PI3K 抑制剂选择性地靶向突变的分子，以前描述的是 EC 中高度突变的分子。

临床前数据显示，关于 PI3K 的纯抑制剂 BKM-120/buparlisib，结果令人鼓舞。用 BKM-120 与标准的细胞毒化疗联合治疗患者衍生的异种细胞，可显著抑制肿瘤生长。该分子已经在一个 II 期试验(NCT01501604)中进行了测试，但由于响应率低而停止。在上一次美国临床肿瘤学会年会（ASCO）会议上，法国的一项 II 期试验显示，该分子的安全性差，抗肿瘤活性小。

吡拉利西（pilaralisib）是一种泛式异构体 -PI3K 抑制剂，在临床前模型中显示出抗肿瘤活性。最近，在一项 II 期试验中，该药物对复发性转移性很小。其 ORR 低于其他单药抑制剂（表 3-4）。靶向基因组分析和环状 DNA 分析没有显示 *PTEN* 和 *PIK3R1* 突变状态与治疗获益有关。研究结果表明可能需要更广泛的测序，以增加反应率变化的信息。

GDC-980 是一种 PI3K/mTOR 的双重抑制剂，在另一项 II 期单药研究中进行了测试，临床获益较差（ORR 为 9%）。一项肿瘤生物标志物分析发现，应答者之间存在 PI3K 通路的改变，但总体上与应答相关性较低。

尽管 PI3K/Akt/mTOR 通路抑制剂在抑制肿瘤活性方面很有潜力，但单药的治疗效果有限，且与突变状态无明显相关性。推测的原因可能包括安全性有限从而导致药物暴露不足，靶点抑制的深度和持续时间不足，这与几种 PI3K 亚型的存在有关。抗性机制和代偿机制起到了关键作用，且这些机制才被发现，并受到挑战。

3.8　PARP 抑制剂

专家们对聚（ADP- 核糖）聚合酶 [poly (ADP-ribose) polymerase，PARP] 抑制剂的评估很感兴趣，特别是因为该药物刚刚被证明对 *BRCA1/2* 突变的卵巢癌患者有效，

表 3-4 晚期 / 复发性子宫内膜癌患者的部分 II 期靶向药物试验

药物选择	剂量	患者响应评估	响应率 (CR + PR) (%)	病情稳定 (%)	参考文献
mTOR 抑制剂					
替西罗莫司	25mg, 静脉推注, 每周 1 次	29	14 (未接受过化疗), 4 (接受过化疗)	69 (未接受过化疗), 48 (接受过化疗)	Oza, JCO 2011
雷帕霉素	12.5mg, 静脉推注, 每天 1 次, 连续 5 天, 每隔 1 周	27	7	27	Colombo, JCO 2007
雷帕霉素	12.5mg, 静脉推注, 每天 1 次, 连续 5 天, 每隔 1 周	45	11	18	Colombo, BJC 2013
雷帕霉素	40mg, 口服, 每天 1 次, 连续 5 天	31	8.8	52.9	Tsoref, Gynecol Oncol 2014
利罗莫司 (对比孕激素或对照药)	40mg, 口服, 每天 1 次, 连续 5 天	64 (vs 66)	0 (vs 4)	35 (vs 17)	Oza, JCO 2015
依维莫司	10mg, 口服, 每天 1 次	28	0	43	Slomovitz, Cancer 2010
依维莫司	10mg, 口服, 每天 1 次	44	5, 9	32, 27	ENDORAD, Ray-Coquard, BJC 2013
替西罗莫司, 醋酸甲地孕酮与他莫昔芬交替服用 (对比替西罗莫司)	25mg, 口服, 80mg, 每天 2 次, 连续 3 周; 20mg, 每天 2 次, 连续 3 周 (对比 25mg, 口服)	21 (vs 50)	14.3 (vs 22)	52 (vs 52.4)	GOG 248, Fleming, Gynecol Oncol 2014
依维莫司 + 来曲唑	10mg, 口服, 每天 1 次 +2.5mg, 每天 1 次	35	32	8.6	Slomovitz, JCO 2015
PI3K 抑制剂					
BKM-120/buparlisib	100/60mg, 口服, 每天 1 次	24	0	12.5	ENDOPIK, Heudel, JCO suppl 2015
Pilaralisib	400/600mg, 口服, 每天 1 次	67	6	37.3	Matulonis, Gynecol Oncol 2015
抗 HER-2 疗法					
曲妥珠单抗	2mg/kg, 静脉推注, 1 周	34	0	35	GOG-0181-B, Fleming, Gynecol Oncol 2010

续表

药物选择	剂量	患者响应评估	响应率(CR+PR)(%)	病情稳定(%)	参考文献
抗表皮生长因子受体					
厄洛替尼	150mg, 口服, 每天1次	32	12.5	47	Oza, JCO 2008
吉非替尼	500mg, 口服, 每天1次	26	3.8	27	GOG 229-C, Leslie, Gynecol Oncol 2013
拉帕替尼	1500mg, 口服, 每天1次	30	3.3	23.3	GOG 229-D, Leslie, Gynecol Oncol 2012
多靶点酪氨酸激酶抑制剂					
尼达尼布	200mg×2, 口服, 每天1次	32	9.4	34	GOG-229-K, Dizon, Gynecol Oncol 2014
布立尼布	800mg, 口服, 每天1次	43	18.6	27.9	GOG 229-,Powell, Gynecol Oncol 2014
多维替尼	500mg, 口服, 每天1次 连续5天停2天	22 FGFR2-mut, 31 FGFR2-wt	5 FGFR2 16 FGFR2 型	59 FGFR2-mut, 36 FGFR2-wt	Konecny, Lancet Oncol 2015
抗血管生成					
贝伐珠单抗	15mg/kg, 静脉滴注, 连续3周	52	13.5	50	GOG 229-E, Aghajanian, JCO 2011
卡铂和紫杉醇联合贝伐珠单抗；卡铂、紫杉醇联合替西罗莫司；卡铂和伊沙匹隆加贝伐珠单抗，和维持用药	AUC 6 静脉滴注, 175mg/m², 15mg/kg, 静脉滴注, 持续3周+维持量15mg/kg, 静脉滴注, 持续3周 AUC 5 静脉滴注, 175mg/m², 25mg, 静脉滴注, 第1~8天+维持量25mg 静脉滴注第8~15天 AUC 6 静脉滴注, 30mg/m², 15mg/kg 静脉滴注, 持续3周+维持量15mg/kg 静脉滴注, 持续3周	108; 111;110	59.5, 55.3, and 52.9	N/A	Aghajanian, JCO suppl 2015
卡铂和紫杉醇加贝伐珠单抗 (vs 卡铂和紫杉醇加替西罗莫司)	AUC 5 静脉滴注, 175mg/m², 15mg/kg, 静脉推注, 持续3周+维持量15mg/kg, 静脉推注, 持续3周 AUC 5 静脉推注, 175mg/m²	46 (vs 46)	71.7 (vs 54.3)	21.7 (vs 43.5)	END-2 trial, LoRusso, JCO suppl 2015

而且奥拉帕尼已在美国获得批准。理论上，PARPi 可能扮演着有趣的角色，因为 EC 显示出与卵巢癌类似的基因修复缺陷突变，如 *TP53*、*PIK3CA*、*K-RAS* 和 *ERBB2*。尽管该领域尚需进一步研究，但有望带来有趣的治疗进展。

PARP 抑制剂在 *PTEN* 缺陷 EC 细胞系中表现出比野生型 *PTEN* 子宫内膜样 EC 细胞系更强的活性。

早期病例报道显示了令人鼓舞的反应，其中 *BRCA1/2* 阴性患者在复发性 EC 疾病中携带 *PTEN* 突变。在奥拉帕尼治疗下有显著的临床和客观疗效。目前，正在进行一项 Ⅱ 期研究（PANDA），以评估 PARPi *BMN-673* 是否在治疗已知与 EC 行为相似的癌症中具有潜在的有效性，是否在治疗不可手术的晚期 EC 中具有治疗益处。

3.9　抗血管生成药物

抗血管生成药物已经作为单药和联合用药进行了多项试验。这些分子可能不代表基于靶点治疗的好例子，但由于一些积极的结果，可能与靶点分子结合。

VEGF 在 EC 中的表达具有临床和生物学意义。其与疾病分级高、预后差相关。有专家也测试了阿柏西普（aflibercept）和其他药物，但显示出有限的抗肿瘤活性。

最重要的试验是测试贝伐珠单抗（一种靶向 VEGF-A 的单克隆抗体）作为单药治疗复发转移性 EC。ORR 为 13.4%，并且 40% 的患者 PFS 达 6 个月。中位 PFS 为 4 个月，OS 为 11 个月。无胃肠道穿孔或治疗相关死亡报告，2 例患者发生 3 ～ 4 级出血，4 例患者发生 4 级高血压，部分患者发生血栓事件，总体安全状况可接受。

有趣的是，在 ASCO 会议上提出的一项 Ⅱ 期试验 GOG-86P 比较了三组化疗和维持治疗作为晚期、转移性或复发性 EC 的一线治疗。这 3 个组的治疗方案分别是卡铂和紫杉醇联合贝伐珠单抗、卡铂和紫杉醇联合坦西莫司或卡铂、伊沙匹隆加贝伐珠单抗。对于 PFS，两组之间与历史生存数据相比，组间无差异。然而，与历史参考相比，第一个实验组的 OS 有所改善。高血压（G3/4）在贝伐珠单抗组（16%）比坦西莫司组（3%）更常见（P=0.001）。

对未经大量前期治疗的患者进行了卡铂和紫杉醇联合或不联合贝伐珠单抗标准治疗的比较。其中，MITO END-2 试验显示 ORR 为 71.7%，对照组 ORR 为 54.3%，中位 PFS 为 13 个月，而对照组 PFS 为 8.7 个月（HR：0.59，95%CI：0.35 ～ 0.98）。试验中未报告重大不良事件。最近这些积极结果可能会增强与靶向分子联合方案的活性。

3.10　其他靶点

其他多种靶点的抗肿瘤活性也很低。简单举例，有学者开展 AKT 抑制剂 MK-2206 在复发性子宫内膜癌的 Ⅱ 期单药研究。在肿瘤中携带 *PIK3CA* 突变或 *PIK3CA* 野生型的患者接受治疗，结果出现严重的副作用（皮肤），突变组和野生组的少数患者活性有限。扩展队列同样表现出较小的活性，与 *PIK3CA* 状态和响应无关。

在未被筛选的人群中接受 RAS/MEK/ERK 通路治疗后结果不尽如人意，但仍有数项临床试验正在进行。*KRAS* 突变患者在妇科肿瘤组 Ⅱ 期试验（GOG-229O）（NCT01935973）中接受联合治疗，在晚期或复发性 EC 中测试 RAS 通路和 PI3K/AKT/mTOR 通路的联合治疗：曲美替尼（一种口服可利用的 MEK1-2 抑制剂），联合或不联合 *GSK2141795*（AKT 抑制剂）。

3.11　结论

尽管对 EC 有了更好的生物学理解，但我们尚未将这些信息转化为有意义的临床进展。缺乏预测性生物标志物和靶向药物的低活性可能反映了疾病的异质性和治疗耐药性，这是由于肿瘤中有冗余的激活驱动通路。这一过程在科学界得到了深入讨论。TCGA 结论显示，探索未经化疗的肿瘤研究对预测已接受治疗人群的突变几乎没有帮助，因为在已治疗人群中治疗选择会导致巨大的基因组变化。这些数据强调了需要获得新鲜活检样本来识别感兴趣基因突变的重要性。根据这一标准设计试验可能允许纳入富集人群，并可能显示出最大的药物效益。

最近，Konecny 等提供了一个基于突变的试验设计的例子：下一代高通量测序技术正在帮助及时提供大量信息。未能表现出良好的反应可能与讨论的耐药有关，混杂的分子效应，而不是多重抗癌效应，可能带来更高的脱靶副作用，缩短药物暴露时间和反应受损。

联合治疗试验的结果显示了更好的缓解率，并提供了通过多级阻断克服治疗耐药的重要证据。

有些出乎意料的耐药机制需要通过仔细分析现有基因组数据集的复杂性来阐明，还有很大的研究领域有待探索，比如创建临时的临床前模型，实施多级阻断以减少毒性和优化反应，当然也需要新的分子给药方法。

（黄晓园　译）

第 4 章

子宫内膜癌诊断新进展

Vincent Vandecaveye

子宫内膜癌通常是参考国际妇产科联盟（FIGO）指南进行手术分期，该分期系统不依赖于影像学检查。其主要预后因素包括组织学分级和淋巴脉管浸润、局部肿瘤范围（包括肌层浸润深度和宫颈间质受累），以及子宫外肿瘤扩散（包括淋巴结转移和远处转移）。虽然 FIGO 指南并不推荐将断层成像作为常规诊断模式，但由于 CT、MRI 和 FDG-PET/CT 可以评估远处淋巴结转移或部分脏器的扩散，因此，它们在子宫内膜癌患者的诊断中发挥着重要作用。在诊断子宫内膜癌时，影像学对肿瘤分期（局部转移和远处转移）和预后判断是非常重要的。本章旨在对子宫内膜癌的传统和最新进展的成像概念进行概述。

4.1 局部分期

子宫肌层浸润深度（ⅠA 期与ⅠB 期）和宫颈间质侵犯是影像学评估局部肿瘤浸润的关键特征，因为两者与淋巴结转移密切相关。子宫肌层深层浸润（> 50%）与高达 46% 的淋巴结转移发生率相关。

CT 具有广泛的可及性、相对低廉的成本以及比 MRI 和 FDG-PET/CT 更快的图像采集速度和可重复性。CT 通常在注射碘造影剂后进行，并使用多层探测技术，这使得大面积解剖数据的采集和高质量薄层多平面重建成为可能。然而，其主要缺点是软组织对比度较低，难以清晰显示小的子宫内膜癌，且无法准确评估局部肿瘤的扩散，如肌层或宫颈浸润。在评估子宫肌层深部浸润方面，其敏感度为 83%，特异度为 42%，总体准确率为 58% ~ 76%。而一项使用多排螺旋 CT 的研究报告，其对评估子宫肌层浸润的诊断准确性达到 95%，对宫颈浸润的评估准确性为 81%。但作者也指出，该研究患者数量较少，且深层肌层浸润的病例占比较高。在临床实践中，CT 主要用于评估子宫外疾病，包括对区域淋巴结和腹主动脉旁淋巴结的评估，并且在检测宫外肿瘤扩散和识别淋巴结转移方面，其准确性与 MRI 相当。

对于局部分期，MRI 的优势主要在于其高对比度分辨率和良好的软组织区分度。此外，MRI 的其他优势还包括无辐射照射和无须使用碘化油造影剂，以及灵活的成像模式，即可根据患者的具体需求调整影像采集方案，并轻松集成功能影像序列，如动态对比增强成像（dynamic contrast enhanced imaging，DCE-MRI）和弥散加权成像（diffusion weeighted imaging，DWI）。而 MRI 的缺点包括：与 CT 相比，普及性较低，较长成像时间可能导致患者依从性较低，存在幽闭恐惧症及心脏起搏器等使用禁忌证。

　　MRI 检查方案的标准化对于提高诊断的准确性和可重复性至关重要，欧洲泌尿生殖放射学会的子宫内膜癌分期指南推荐了标准化的 MRI 扫描方案。其常规成像序列包括矢状面和斜横断面的 T_2 加权图像，以及与子宫内膜腔垂直的脂肪抑制序列增强 T_1 加权图像。为了更好地描绘肿瘤，该指南强烈建议结合动态增强（dynamic contrast enhanced，DCE）MRI（通过在注射造影剂之前和期间，对事先确定的病灶进行高时间分辨率重复成像）进行显像。尽管 DWI 在指南中并非常规推荐，但有研究表明其可能在子宫内膜特征描述、子宫肌层浸润评估、治疗反应评估和预后预测方面具有更多价值。DWI 与传统的 MRI 序列不同，它通过检测细胞尺度上的水分子位移，对组织微观结构特性进行功能特征描绘。DWI 检测病变的信号强度取决于水分子位移的受阻程度。与对照组中受抑制的水分子位移程度相比，水分子位移受限的组织（如肿瘤病变）在高 b 值的 DWI 图像（b = 800 ~ 1000s/mm²）中呈现明亮信号，而对照组织的信号被抑制。这种典型的随 b 值增加而出现的信号衰减现象可以利用表观弥散系数（diffusion coefficient，ADC）进行量化。在一个简化模型中，高 b 值图像的信号强度联合量化的 ADC 这种图像分析方式可以用来区分良恶性组织。细胞密度相对高的组织（肿瘤）通常在高 b 值图像上较亮，在 ADC 图像上较暗。相反，细胞密度相对低的组织（大多数良性组织、炎症和坏死）在高 b 值图像上较暗，在 ADC 图像上较亮。

　　尽管 MRI 被认为是子宫内膜癌分期和术前评估最准确的影像方式，但其在治疗前的使用并未被广泛接受，因为大多数病例通过手术治疗。根据欧洲泌尿生殖放射学会（European Society of Urogenital Radiology，ESUR）的子宫内膜癌分期指南，经证实或疑似子宫内膜癌的患者行 MRI 检查的适应证包括：病理类型为高级别、浆液性或透明细胞腺癌；怀疑疾病分期较晚（包括宫颈间质浸润和分期为 Ⅲ 期和 Ⅳ 期）；筛查淋巴结肿大情况，为淋巴结取样提供指引；具有手术分期医学禁忌证的病例；以及高度怀疑为子宫内膜癌但无法进行诊刮病例（如宫颈狭窄）。

　　对于深肌层浸润的评估，一项纳入 47 项旨在比较 CT、经阴道超声和 MRI 评估深肌层浸润准确性的荟萃分析显示，增强 MRI 的敏感度为 78.6% ~ 100%，特异度为 71.4% ~ 100%。而与之相比，CT 的敏感度为 40% ~ 100%，CT 的特异度为 66.7% ~ 100%；经阴道超声的敏感度为 50% ~ 100%，特异度为 65% ~ 100%。在宫颈转移的评估方面，MRI 的敏感度为 55.6% ~ 100%，特异度为 92.3% ~ 100%。而与之相比，CT 的敏感度为 40% ~ 71.4%，特异度为 100%；经阴道超声的敏感度为 66.7% ~ 80%，特异度为 95.2% ~ 100%。值得注意的是，MRI 相对于经阴道超声的优势尚未得到明确证明。然而，MRI 是唯一被允许用于评估子宫肌层浸润、宫颈转移和淋巴结转移的影像学检查（图 4-1，附页彩图 4-1）。

　　另一项纳入 52 项研究的荟萃分析显示，MRI 在评估深肌层浸润（> 50%）方面的敏感度为 80.7%，特异度为 88.5%；在评估宫颈间质受累方面的敏感度为 57%，特

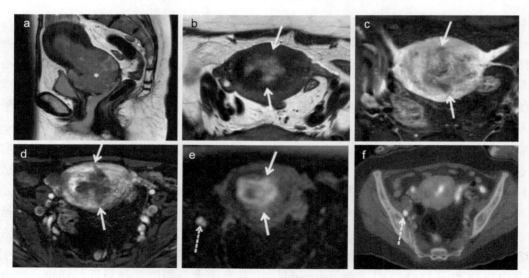

图 4-1　晚期子宫内膜癌患者的 MRI

注：a. 矢状位-加权 MRI 显示宫腔大病灶伴有宫颈实质浸润（如星号所示）；b、c. 横断面 T_2 加权和对比增强 T_1 图像显示多点深肌层浸润（如箭头所示）；d、e. 由于肿瘤病灶与周围组织对比度高（如箭头所示），在 DCE-MRI 和 DWI 上成像效果更好。DWI 还能更好地显示明亮的右髂淋巴结病灶，该病灶经 FDG-PET/CT 证实（f，虚线箭头）

异度为 94%。值得注意的是，与单纯增强 MRI 相比，功能性 MRI 序列（DCE-MRI 和 DWI）的加入增加了其评估的敏感性。DCE-MRI 能够更好地区分肿瘤与血液残留物、肌层组织，这主要是通过不同时间点的增强效果实现的。尽管 DWI 不如 DCE-MRI 应用广泛，但研究表明 DWI 能提高对子宫肌层浸润的评估准确性，诊断准确率介于 62% ～ 90% 之间。在 Beddy 等的一项研究中，DWI 在评估子宫肌层浸润方面显示出优于 DCE-MRI 的准确性（90% vs 71%）。在 Rechichi 等的一项研究中，DWI 不仅在肿瘤分期方面有更高的准确性，而且在评估肿瘤扩散方面也有更高的一致性。这些研究显示，当 DWI 序列加入 MRI 常规序列中用于诊断分期时，不仅可以提高诊断准确性，还可提升放射科医师在诊断时的信心。换而言之，这些研究表明，如果存在 MRI 造影剂禁忌证情况下，DWI 序列的加入可以让患者免除使用造影剂。与

传统 MRI 相比，DWI 用于局部肿瘤评估的另一个重要优势是能够通过 ADC 对组织特性进行量化，这种优势使得 DWI 能够区分子宫内膜癌和良性子宫内膜息肉，这对于难以活检的患者尤为重要。先前的一项研究显示，与良性息肉相比，子宫内膜癌的 ADC 显著降低，其诊断的准确性为 92%。此外，通过测定子宫内膜肿块的 ADC 可以预测其肿瘤分级，较低的 ADC 值与较高的肿瘤分级相关。然而，因 ADC 值在不同肿瘤分级之间存在大量重叠，目前尚不允许其在临床应用。最近一项研究表明，肿瘤体积测定结合体积 ADC 测量或 ADC 组织学分析可以对子宫内膜癌患者进行准确的术前风险分层。ADC 组织学分析描述了 ADC 异质性，从而更好地反映了肿瘤微观结构的异质性。较低的组织学 ADC 与淋巴脉管浸润明显相关，并能够较好地区分组织分级 1 级、2 级和 3 级。尽管还需要进一步的研究证实，但 DWI 序列提示的局部和

远处复发的风险可以指导子宫内膜癌分层治疗。

FDG-PET/CT 是利用子宫内膜癌组织中糖酵解率的增加而进行成像。在一项对比研究中，FDG-PET/CT 诊断子宫肌层浸润的准确率为 61%，宫颈转移的准确率为 83%，其与 MRI 的结果相似。然而，应该注意的是，上述研究中，涉及的扫描方案中未包括 DCE-MRI 和 DWI。总的来说，FDG-PET/CT 对局部肿瘤分期的作用有限，而在评估子宫外转移方面有巨大价值。重要的是，与 DWI 序列类似，它对肿瘤代谢特性的评估可能包含预后信息。先前的研究表明，原发肿瘤的最大标准摄取值（SUV_{max}）与 FIGO 分期、组织学分级、肌层浸润深度、淋巴结转移和淋巴脉管浸润之间存在统计学相关性。在 Husby 等的一项研究中，代谢肿瘤体积和 PET 衍生的定量参数（包括 SUV_{max}）是深肌层浸润和淋巴结转移的独立预测因子，这可能有助于术前识别高危患者，并限制对低危患者实施淋巴结切除术。此外，高 SUV_{max} 已被证明是总生存率的独立预后因素。

4.2　子宫外播散的分期

对于淋巴结转移的诊断，CT 和常规 MRI 常依赖于淋巴大小（直径 1cm 阈值）和形态标准，如形状或内部结构。这些特征在预测淋巴结受累方面具有高度变异性，且存在固有的缺点：小的淋巴结转移可能被遗漏，而增大的反应性（即良性）淋巴结可能被误判为恶性。虽然在影像中发现淋巴结内坏死对诊断淋巴结转移具有 100% 的阳性预测值，但其发生频率太低，无法影响诊断效能。CT 在评估盆腔和腹主动脉旁淋巴结转移的敏感度为 52% ~ 92%，而

常规 MRI 的诊断准确率为 55% ~ 77%，二者均未显著改善准确率。

由于 DWI 能够通过 ADC 值差异探测组织微观结构，而不受病变大小的影响，因此与常规 MRI 相比，DWI 有可能在淋巴结转移诊断方面更有价值。

转移淋巴结和未转移淋巴结之间的 ADC 值差异可能是由于微结构的不同，与未转移淋巴结相比，转移淋巴结的细胞数量增加，细胞和细胞核增大。由于细胞外水分子的限制，转移淋巴结的 ADC 值降低。

对于子宫内膜癌和宫颈癌患者，通过使用 ADC 值量化的 DWI 进行淋巴结分期的研究结果不一。如在 Roy 等的研究中，ADC 值在良性和恶性淋巴结之间没有统计学显著差异，因此无法有效区分淋巴结转移，而 Lin 等表明，DWI 与常规 MRI 相比，在保持了特异度的同时，显著提高了敏感度（83% vs 25%）。这些不一致的结果可能反映了在分析 DWI 时遇到的困难。淋巴细胞过多进而发生反应性淋巴结增大，其 ADC 值也与恶性肿瘤相似。虽然存在这些问题，但进一步 ADC 分析可以克服这个问题，并能够改善 DWI 在盆腔淋巴结转移的应用中的局限性。最近，Rechichiet 等发现，通过应用最小 ADC 区域值，子宫内膜癌淋巴结分化的准确率高达 98.3%，而当前标准分析的平均 ADC 值为 72.9%。在等待进一步研究结果出来之前，临床暂不推荐 DWI 结合定量 ADC 用于子宫内膜癌淋巴结转移的诊断。

然而，与单纯只用 MRI 相比，当 DWI 联合 MRI 用于诊断淋巴结转移，高 b 值 DWI 图像的定性分析提示其可提高腹盆淋巴结转移的检出率（图 4-2，附页彩图 4-2）。

虽然 FDG-PET/CT 在局部分期中的诊断价值有限，但是它在评估淋巴结转移和

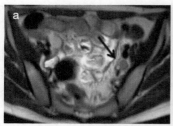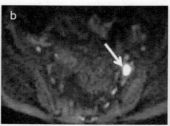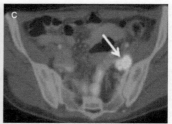

图 4-2 a.T₂ 加权 MRI 显示右髂内静脉后方增大的淋巴结；b. 相较于周围淋巴结的对比显示中，病变淋巴结在 b1000 DWI 图像显示中，信号更强，更易显示；c. 病变淋巴结随后经 PET/CT 检测和淋巴结切除中确认

远处转移方面显示出很高的价值。多项研究已证实了 FDG-PET/CT 对高危子宫内膜癌患者淋巴结转移的诊断价值。其诊断价值在不同地区存在差异，敏感度为 36%～72%，特异度为 88%～99%。最近的一项荟萃分析显示，FDG-PET/CT 具有良好的预测性能，其总体准确率为 89.5%。目前 FDG-PET/CT 的空间局限性限制了其对直径小于 5mm 病变的诊断，且病灶越小，敏感性越低。Kitajima 等的一项研究表明：对于直径＞1cm 的病灶，其敏感度为 93.3%；对于 0.6～0.9cm 病灶，其敏感度为 66.7%；而对直径＜0.4cm 的病灶，其敏感度为 16.7%。因此，FDG-PET/CT 不推荐作为手术分期的替代方案。因此，有学者提出在高危子宫内膜癌患者中使用时应联合 PET/CT 和前哨淋巴结示踪。因为 FDG-PET/CT 在淋巴结转移诊断中的高度特异性和阳性预测值，我们可以根据其结果选择性行盆腔和腹主动脉淋巴结切除。FDG-PET/CT 联合前哨淋巴结示踪，可以克服 FDG-PET/CT 的空间分辨率方面的限制，并提高小淋巴结转移的检出能力。除了淋巴结转移外，FDG-PET 还显示出检测腹腔内外远处转移的价值，其准确率高达 96.9%（图 4-3，附页彩图 4-3）。

4.3 结论

通过结合 MRI 和超声在临床应用中的主要优点，我们可以更加准确地评估子宫肌层的浸润情况。功能成像技术的加入，包括 DWI 和 DCE-MRI，使 MRI 对子宫内膜病变定性和局部分期（包括子宫肌层浸润和宫颈转移）的准确性得到了有效提高。此外，DWI 还可以提高 MRI 对淋巴结转移的检测能力，但其是否能作为诊断子宫内膜癌淋巴结转移的可靠临床工具，还需要进一步研究。尽管 FDG-PET/CT 对局部转移的评估价值相对较低，但它在评估淋巴结转移和远处转移方面具有重要价值。FDG-PET/CT 对淋巴结转移预测的高度特异性可以指导临床选择性进行盆腔和腹主动脉淋巴结切除。而在小淋巴结转移的低度敏感性方面，对于高危子宫内膜癌患者而 FDG-PET/CT 检测提示淋巴结转移阴性的群体，可以通过分期手术来克服其低度敏感性。

此外，在 DWI 检查中测定 ADC 值和在 FDG-PET 检查中测定 SUV 值的定量评估方式可能有助于预后预测和风险分层，但该方法需要在更大的患者群体中进行验证。CT 可作为子宫内膜癌分期的备选方法，但主要用于检测子宫外转移。由于它的普及性和低成本，通常被用作初筛。

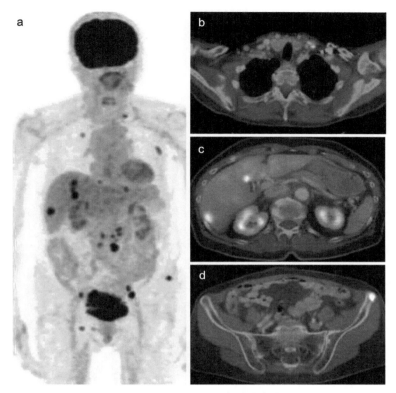

图 4-3　晚期子宫内膜癌患者

注：a. PET 最大信号强度重建显示：多个高代谢病灶位于淋巴结、肝脏和骨；b～d. 结合 PET/CT 图像证实左锁骨上淋巴结、肝脏和左髂嵴为转移病灶

（王蓓蓓　译）

第二部分

子宫内膜癌的流行病学及危险因素

第 5 章　子宫内膜癌的流行病学、危险因素和预防

Johanna Mäenpää

5.1　流行病学

在全球范围内，子宫内膜癌是女性第六大常见癌症。北美和西欧的子宫内膜癌发病率最高。2015 年，美国新发子宫内膜癌近 5.5 万例，而 2012 年，欧洲新发病例接近 10 万例。一般来说，子宫内膜癌预后良好。例如，在美国，其发病率（25.1/100 000）远远超过死亡率（4.4/100 000）。欧洲 12 个国家中的子宫内膜癌死亡率也普遍较低（表 5-1）。子宫内膜癌是一种与高生活水平有关的疾病，因此大多数病例发生在发达国家。子宫内膜癌好发于绝经后女性，中位发病年龄为 63 岁，不到 10% 的病例发生在 50 岁以下女性。

子宫内膜癌发病率除了存在地理差异外，还存在种族差异。以英国这个多种族国家为例，我们根据种族背景记录了英国子宫内膜癌的发病率（表 5-2）。黑种人女性的发病率似乎最高，而南亚女性的发病率最低。有趣的是，在美国，与白种人相比，非裔美国人的子宫内膜癌发病率更低。

表 5-1　2000—2004 年 12 个欧洲国家子宫内膜癌患者的死亡率

国家	死亡率 /100 000 人年
爱尔兰	1.7
英国	2.0
意大利	2.2
荷兰	2.2
西班牙	2.5
法国	2.6
丹麦	2.6
比利时	2.6
德国	2.7
芬兰	3.0
奥地利	3.1
瑞典	3.6

80% 的子宫内膜癌患者在确诊时肿瘤局限于子宫体。病变局限者 5 年生存率超过 90%。然而，存在局部扩散或远处转移的患者生存率要低得多，分别为 68% 和 17%。

表 5-2　2001—2007 年英国不同种族子宫内膜癌年龄标准化发病率，
以白种人发病率为参照

	发病率 /100 00 人年	发病率比 99%（FCI/CI）
白种人	5.3	1.00 (0.98 ～ 1.02)
南亚人种	4.5	0.90 (0.80 ～ 1.01)
黑种人	6.3	1.16 (1.03 ～ 1.31)
华人	6.3	1.21 (0.94 ～ 1.54)

　　子宫内膜癌大多为散发性的，林奇综合征是其最重要的家族性形式。林奇综合征的潜在遗传缺陷涉及 MMR 基因突变。林奇综合征家族中的女性患子宫内膜癌的风险与患结直肠癌的风险相当，分别为 30% ～ 70% 和 25% ～ 70%。来自林奇综合征家族的女性比一般女性患病年龄更早（中位年龄 46 ～ 62 岁）。

　　子宫内膜癌通常分为两种类型：Ⅰ型（子宫内膜样癌）最普遍（80% ～ 90%），为雌激素依赖性，生长缓慢，转移较晚，总体上预后良好；Ⅱ型为非雌激素依赖性，生长迅速，早期转移，预后明显较Ⅰ型更差。Ⅱ型子宫内膜癌患者通常比Ⅰ型患者年龄大。浆液性癌和透明细胞癌属于Ⅱ型子宫内膜癌，另外，其还包括约 25% 的高级别子宫内膜样癌。尽管林奇综合征女性中Ⅱ型子宫内膜癌比例高于一般女性，但其中Ⅰ型仍为主要类型。表 5-3 总结了Ⅰ型和Ⅱ型子宫内膜癌的特征。

表 5-3　Ⅰ型和Ⅱ型子宫内膜癌的特征

	Ⅰ型	Ⅱ型
确诊时的中位年龄（岁）	63	67
5 年生存率	85%	58%
组织学	G1、G2、G3 子宫内膜样癌（75%）	乳头状浆液性癌 透明细胞癌 癌肉瘤 未分化癌 G3 子宫内膜样癌（25%）
雌激素依赖性	是	否
基因突变	PTEN、KRAS、CTNNB1、PIK3CA、MSI 和 MLH1	TP53（主要是浆液性癌）
已知危险因素	代谢综合征，肥胖，2 型糖尿病，无拮抗雌激素作用	无已知危险因素
经阴道超声诊断的敏感性	高	一般

5.2　危险因素

Ⅰ型子宫内膜癌的危险因素见表 5-4。所有危险因素均与Ⅰ型子宫内膜癌相关，Ⅱ型尚无已知危险因素。大多数危险因素均直接或间接与无拮抗的雌激素刺激有关。

代谢综合征在美国及欧盟国家越来越常见，其特征包括肥胖（腹型）、高雄激素血症、高胰岛素血症和高血压。在这些特征中，肥胖与子宫内膜癌的关系最为密切，风险比（RR）为 2.21。此外，尽管程度较小，高血压和高甘油三酯血症也是子宫内膜癌的发病风险。胰岛素抵抗容易导致 2 型糖尿病（T2DM）的发生，而 2 型糖尿病又是子宫内膜癌的典型危险因素之一，OR 为 2.1。然而，最近的一项流行病学研究表明，2 型糖尿病的作用更为间接，子宫内膜癌的发病更多是与其伴随的肥胖相关，而非与糖尿病本身相关。

长期以来，不孕症一直与子宫内膜癌相关。在导致不孕的原因中，多囊卵巢综合征（polycystic ovary syndrome，PCOS）是最重要的一个原因，其 OR 值约为 2.8。PCOS 的特征是异常厚壁的小滤泡囊肿呈珍珠状排列在卵巢边缘（图 5-1），黄体生成素（LH）与卵泡刺激素（FSH）的比值异常，患者长期无排卵可导致子宫内膜长期受雌激素刺激，这种刺激继而导致内膜增生性

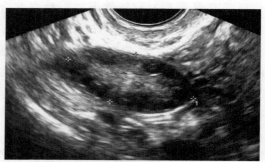

图 5-1　典型的多囊卵巢（PCO）
注：图片由 Helena Tinkanen 博士提供

表 5-4　Ⅰ型子宫内膜癌的危险因素

因素	风险
代谢综合征	RR=1.89（95% CI：1.34～2.67）
肥胖	RR=2.21（95% CI：1.50～3.24）
高血压	RR=1.81（95% CI：1.08～3.03）
高甘油三酯血症	RR=1.17（95% CI：1.10～1.24）
2 型糖尿病	OR=2.1；95% CI 1.40～3.41
未调整	
PCOS	
未调整	OR=2.79～2.89
调整	OR=2.2（95% CI：0.9～5.7）
其他	
产生雌激素的卵巢肿瘤：20% 同时患有子宫内膜癌	
月经初潮提前（＜12 岁）：RR 2.4	
绝经延迟（≥55 岁）：RR 1.8	
无拮抗雌激素治疗（≥5 年）风险 10～20 倍	
绝经后使用他莫昔芬：RR=4.0（95% CI：1.70～10.90）	

改变，并最终发展为子宫内膜癌。多囊卵巢综合征通常与代谢综合征有关，这可能增加致癌潜力；其BMI调整后的OR值为2.2，低于未调整的OR。

产生雌激素的卵巢肿瘤（如颗粒细胞瘤或卵泡膜细胞瘤）是子宫内膜癌重要但罕见的危险因素。事实上，这些肿瘤的患者中有 20% 同时患有子宫内膜癌，这凸显了术前子宫内膜取样的重要性。除遗传易感性（林奇综合征）外，月经初潮提前和绝经延迟使子宫内膜癌发病风险增加约 1 倍。

子宫内膜癌也有医源性危险因素。如果无拮抗的雌激素治疗持续 5 年以上，则患病风险最多增加 30 倍。令人矛盾的是，绝经后使用他莫昔芬（其用于预防或治疗乳腺癌）可使子宫内膜癌的发病风险增加 4 倍。

5.3　预防

一般来讲，考虑到危险因素，应鼓励肥胖的女性注意控制体重，并严格管理糖尿病。然而，这些措施只是减少而不是消除子宫内膜癌的风险。

在降低风险方面也有药物措施。成功治疗不孕症可大大降低无排卵女性患子宫内膜癌的风险。如果患者不希望怀孕，可以使用周期性孕激素治疗，在没有禁忌证的情况下首选复方口服避孕药以抵抗雌激素对子宫内膜的刺激作用。左炔诺孕酮宫内缓释节育器（LNG-IUD）是一种有效的替代周期性孕激素治疗的方案。近来有证据显示，未生育女性也可以安全使用 LNG-IUD。这些激素治疗方法也能有效预防无拮抗的雌激素治疗引起的子宫内膜刺激。此外，LNG-IUD 已被用于对抗他莫昔芬对子宫内膜的影响，尽管其在这种情况下的疗效仍然存在一定争议。

5.4　癌症登记

许多国家都成立了癌症登记中心以便在国家层面上对不同形式的癌症进行流行病学随访、标准化治疗和生存数据收集。在欧洲，癌症登记中心的资金来源中有 60% ~ 85% 来自政府。癌症登记中心也是一种强有力的流行病学研究工具，特别是在北欧国家，无论是在国家层面还是北欧层面（NORDCAN，即北欧癌症登记协会）。从 NORDCAN 数据库中可以轻松获取北欧层面、国家层面，甚至地区层面的癌症统计数据。

（方　静　译）

第6章 激素的相互作用

**Areege Kamal, Nicola Tempest, Alison Maclean, Meera Adishesh,
Jaipal Bhullar, Sofia Makrydima, and Dharani K. Hapangama**

6.1 引言

子宫内膜是卵巢类固醇激素的主要靶器官。性激素在子宫内膜正常生理结构发育、生长和维持方面的关键作用已得到了充分确认。由内源性或外源性因素引起的子宫内膜激素环境异常会影响子宫内膜癌的发生和肿瘤进展。新的证据表明其他非甾体激素通过改变肿瘤微环境和促进肿瘤进展也参与了子宫内膜癌的发生。深入了解这些激素在子宫内膜癌发生中的复杂关系，有助于改善现有的治疗方案，尤其是在激素治疗不断发展的时代，最终探索出预防和治疗子宫内膜癌的新策略。本章将重点介绍卵巢甾体激素和其他非甾体激素在子宫内膜癌中的作用。

6.2 子宫内膜的激素调节因子

目前我们对于非常复杂的女性内分泌系统是通过已经成熟建立的经典激素通路下丘脑 - 垂体 - 卵巢轴对子宫内膜的直接作用来理解的，这还远远不够（图 6-1，附页彩图 6-1）。以下部分概述了影响子宫内膜的甾体激素和非甾体激素。

6.2.1 甾体激素

甾体激素是由胆固醇衍生的脂溶性小分子化合物，其共同特征为具有基本化学结构环戊烷多氢菲。甾体激素超家族包括性激素和皮质类固醇。性激素是子宫内膜的主要调节因子，根据所含的碳原子的数量分为孕激素（C21）、雄激素（C19）和雌激素（C18）。肾上腺还负责分泌皮质类固醇，少量雄激素和大量雄激素前体，卵巢是性激素合成的主要部位。

甾体激素以游离激素（占循环激素不足 3%）或与蛋白质结合的形式，在血液中循环。绝大多数循环中的睾酮和雌二醇是与性激素结合球蛋白相结合的，而皮质醇和孕激素是与皮质醇结合球蛋白相结合的，所有这些激素也与白蛋白相结合。女性性激素对子宫内膜发挥直接和主要作用，然而人们对皮质类固醇和盐皮质激素对子宫内膜的作用知之甚少。

6.2.1.1 雌激素

雌激素是主要的"女性"性激素，负责调节子宫内膜的再生。在绝经前非妊娠女性中，它们主要由卵巢颗粒细胞在卵泡刺激素（follicle stimulating hormone，FSH）的

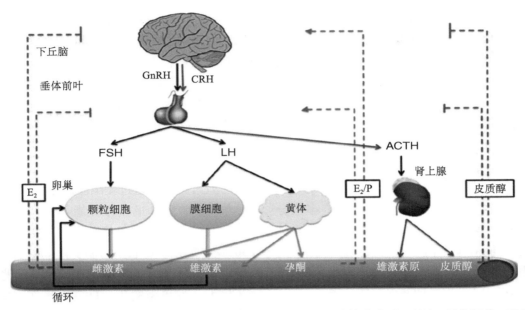

图 6-1　绝经前女性下丘脑 - 垂体对循环甾体激素的调节。甾体激素的产生受下丘脑 - 垂体调节：下丘脑释放 GnRH 及促肾上腺皮质激素释放激素（CRH），GnRH 刺激 LH/FSH 的释放，向卵巢和肾上腺发出信号。卵巢分泌的雌二醇和皮质醇在下丘脑和垂体水平发挥负反馈调节功能

作用下产生，少量雌激素由性腺外器官（如肝脏、肾上腺和脂肪）产生，这在绝经后妇女中特别重要。本章将重点介绍两种主要的内源性雌激素：雌二醇（E_2），育龄期占主导地位、活性最强的雌激素，以及绝经后占主导地位、活性较弱的雌酮（E_1）。至于胎盘来源的雌三醇（E_3）是活性最低的雌激素，在此不作深入探讨。

6.2.1.2　孕激素

黄体产生的孕激素对子宫内膜细胞的分化至关重要。它促进蜕膜化，抵消雌激素诱导的增殖，如果发生受孕可维持妊娠。肾上腺也产生孕激素，但其大部分在未进入循环系统前即被转化为糖皮质激素和雄激素。孕激素的半衰期仅为 5 分钟左右，它要么迅速在肝脏中失活，要么在肾脏中被转化为强效的盐皮质激素。

6.2.1.3　雄激素

女性体内的雄激素的主要循环形式包括激素原、硫酸脱氢表雄酮（DHEAS）、脱氢表雄酮（DHEA）、雄烯二酮和睾酮，它们主要由肾上腺和卵巢卵泡膜细胞产生。随后这些激素原在外周组织中代谢产生高效雄激素、睾酮和二氢睾酮（DHT），它们与雄激素受体具有高亲和力。除了作为雌激素的前体外，现有证据表明，雄激素通过雄激素受体直接参与子宫内膜的间质蜕膜化。然而，雄激素在子宫内膜上皮细胞中的直接作用尚未明确。

6.2.1.4　皮质类固醇

肾上腺皮质产生两种皮质类固醇，糖皮质激素（如由最外层球状带产生的皮质醇）和盐皮质激素（如由中间层束状带产生的醛固酮）。糖皮质激素的产生受身体、情绪、压力和疼痛的调节，而肾源性血管紧张素 Ⅱ 作为肾素 - 血管紧张素 - 醛固酮系统的一部分，是盐皮质激素产生的主要调节因子。皮质醇对碳水化合物和蛋白质的调

节作用及醛固酮调节液体和电解质平衡已得到公认。然而，这些激素对子宫内膜的直接调节作用仍有待证实。糖皮质激素可以通过炎症和免疫反应调节子宫内膜存活、月经和分娩。盐皮质激素水平在月经周期中变化很大，在黄体期最高，在妊娠期间逐渐增加。

6.2.2　非甾体激素

包括下丘脑 - 垂体轴在内的许多内分泌器官都能产生非甾体激素，这些非甾体激素可能对子宫内膜有直接的、非经典的作用。

6.2.2.1　促性腺激素释放激素

促性腺激素释放激素（gonadotrophin releasing hormone，GnRH）是一种以脉冲方式分泌的十肽激素（连续刺激下调垂体），并且具有至少两种亚型。GnRH Ⅰ负责垂体前叶卵泡刺激素（follicle stimulating hormone，FSH）和黄体生成素（luteinising hormone，LH）的分泌，而 GnRH Ⅱ 可能在生殖的行为要素中发挥作用。在子宫内膜细胞中，GnRH 可能对增殖、凋亡和组织重塑有直接作用。

6.2.2.2　FSH 和 LH

FSH 和 LH 是糖蛋白激素，对卵巢发挥协同作用。在女性中，FSH 促进甾体激素雌二醇、孕激素和睾酮的合成，并促进卵巢卵泡成熟，而 LH 则触发排卵并作用于卵泡膜细胞使之产生雄激素。受 GnRH 的脉冲式刺激，促性腺激素以脉冲式释放，卵泡中期 FSH 呈较高水平，月经中期排卵前阶段 LH 达到峰值。月经中期 LH 激增被认为是雌激素和孕激素共同诱导产生。虽然促性腺激素的主要靶器官是性腺，但它们在其他非经典靶器官（如子宫内膜）中也具有卵巢外作用。

6.2.2.3　甲状腺激素

甲状腺激素（thyroid hormones，TH）包括生物活性形式三碘甲状腺原氨酸（T_3）和激素前体甲状腺素（T_4）。TH 是基于酪氨酸的肽类激素，受来源于垂体前叶的促甲状腺激素（thyroid stimulating hormone，TSH）调控。约 70% 的 TH 与血浆中的甲状腺结合球蛋白结合，形成大量储备，而游离形式的激素则可以通过靶细胞的细胞膜扩散。尽管 TH 循环水平在月经周期中没有显著波动，但在黄体期甲状腺平均体积增加了 50%，这暗示着甲状腺功能变化。重要的是，存在于人体子宫内膜中的脱碘酶 2 能将 T_4 转化为活性更强的 T_3。DIO 水平在子宫内膜中呈现周期性变化，并与孕激素水平呈负相关。这一观察结果可能提示孕激素抑制了子宫内膜中循环甲状腺激素的作用，值得进一步研究。甲状腺功能亢进和甲状腺功能减退均可以改变促性腺激素的分泌，改变循环中的性激素结合球蛋白（SHBG）水平和类固醇代谢，从而导致各种月经紊乱。

6.2.2.4　胰岛素

胰岛素是一种水溶性多肽合成代谢激素，由胰岛 B 细胞分泌。胰岛素促进肝脏、骨骼肌和脂肪组织对碳水化合物、氨基酸和脂肪的摄取和储存，并抑制这些能量储备的分解代谢。还影响细胞生长、大脑认知功能和脉管系统，这些与其代谢方面的作用是不同的。

胰岛素在循环中的半衰期很短（2～3分钟），并且由于其水溶性，它可以在血液中自由传递，通过细胞膜上的受体发挥作用。已经注意到黄体期胰岛素水平较高，但变化幅度相当小，与试验结果的关系不大。

6.2.2.5　褪黑素

褪黑素，化学名为 N- 乙酰基 -5- 甲氧基色胺是一种非甾体肽类激素。它由松果体对血清素代谢产生，并在下丘脑调控下释放。视交叉上核通过脊髓中的交感神经元与下丘脑传递信息，褪黑素的分泌受到交感神经的调控，具有昼夜节律性的变化。褪黑素在夜间产生最多，因此在睡眠 - 觉醒周期中发挥作用。褪黑素还可作为免疫调节剂、抗氧化剂，并通过抗血管生成作用影响生殖功能。

褪黑素干扰雌激素信号通路并抑制芳香酶的活性，从而减少雄激素向雌激素的转化。在雌性大鼠中，去除松果体继而降低循环中褪黑素水平，会引起雌激素增加、

孕激素减少，并降低胚胎成功着床的数量。该效应在给予褪黑素后发生逆转。

6.3 子宫内膜甾体激素内分泌学

内分泌学是指激素在外周组织中的局部细胞内合成和代谢，随后这些激素局部失活，血清水平变化甚微或无变化。内分泌过程主要由两类蛋白质介导：细胞色素 P450 蛋白和类固醇脱氢酶，其中大部分特征性出现在子宫内膜中（图 6-2，附页彩图 6-2）。在生理环境中，这一过程对于微调

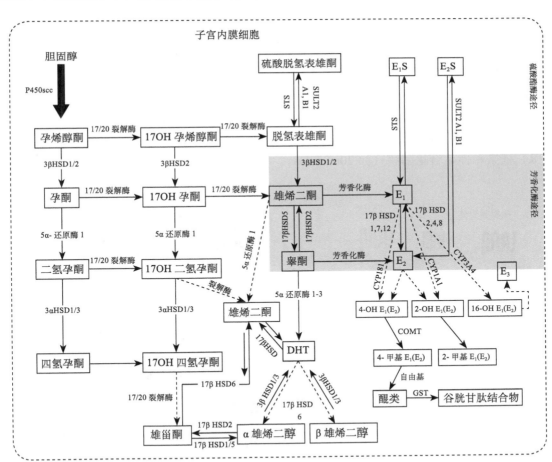

图 6-2 子宫内膜中的甾体激素内分泌学（甾体激素的局部合成和代谢）

注：许多参与甾体激素代谢的酶在子宫内膜细胞中表达。与同源受体结合的活性激素标在彩框中，无活性或非类固醇受体配体的激素标在白框中。黑框中的代谢物具有类固醇活性，可以在与硫酸盐或葡萄糖苷酸结合之前结合同源受体

子宫内膜特定细胞作用所需的最终甾体激素浓度至关重要。有研究报道在激素依赖性肿瘤(如乳腺癌、前列腺癌和子宫内膜癌)中,甾体激素生物合成和(或)失活过程失衡,并且有望在内分泌拮抗治疗中发挥作用。雌激素、孕激素和雄激素有多种循环形式,它们是子宫内膜表达的类固醇代谢酶的底物。

6.3.1　孕激素内分泌学

普遍的共识是,孕激素合成由甾体激素合成急性调节蛋白(steroidogenic acute regulatory protein, STAR)介导,其中的限速步骤不会发生在内分泌组织中。然而,新兴的实验数据表明,子宫内膜具有孕激素从头合成所需的所有酶,包括 STAR、P450 侧链裂解酶(CYP11A1)和 3β-HSD(图 6-3,附页彩图 6-3)。子宫内膜基质细胞和上皮细胞还表达将孕激素转化为孕激素受体(PR)低亲和性化合物的酶(如 20α-HSDs、

5α- 还原酶和 3α-HSDs)和使孕激素失活的酶。据报道,与邻近癌旁组织相比,子宫内膜癌组织中参与孕激素生物合成的基因(STAR 和 CYP11A1)表达下调。需要进一步研究来证实这些结果,并阐明子宫内膜癌中孕激素代谢酶在改变外源性孕激素肿瘤内生物利用度中的作用。

6.3.2　雌激素内分泌学

子宫内膜癌细胞中最终的肿瘤内雌激素浓度和活性由于几条激素代谢通路的变化而不同(图 6-2)。主要包括如下。

A. E_2 和 E_1 的相互转换由一组具有不同催化效率的 17β-HSD 亚型调控。

B. 局部雌激素通过两条主要通路合成。

(a)芳香化酶途径:雄激素前体 DHEA、雄烯二酮和睾酮通过芳香化酶及 17β-HSDs 辅助转化为雌激素(图 6-2)。

(b)硫酸酯酶途径:硫酸盐前体硫酸雌酮(E1S)和 DHEAS 分别活化为 E_1 和

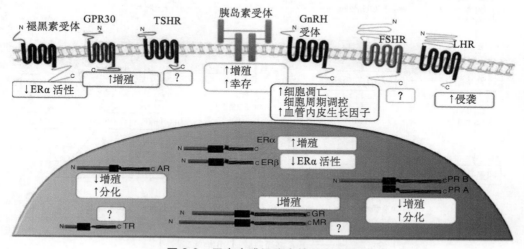

图 6-3　子宫内膜细胞中的激素受体

注:甾体和非甾体激素受体的定位及受体活化对子宫内膜细胞的作用示意图。甾体激素受体位于细胞核,并作为配体激活的转录因子起作用,而非甾体受体大多位于细胞膜中。GPR30. G 蛋白偶联受体 30;TSHR. 促甲状腺激素受体;GnRH. 促性腺激素释放激素;FSHR. 卵泡刺激素受体;LHR. 黄体生成素受体;AR. 雄激素受体;ERα. 雌激素受体 α;ERβ. 雌激素受体 β;PR. 孕激素受体;MR. 盐皮质激素受体;TR. 甲状腺激素受体;GR. 糖皮质激素受体

DHEA，随后可以进一步转化为 E_2。

C. 儿茶酚 -O- 甲基转移酶 (catechol-O-methyltransferase，COMT) 和谷胱甘肽转移酶 (glutathione transferase，GT) 使儿茶酚-雌激素失活失败，可以引发子宫内膜癌局部雌激素失活和 DNA 损伤，导致在过氧化物酶的作用下或通过非酶途径形成醌类化合物。

6.3.3 雄激素内分泌学

除了对局部雌激素合成的贡献外，雄激素前体还是睾酮和强效天然 AR 配体 DHT 的重要前体（图 6-2）。在通过与葡糖醛酸和硫酸盐化合物结合进行终末失活之前，DHT 代谢物仍保留与类固醇激素受体的亲和力，并且可以激活 ER 作为激素不良情况下的替代物。

6.4 激素受体

甾体激素与非甾体激素通过其各自的同源受体发挥大部分作用（图 6-3）。本节将讨论这些受体在子宫内膜癌中的信号通路、结构、亚型、表达及预后价值。

6.4.1 甾体激素受体

甾体激素受体，如雌激素受体 (oestrogen receptor，ER)、孕激素受体 (progesterone receptor，PR)、雄激素受体 (androgen receptor，AR) 和糖皮质激素受体 (glucocorticoid receptor，GR)，是核激素受体超家族成员，与其他家族成员一样具有共同的、进化上保守的结构和功能差异的结构域（图 6-3）。其包括一个位于中心、高度保守的 DNA 结合域 (DNA-binding domain，DBD)，能与靶基因启动子中的相同配体应答元件结合，多功能的配体结合域 (ligand-binding domain，LBD) 位于 C 端的配体依赖性转录激活域 AF-2；N 末端的本身具有活性的转录激活域 AF-1；以及位于 LBD 与 DBD 之间的柔性铰链 D 区。

6.4.1.1 雌激素受体

雌激素的细胞信号转导通过两种受体介导：ERα (ESR1) 和 ERβ (ESR2)，尽管两种亚型之间同源关系密切，但 ESR1 基因位于 6 号染色体上，ESR2 基因位于 14 号染色体上。

雌激素对子宫内膜的典型促增殖作用通过 ERα 发挥，但其也诱导 ERβ 表达。配体激活的 ERβ 通过改变共激活因子和关键转录因子的募集来抵消 ERα 对同一启动子的作用。因此，ERβ 对子宫内膜细胞稳态的保护作用尤其引人关注。

ERα 和 ERβ 在低级别子宫内膜样 EC 中表达明显，而两种亚型在高级别子宫内膜样 EC 和非子宫内膜样 EC 中的表达均显著降低但持续存在。这些亚型的相对表达量的变化，如 ERα/ERβ，具有评估预后的价值。据报道，ERα/ERβ 比值在高级别癌中较低，与患者不良预后有关。

ESR1 和 ESR2 前体 mRNA 的选择性剪接使这些基因能够编码不同的蛋白，这些蛋白可调控野生型蛋白。大多数 ERα 剪接变异体由外显子跳读变异构成，其中 ERαΔ5、ERαΔ4、ERα36 和 ERαΔ7 在子宫内膜中的研究最多。总体而言，与正常或癌前病变的子宫内膜组织相比，恶性组织中具有更多的 ERα 剪接变异体。ERβ 变异体（ERβ1、ERβ2 和 ERβ5）在子宫内膜样 EC 样本中显示出与 ERα 相似的表达模式。ERβ1 和 ERβ2 免疫表达水平在低级别 EC 中较高，相反 ERβ5 则均呈现强烈表达，与分级无关。这些剪接变异体之间微妙平衡的破坏可能是 EC 发展的一个促成因素。

有趣的是，据报道，对晚期或复发性子宫内膜癌患者而言，ER 表达是对序贯内分泌治疗，即醋酸甲羟孕酮（medroxy progesterone acetate，MPA）/他莫昔芬治疗反应的最佳预测指标，相反 PR 的预测价值有限。可能是由于 PR 的表达需要活跃的 ER 水平来维持，才能使 MPA 发挥作用。

6.4.1.2　孕激素受体

PR 在 1975 年首次被纯化与克隆。目前已鉴定出两种蛋白亚型：PR-A 与 PR-B，它们由单个基因在两个不同的启动子上转录产生。在子宫内膜中，各亚型的比例会根据生殖与激素状态、癌变过程而变化。

PR-B 是孕激素响应基因的激活因子，相反 PR-A 对 PR-B 和 ER 的转录活性则具有很强的抑制作用。目前尚不完全了解这两种 PR 异构体差异活性的确切机制。研究表明，细胞内 PR-A 和 PR-B 的构象变化会改变共激活因子与共抑制因子的募集，从而影响转录激活功能。

一般而言，PR 在低分化 EC 中表达下调。尽管如此，晚期 EC 中 PR 亚型的表达仍存在争议，研究报告了以下几种情况：①子宫内膜癌中两种 PR 亚型均表达缺失；②亚型的相对表达发生改变；③晚期子宫内膜肿瘤中 PR-B 水平略微升高。

PR 的预后价值早已得到认可。虽然有证据表明 PR 具有显著、独立的预后作用，但 PR 用于预测内分泌治疗成功的价值尚未完全确定。目前评估子宫内膜肿瘤 PR 表达的基本、标准量化方法和最佳截断值仍不明确。当孕激素作为一线治疗方法，如保留生育能力的治疗时，这种评估可能具有重要价值。然而，最新的欧洲妇科肿瘤学会 - 欧洲肿瘤内科学会（ESGO-ESMO）建议将 PR 评估局限用于晚期或复发性疾病。反对在保留生育能力的病例中使用 PR 评估的原因是：有 1/2（50%）PR 阴性的患者对孕激素治疗有反应。然而，在 PR 阳性患者中，5/5（100%）对孕激素治疗有反应，两组之间差异显著（$P=0.008$）。但该研究中样本量小（$n=9$），且缺乏验证性研究，因此很难得出明确结论。

6.4.1.3　雄激素受体

20 世纪 80 年代初，随着达那唑作为子宫内膜异位症治疗药物的引入，AR 引起了妇科领域的兴趣。AR 基因位于 X 染色体的 Xq11-Xq12 位点，编码一种由 919 个氨基酸组成的 110kDa 蛋白。1992 年，Horie 等首次描述了人类子宫内膜中 AR 的表达。相继有报道称，绝经前 AR 在子宫内膜间质中表达并贯穿整个周期，并在绝经后的腺体上皮中也有所发现。AR 在低级别子宫内膜样 EC 中表达，而其在高级别 EC，特别是非子宫内膜样亚型中表达缺失。AR 的缺失与 EC 患者不良预后相关，使得该蛋白可作为预后指标。虽然在前列腺细胞系中已描述了多种 AR 剪接变异体，但其在正常和恶性子宫内膜组织中表达的证据尚不充分。

6.4.1.4　皮质类固醇受体（糖皮质激素受体和盐皮质激素受体）

糖皮质激素受体（glucocorticoid receptor，GR）主要由皮质醇激活，而盐皮质激素受体（mineralocorticoid receptor，MR）主要由醛固酮激活，同时对皮质醇也有一定反应性。GR 由位于 5 号染色体（5q31）上的 NR3C1 基因编码，目前已在子宫内膜的间质隔室中发现 GR-α 和 GR-β 这两种亚型。活性受体 GR-α 调控糖皮质激素诱导的细胞凋亡，并可能作为肿瘤抑制因子，通过确保有丝分裂期间染色体的准确分离来发挥作用。GR-β 亚型作为 GR-α 主要的反向抑制因子，通过增加胰岛素敏感性、减少肝脏糖异生来控制葡萄糖代谢。皮质醇催化酶 11β- 羟基脱氢酶 1 型（11β-HSD1）和 2 型（11β-HSD2）通过调节局部皮质醇水平来调控 GR 表达。在月经期 GR 及 11β-HSD1 表达量达到最高，这使得皮质醇能够结合到 GR 上，因此推测其具有介导抗炎作用。

6.4.2　甲状腺激素受体

包含在基因通路中的人细胞核甲状腺激素受体（thyroid hormone receptor，TR），是由位于 17 号和 3 号染色体上的 TRα 和 TRβ 基因编码。这些受体作为配体依赖的转录因子发挥作用，与视黄醇 X 受体（retinoid X receptor，RXR）形成异二聚体，或与核共激活蛋白如 p300 和类固醇受体共激活因子 1（steroid receptor co-activator-1，SRC-1）形成复合物，连接到位于目标基因启动子上的甲状腺激素反应元件（thyroid hormone response elements，TRE）。

非基因组转录独立效应是通过细胞表面 αvβ3 受体介导的，该受体对 T_4 具有明显更高的亲和力。它激活质膜内的转运蛋白系统，导致细胞外作用（涉及血管生长因子受体和整合素）或细胞内事件（特定蛋白质的细胞质 / 核运输，或信号转导激酶 MAPK、ERK1/2、Aktd 的激活）。因此，甲状腺激素受体可以影响众多的重要调节蛋白，从碱性成纤维细胞生长因子（βFGF、FGF2）、基质金属蛋白酶 9（matrix metallo-proteinase-9，MMP-9）到癌基因或原癌基因。TSH 受体和甲状腺激素受体在人类子宫内膜中表达，其浓度受月经周期的影响，在分泌中期水平最高。

6.4.3　胰岛素受体

胰岛素受体是跨膜信号蛋白的配体激活型受体和酪氨酸激酶家族的成员。它位于质膜中，由两对亚基组成。胰岛素受体位于脂肪细胞、肝细胞和骨骼肌细胞等主要靶细胞，同时也存在于子宫内膜等非典型组织中。胰岛素受体的主要生理作用是调节代谢。胰岛素与其受体结合后，引发受体磷酸化，进而激活效应分子。高浓度的胰岛素下调其在成人细胞中的自身受体，肌肉锻炼、饮食、甲状腺激素、糖皮质激素、雄激素、雌激素和环核苷酸都能够调节胰岛素结合。有趣的是，胰岛素诱导的受体下调在未成熟胎儿细胞中被逆转，其中高胰岛素表现出矛盾的上调。胰岛素结合位点也在子宫内膜癌患者的子宫内膜基质中表达。IR-A 水平升高与细胞增殖和致瘤性相关，这可能与其对 S 期细胞比例的影响及其对 Akt 通路的激活有关。

6.4.4　GnRH 受体

GnRH 受体（GnRH receptor，GnRHR）是 G 蛋白偶联受体（G-protein coupled receptor，GPCR）家族的成员，在肌醇磷酸信号通路中起作用。GnRHR 的异构体包括 GnRHR Ⅰ 和 GnRHR Ⅱ，这些受体通过 GnRH 诱导的磷酸化过程进行脱敏。GnRHR 存在于垂体外生殖组织中，如子宫内膜、胎盘、卵巢和乳腺。在各周期子宫内膜和妇科肿瘤中都发现了两种 GnRHR。然而，研究垂体外组织中 GnRHR 的生理信号转导时，通常使用半衰期较长的 GnRH 激动剂或拮抗剂，且多以药理学水平进行，因此这类研究存在一定局限性。

6.4.5　FSH/LH 受体

FSH 和 LH 通过特定的 678 个和 675 个氨基酸残基起作用，这些长受体属于富含亮氨酸重复序列 GPCRs（leucine-rich-repeat-containing GPCRs，LGR）亚家族。

FSH-FSHR 复合物形成二聚体，可参与跨膜信号转导，因此更具特异性，而 LH 和人绒毛膜促性腺激素（human chorionic gonadotropin，hCG）均通过单个 LHR 起作用。两种受体的激活可能会影响 Gs/ 腺苷酸环化酶 /cAMP/PKA 通路，并且据报道它们在非性腺组织（如子宫内膜）中有表达。

6.4.6 褪黑素受体

褪黑素通过两种高亲和力 G 蛋白偶联受体 MT1 和 MT2 发挥作用。MT1 受体由位于 4 号染色体（4q35）上的 *MTNR1A* 基因编码。MT2 受体由 *MTNR1B* 基因编码，位于 11 号染色体（11q21-q22）。

大鼠子宫内膜基质细胞表达 MT1 受体，该受体在体外研究中已被证明负责褪黑激素对这些细胞的抑制增殖作用。在 ERα 阳性的子宫内膜癌细胞系 Ishikawa 中，表达 MT1 受体，但不表达 MT2 受体。褪黑素上调 MT1 受体，下调 ERα 受体，这表明褪黑素可能通过 MT1 受体对子宫内膜产生增殖抑制作用。

6.4.7 类固醇受体信号

类固醇激素的分子作用是通过其细胞内受体介导的。在没有配体的情况下，每个受体单体都与特定伴侣的蛋白质复合物相关。这种受体复合物无法与 DNA 结合，要么位于细胞质中（AR 和 GR），要么在细胞核中松散结合（ER 和 PR），要么与细胞质 / 膜结合（ER 和 PR）。当激素被动扩散穿过质膜并与同源受体结合时，类固醇激素信号级联反应就开始了。激素 - 受体复合物诱导构象变化并导致受体激活和随后的分子变化。已经提出几种假设信号通路，它们可以大致分为以下几类。

A. 基因组途径　是类固醇受体作为配体诱导型转录因子的标准和最佳特征的途径。在细胞核内，活化的类固醇受体作为同源二聚体的形式与位于相关基因启动子上的激素反应元件结合，并启动共激活因子、共抑制因子和染色质重塑因子的募集，直接调节基因转录（经典途径）。类固醇受体也可以通过与其他转录因子如特异性蛋白 1（specificity protein 1，SP-1）相互作用间接启动基因转录，这种抑制称为非经典途径。

B. 非基因组途径　是一种特征较少的途径，能够在不需要核转位的情况下介导更快速且可逆的反应。细胞质或质膜中活化的类固醇受体可刺激第二信使级联反应，后者随后与几种信号通路相互作用，如磷脂酰肌醇 -3- 激酶（phosphatidylinositol 3-kinase，PI3K）/Akt。

除了这些主要的配体诱导的信号通路外，类固醇性激素受体可以在没有配体的情况下启动信号转导（激素非依赖性通路）。该通路的激活受多种因素的影响，如细胞类型、启动子和激活因子。

6.4.8 子宫内膜对类固醇激素的正常反应

6.4.8.1 围绝经期

围绝经期子宫内膜的特点是存在两个功能不同的层，即表面功能层和深层基底层。功能层对激素高度敏感，随月经周期规律地增殖、分化，随后在未孕情况下发生月经期脱落和再生，这些过程均受到卵巢激素的精密调控，相比之下，基底层则对这些激素的反应较小。它贯穿于女性的一生中，被认为是子宫内膜的生发层，从中会产生新的功能层。需要进一步的研究来解释这两层子宫内膜对激素的不同反应，其中激素内分泌学有望发挥作用。

6.4.8.2　绝经后

绝经后薄弱子宫内膜（剩余的基底层）所处的激素环境的特点是低雌激素、低肾上腺雄激素和孕酮的缺乏。与其他许多生殖组织相比，子宫内膜并不会进入衰老状态，即使在绝经数十年后，通过外源性激素的适当补充，仍能恢复完全功能的功能层。然而，这种激素反应性和再生潜能的明显保留可能是绝经后子宫内膜癌高发的基础。

激素诱导致癌假说最早由 Bittner 于 1948 年提出，1982 年由 Henderson 等进一步完善。该假说认为"肿瘤是特定靶器官受到过度激素的结果，其正常生长和功能受激素控制。该终末器官（如子宫内膜、乳房）对激素增殖作用的反应是从正常生长到增生再到瘤形成的进展"。在过去的 30 年中，研究人员一直试图了解激素诱导肿瘤的机制、环境和结局，并发现了几种激素因素参与子宫内膜细胞的恶性转化。

6.4.9　雌激素的致癌作用

早在 20 世纪 50 年代，人们就已认识到雌激素对生殖组织增殖和生长的基本影响，这一发现早于雌激素受体的发现。

雌激素诱导的癌变最可信的理论仍然是雌激素通过经典的或非经典的核 ERα 通路引起的有丝分裂活动，而未受到孕激素拮抗。孕激素会抵消雌二醇的这种促增殖作用，因此雌二醇相对于孕激素水平增加（由于内源性或外源性因素）与子宫内膜细胞的过度和长时间增殖有关。

非基因组雌激素信号转导是另一种雌激素促癌途径。通过膜定位的 ER 对雌激素的非转录应答激活细胞外信号调节激酶（extracellular signal-related kinase，Erk）1/2 信号通路，该通路通过调节细胞生长和细胞周期进程在细胞增殖中发挥关键作用。

G 蛋白偶联受体 30（G protein-coupled receptor 30，GPR30）是一种孤儿膜受体，也参与了该通路。GPR30- 雌激素复合物通过 MEK/ERK MAPK 通路增加基质金属蛋白酶 2 和基质金属蛋白酶 9 的产生与活性，从而刺激子宫内膜癌细胞增殖和促进侵袭。

新出现的证据表明 DNA 甲基化状态可能参与雌激素信号转导，从而作为子宫内膜癌发生的可能途径。ER 靶位点的染色质结构缺陷可能在子宫内膜增生性疾病中起关键作用。研究表明，与乳腺癌相比，90% 的子宫内膜癌 ESR1 启动子高甲基化与年龄无关（图 6-4）。这进一步突出了各种激素活性组织之间调控机制的差异，某种程度上阻碍了将一种组织的研究结果推广到其他组织的可能性。雌激素相关的遗传毒性是雌激素诱导的致癌作用的另一个新兴理论。子宫内膜肿瘤起始被认为是儿茶酚 - 雌激素、半喹诺酮类和喹诺酮类代谢激活的结果。多项研究表明，细胞色素 P450 B1 催化的 4- 羟基化雌激素可诱导 DNA 损伤。重要的是，这不是雌二醇的主要肝脏和肝外代谢途径的产物，而是发生在容易发生雌激素相关癌症的器官，如子宫内膜。致癌性儿茶酚雌激素的增加与肿瘤抑制基因 *PTEN* 上特定 *DNA* 区域（密码子 130/131）的 DNA 损伤有关时，会导致子宫内膜细胞过度且持续的增殖。

6.4.10　孕激素的肿瘤抑制作用

孕激素作为抑制子宫内膜癌发生的临床应用源于与较高孕激素暴露相关条件之间的强相关性，如排卵、高胎次与较低的子宫内膜癌风险密切相关。可能会导致子宫内膜细胞过度且持续地增殖，进而发展为子宫内膜增生。

孕激素对子宫内膜上皮细胞的直接抗

增殖作用是通过经典的 PR 基因组发挥作用（图 6-4，附页彩图 6-4）。PR 亚型使子宫内膜癌细胞对凋亡更加敏感，诱导细胞周期阻滞，通过非经典基因组调控 p53，调节多种参与肿瘤进展和转移的转录因子和黏附分子（AP-1、NF-κB、整合素和钙黏蛋白），PR-B 通过诱导 FOXO1 等 Wnt 抑制蛋白促进细胞分化。

上皮细胞和基质细胞之间的相互作用对孕激素在子宫内膜中的正常功能至关重要。利用选择性失活子宫内膜上皮和间质 PR 的 PR 敲除小鼠进行组织重组研究的证据表明，间质 PR 是孕激素抗雌激素作用和调节上皮细胞凋亡的先决条件。孕激素通过诱导碱性螺旋 - 环 - 螺旋转录因子 Hand2 在子宫内膜基质细胞中的表达来抑制基质生长因子的产生，这些因子充当雌激素对上皮细胞促有丝分裂作用的旁分泌介质。

PR 的表观遗传修饰是子宫内膜癌中孕激素保护功能受损的可能机制之一，包括 PR-B 启动子的甲基化和通过 miRNA 或小泛素样修饰蛋白对 PR 亚型的转录后失活。总之，孕激素的不足以及其受体表达和活性异常在子宫内膜癌的发生中起着关键作用。

6.4.11　高胰岛素血症

高胰岛素血症不仅与糖尿病或多囊卵巢综合征有关，还可以通过增加胰岛素样生长因子 1（insulin-like growth factor 1，IGF-1）的活性，促进子宫内膜腺体及基质的有丝分裂，在子宫内膜癌发生中起着重要作用（图 6-4）。过量的胰岛素刺激卵泡膜细胞分泌雄激素，减少肝性激素结合球蛋白（sex hormone-binding globulin，SHBG）的生成来提高血清游离睾酮水平；增强 LH 和 IGF-1 刺激的雄激素产生；并抑制 IGF 结合蛋白的生成从而增强血清 IGF-1 的生物活性。IR-A 和 IR-B 的两种胰岛素受体亚型在子宫内膜癌中共表达，但过表达的 IR-A 通过胰岛素而促进子宫内膜癌细胞的增殖。因此，过量的胰岛素信号可使得子宫内膜发生促增殖、促活化表型及类无拮抗雌激素炎症改变。

6.4.12　高雄激素血症

高循环雄激素水平与子宫内膜癌之间的关联已得到充分证实，然而雄激素对子宫内膜致癌作用的体内外证据却甚微。绝经或跨性别女性补充外源性睾酮和雄烯二酮并未增加子宫内膜癌风险。与之相反，新出现的证据表明 AR 是一项有利的预后指标。5α- 还原酶负责将睾酮转化为活性最高的内源性雄激素 DHT，它的表达与更好的子宫内膜癌患者预后相关。体外研究表明，不同的雄激素对原代绝经前子宫内膜细胞和子宫内膜癌细胞系具有抗增殖作用。因此，对于血清雄激素和子宫内膜癌之间的正相关作用，最合理的解释是将外周雄烯二酮和睾酮转化为 E_1 和 E_2，增加了无拮抗雌激素的生物利用度（图 6-2）。研究表明，与正常子宫内膜相比，子宫内膜肿瘤细胞中芳香化酶和醛酮还原酶（AKR1C）的表达水平更高。由于它对 ER 而非 AR 具有相对较高的亲和力，可能会增加局部雌激素化合物的生成，并增强雌激素通路的活性。该通路不仅存在于 I 型子宫内膜癌，在 II 型中也观察到芳香化酶的高表达，使得该亚型通过增加局部雌激素生物合成而促进增殖。

6.4.13　其他激素对子宫内膜致癌作用的影响

6.4.13.1　GnRH

GnRH 可通过自分泌或旁分泌途径

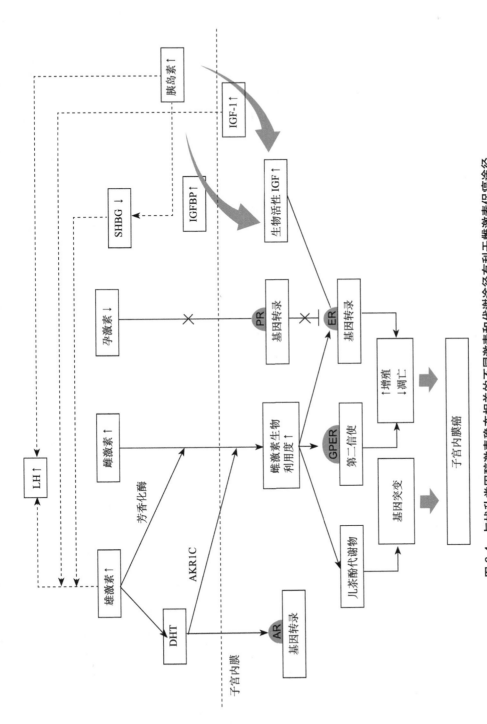

图 6-4　与扰乱类固醇激素稳态相关的不同激素和代谢途径有利于雌激素促癌途径

注：AKR1C. 醛酮还原酶 1C；DHT. 二氢睾酮；GPER. G 蛋白偶联雌激素受体；IGF-1. 胰岛素样生长因子 1；IGFBP. 胰岛素样生长因子结合蛋白；LH. 黄体生成素；SHBG. 性激素结合球蛋白

调控子宫内膜。内源性 GnRH 可能在干扰生长因子的自分泌系统中起负性作用。GnRH-2 通过诱导细胞凋亡、阻滞细胞周期和抑制细胞增殖对子宫内膜癌细胞产生直接作用。通过整合素 β3 和黏着斑激酶（focal adhesion kinase，FAK）激活 ERK1/2 和 p38 MAPK 是被公认的途径之一。因此，GnRH 配体或许可用于治疗子宫内膜癌。有争议的是，最近的一项研究表明 GnRH-2 通过刺激表皮生长因子释放来促进子宫内膜癌细胞增殖，而其他研究则指出 GnRH-2 通过诱导不同的转移相关蛋白酶和血管内皮生长因子（vascular endothelial growth factor，VEGF）促进细胞迁移和侵袭，从而导致新血管生成。孕激素似乎可以上调子宫内膜上皮 GnRH 的 mRNA 表达水平，约 80% 的子宫内膜癌同时表达 GnRH 和 GnRHR 作为自分泌系统的一部分。因此，需要进一步的研究来阐明该激素的作用及其治疗子宫内膜癌的潜力。

6.4.13.2　黄体生成素 / 人绒毛膜促性腺激素

关于子宫内膜癌促性腺激素水平的文献是矛盾的，一些报道提出 FSH 水平较低表明下丘脑功能可能受损，而另一些报道则认为子宫内膜增生和子宫内膜癌中促性腺激素水平较高。

LH/hCG 受体（LH-R）在 80% 的子宫内膜癌中以特定级别的方式表达，并可能调控子宫内膜癌细胞的侵袭性。检测 LH-R 和 LH 直接作用的体外研究表明，LH-R 过表达增加了子宫内膜癌细胞在动物模型中局部侵袭和转移扩散的能力。同样，LH 撤退会显著抑制肿瘤的局部和远处转移扩散。LH 可以上调自身受体的表达。因此，在 PM（此时 LH 水平持续升高）期间，LH 是一个重要的靶点（图 6-4）。

6.4.13.3　促甲状腺激素和甲状腺激素

促甲状腺激素（thyroid stimulating hormone，TSH）升高与子宫内膜癌患者特异性生存率差独立相关。TSH 可能作用于脂肪组织使其分泌瘦素来影响子宫内膜的癌变和侵袭性。然而，已在子宫内膜组织中检测出 TSH 和甲状腺激素（thyroid hormones，TH）受体，进一步支持对细胞增殖有直接影响。T_4 可以与整合素 αvβ3 结合并引起核雌激素受体的 MAP 激酶依赖性磷酸化。同时，T_3/TR 复合物启动基因组途径并调节脂质运载蛋白 2（一种肿瘤相关蛋白）来增强肿瘤细胞的迁移和侵袭能力。需进一步研究探索 TSH 和 TH 对子宫内膜癌的直接致癌作用。

6.4.13.4　褪黑素

褪黑素通过与膜受体和核受体相互作用，已被证实在多种癌症中发挥着抗肿瘤作用。在乳腺癌中，抗肿瘤作用与雌激素受体状态有关，大多数子宫内膜癌也有雌激素依赖性，因此推测也与之有关。在 ERα 阳性的子宫内膜细胞系 Ishikawa 中，褪黑素显著抑制细胞生长，而 17β- 雌二醇可以逆转该作用，因此推断褪黑素通过雌激素受体抑制子宫内膜癌增殖。

褪黑激素水平在绝经期下降，EC 常发生在这一时期。子宫内膜癌患者的褪黑素水平较低。褪黑素较低的夜班工人似乎也面临更高的患子宫内膜癌的风险。在去势大鼠模型中进行褪黑素与激素替代治疗（hormone replacement therapy，HRT），可以降低体重、减少腹膜内脂肪、降低子宫内膜增殖和预防子宫内膜组织学异型性，这表明褪黑素可能对绝经后女性起到预防子宫内膜癌的作用。

6.4.13.5　皮质类固醇

糖皮质激素具有抗炎、免疫抑制作用，

并引起细胞凋亡。糖皮质激素受体对淋巴癌细胞和其他实体瘤的生长具有抑制作用。这些抗增殖作用也可能适用于子宫内膜癌。在 GR 阳性子宫内膜癌细胞系 Ishikawa 中，用地塞米松处理会导致细胞黏附分子神经钙黏素的下调，以及抗增殖因子上游 c-fos 相关转录因子（USF-2）的上调，这表明糖皮质激素在子宫内膜癌中可能具有与孕激素相似的生长抑制作用。进一步研究 GR 和糖皮质激素对子宫内膜癌的作用将有助于探索其治疗价值。

6.5 与子宫内膜癌危险因素相关的激素异常

6.5.1 内源性激素

许多发展为子宫内膜癌（EC）的已知高危内源性条件与上述提及的一种或多种特定激素异常相关（表 6-1）。初潮早、绝经晚、未产、无排卵、不孕史和产生雌激素肿瘤的存在增加了 EC 的风险，可能是由于长期或无拮抗雌激素的暴露所致。相反，妊娠可通过延长孕激素的暴露来降低 EC 的风险，包括终止妊娠。

多囊卵巢综合征（polycystic ovarian syndrome，PCOS）已经被定义为 EC 形成的最强的独立内源性危险因素。通常与 PCOS 相关的无排卵、高雄激素血症和高胰岛素血症形成了激素异常的恶性循环，进而诱发 EC。糖尿病和肥胖都是 EC 的独立危险因素，均与高胰岛素血症相关，并在多个层面改变激素稳态。

雌激素的外周芳香化仍然是肥胖的主要致癌途径；然而，细胞因子和脂肪因子的参与正被逐渐报道。子宫内膜样 EC 的癌

表 6-1 已知的 EC 发展的高危条件及其相关的激素异常

因素	风险	激素相关的机制
肥胖	RR=1.59 （5kg/m² ↑）	↑外周雌激素产生 ↑胰岛素和生长因子 ↑炎症细胞因子 ↑瘦素 / 脂联素比值
糖尿病	RR=1.89	肥胖→雌孕激素失衡 高胰岛素和 IGF-1
PCOS	OR=2.79 OR=4.05 （年龄＜ 54 岁的年轻女性）	无拮抗雌激素 肥胖→↑雌激素 高胰岛素血症 高雄激素血症
增生症	RR=1.01 ～ 1.03 （无细胞学异型性） RR=14 ～ 45 （有细胞学异型性）	无拮抗雌激素 肥胖→↑雌激素 ↑胰岛素 ↑ LH/FSH 比值 ↑子宫内膜芳香化酶活性 ↓褪黑素

*注：RR. 相对危险度；OR. 比值比；IGF-1.胰岛素样生长因子 1；LH. 黄体生成素；FSH. 卵泡刺激素

前病变——子宫内膜增生伴细胞学非典型增生，几乎总是与无拮抗雌激素相关，并且在高达 50% 的病例中与 EC 共存。

6.5.2 外源性激素

与子宫内膜癌发生风险增加相关的主要药物是无拮抗外源性雌激素或类雌激素药物。对于子宫完整的女性，强效雌激素从不单独使用，必须与序贯或伴随的孕激素联合使用。然而，有几种非甾体非激素化合物被称为选择性雌激素受体调节剂（selective estrogen receptor modulators，SERMs），被批准用于骨质疏松症或作为乳腺癌的辅助治疗／化学预防。它们与 ER 结合，根据雌激素的可用性而产生激动或拮抗效应。尽管早期的 SERMs（如他莫昔芬）在子宫中具有 ER 激动剂活性，会导致子宫内膜增生，其病理改变从子宫内膜增生和息肉到浸润性癌和肉瘤，据报道，新的 SERMs（如雷洛昔芬、巴多昔芬和奥培米芬）对子宫内膜具有中性作用。此外，他莫昔芬的营养作用仅见于绝经后女性，并没有强有力的证据表明他莫昔芬可使绝经前女性的 EC 增加。因此，除常规妇科护理外，对这些女性进行他莫昔芬治疗无须额外监测。

替勃龙是一种合成类固醇，具有雌激素、孕激素和雄激素的特性，通常用于预防更年期症状和骨质疏松症，但也有报道称会增加 EC 的风险。然而，之前的 Cochrane 系统评价因相关事件数量较少未能明确显示其与子宫内膜癌风险之间的关联。

选择性孕激素受体调节剂（selective progesterone receptor modulators，SPRMs）如米非司酮，具有部分激动剂／拮抗剂活性，观察到的子宫内膜效应取决于孕激素的可用性。长期使用高剂量米非司酮可使子宫内膜增厚，但相关的组织学显示为囊性腺体萎缩，并伴有腺体有丝分裂减少。然而，人们对 SPRMs 对子宫内膜的潜在营养作用表示担忧。第二代 SPRM——醋酸乌利司他，已获批用于育龄成年女性子宫肌瘤中至重度症状的术前或间歇治疗，且未增加令人担忧的子宫内膜病变的发生率。强效雌激素从不单独使用，必须与序贯或伴随的孕激素联合使用。因此，在获得进一步的确凿数据之前，临床医师在女性身上使用高剂量长效 SPRMs 治疗时，需警惕可能类似于他莫昔芬治疗后的子宫内膜变化。

6.6 结论

EC 是一种常见的激素反应性妇科恶性肿瘤。作为卵巢类固醇激素和其他多种激素的靶器官，正常和病理的人类子宫内膜功能可能与这些激素的水平和作用有关。开发新的预防和诊断策略及对术后治疗的女性进行分层管理，需要我们充分和详细地了解这些激素与子宫内膜细胞亚型之间的相互作用。因此，回答本章强调的许多不明确领域的 EC 研究人员需加快努力以改善数百万遭受这种毁灭性状况折磨的女性结局。

致谢：作者感谢女性福利项目补助金 RG1487（DKH），伊拉克教育发展高级委员会（AK），女性福利临床培训奖学金 RTF510（NT），利物浦女子医院（SM，MA）和利物浦大学转化医学研究所（AK，MA，DKH）的支持。所有作者声明不存在利益冲突。

（李奇灵　译）

第 7 章　遗传性癌症

Lorenzo Ceppi, Don S. Dizon, and Michael J. Birrer

7.1　引言

上皮性子宫内膜癌（endometrial cancer，EC）每年的发病率占全球女性所有癌症的 7%，是第 4 常见的女性恶性肿瘤。仅在美国，2019 年有超过 61 800 例新发病例，超过 12 160 例死于该病。

美国癌症防控部门的数据显示，子宫内膜癌发病率比许多其他类型癌症增加得更快，年病例数从 2010 年 48 301 例上升到 2020 年 63 119 例（增长 30.7%），这在很大程度上可能受到人口老龄化、久坐时间延长及肥胖的影响。然而，其中高达 5% 的子宫内膜癌是由于遗传易感性造成的家族性癌症。

子宫内膜癌的遗传风险通常见于林奇综合征［过去称为遗传性非息肉病性结直肠癌（hereditary non-polyposis colorectal cancer，HNPCC）综合征］影响的患者，估计新确诊的子宫内膜癌中有 2% ～ 5% 与林奇综合征相关，以及与 *PTEN* 基因突变相关的考登综合征。虽然一些报道表明与遗传性乳腺癌 - 卵巢癌综合征（HBOCS）相关的 *BRCA1* 或 *BRCA2* 基因突变增加了子宫内膜癌的患病风险，但数据仍存有争议，尚无确凿证据来回答这一问题（表 7-1）。

遗传性癌症综合征是由某个抑癌基因等位基因的胚系突变产生。由于一个等位基因是以突变形式遗传的，患者更易发生另一等位基因突变或功能丧失，细胞调控功能的丧失是癌症在一生中发展的基础。

在本章中，我们将讨论与子宫内膜癌风险增加相关的家族性综合征。

表 7-1　典型的与子宫内膜癌相关的家族性综合征

综合征	基因名称	染色体定位
林奇综合征		
错配修复基因	*MSH2*	2p21
	MLH1	3p21.3
	MSH6	2p16
	PMS2	7p22.2
其他基因	*EPCAM*	2p21
Cowden	*PTEN*	10q23.3

7.2 林奇综合征

林奇综合征 (Lynch syndrome, LS) 以 Henry Lynch 博士的名字命名, 是一种家族性癌症综合征, 肿瘤发病年龄较年轻。在一般人群中, 林奇综合征的发病率为 1/3000 ~ 1/600。以往认为林奇综合征与结直肠癌有关, 现在已经认识到子宫内膜癌也是女性林奇综合征患者常见的临床表现。林奇综合征是遗传性子宫内膜癌最常见的病因, 占子宫内膜癌诊断的 2% ~ 5%。过去 HNPCC 曾与 LS 互通使用, 但二者已不再通用, 因为在基因组检测中, 该术语应用于可能有或没有微卫星不稳定证据的家族时, 存在异质性。

LS 的主要表型是结直肠癌 (colorectal cancer, CRC), 预计 LS 患者在 70 岁时患结直肠癌的累积风险高达 55%。女性 LS 患者一生中面临着 30% ~ 45% 患子宫内膜癌的风险和 4% ~ 20% 患卵巢癌的风险, 这凸显了女性 LS 患者进行妇科肿瘤筛查的重要性。事实上, 多项研究数据表明, 女性 LS 患者子宫内膜癌的患病风险可能超过了结直肠癌的风险。与普通人群相比, LS 还增加了患者罹患其他包括胃、尿路、胰腺或肝胆道、小肠、大脑和皮肤肿瘤的风险 (表 7-2)。尽管 LS 筛查的诊断和治疗也与其他癌症 (主要是结肠直癌和卵巢癌) 有关, 但相关讨论超出了本节综述的范围, 故不在此赘述。

表 7-2　林奇综合征患者 70 岁时发生肿瘤的累积风险

肿瘤	一般人群中的风险 (%)	LS 的风险 (%)	发病平均年龄 (岁)
结直肠癌	5.5	35 ~ 55	69
MLH1/MSH2		女性: 22 ~ 53	27 ~ 46
MSH6		女性: 10	54 ~ 63
PMS2		女性: 15	47 ~ 66
子宫内膜癌	2.7	30 ~ 45	65
MLH1/MSH2		14 ~ 54	48 ~ 62
MSH6		17 ~ 71	54 ~ 57
PMS2		15	49
胃癌	< 1	0.2 ~ 13	49 ~ 55
卵巢癌	1.6	4 ~ 20	43 ~ 45
肝癌、胆管癌	< 1	0.02 ~ 4	54 ~ 57
泌尿道肿瘤	< 1	0.2 ~ 25	52 ~ 60
小肠肿瘤	< 1	0.4 ~ 12	46 ~ 49
脑 / 中枢神经系统肿瘤	< 1	1 ~ 4	50
皮脂腺瘤	< 1	1 ~ 9	NA
胰腺癌	1.5	0.4 ~ 4.0	63 ~ 65

7.3 遗传学

LS 的特征是错配修复（mismatch repair，MMR）基因的胚系突变，每个遗传了突变基因的个体都会增加终身患癌的风险。MMR 系统的功能是通过纠正在 DNA 复制过程中的碱基配对错误（碱基替换错配和小的插入 - 缺失错配）以维持基因组的完整性。已经报道的 LS 中，LS 中具体基因突变的分布为：*MLH1*（MutL 同源物 1）、*MSH2*（MutS 同源物 2）、*MSH6*（MutS 同源物 6）和 *PMS2*（减数分裂后分离 2）的特异性突变分别占 32%、39%、15% 和 14%。最近发现，*EPCAM*（原名 *TACSTD1*）的突变与林奇综合征相关，EPCAM3′端缺失通过组织特异性表观遗传沉默机制来发挥作用，进而导致 *MSH2* 基因启动子高甲基化和表达缺失。

错配修复缺陷会导致基因突变的积累和基因组的不稳定。最常见的事件是微卫星区域的碱基对错配，这些区域由全基因组编码区和非编码区中的重复核苷酸序列（微卫星）组成，这一现象称为微卫星不稳定（microsatellite instability，MSI），是 LS 相关癌症的特征。错配修复可以影响细胞生长基因（*TGFβR2*）和 DNA 的 *MMR* 基因本身（hMSH3、hMSH6），这些基因可能驱动林奇综合征相关肿瘤的发生。

表 7-2 显示了已发表报道中描述的 70 岁时子宫内膜癌的累积终身风险。

迄今发表的最大数据集显示，mMLH1 携带者的子宫内膜癌风险（54%）高于 mMSH2（21%），而 mMSH6 携带者的风险较低（16%）。而 PMS2 突变携带者的子宫内膜癌风险更低。与 mMSH2 型患者相比，EPCAM 突变携带者的子宫内膜癌风险也非常低。

7.4 临床特征

LS 相关子宫内膜癌（EC）的平均发病年龄在 40 多岁，比散发性 EC 的发病年龄早约 10 年。因此，对年轻（50 岁前）发病的 EC 患者应进行 LS 评估，该综合征影响高达 10% 的此类病例。50 岁前诊断 EC 可被视为前哨事件，这通常会比其他癌症的诊断早 10 年。

尽管 LS 相关性 EC 的诊断年龄较小，但在鉴别 LS 相关 EC 和散发性 EC 方面，几乎没有明显特征。Broddus 比较了 50 名 LS 相关 EC 与 42 名 50 岁前发病的散发性 EC 的女性患者，以及 26 名有与 *MLH1* 启动子甲基化相关的 MSI 现象（但不是 LS 相关的基因改变）的 EC 女性患者。在 LS 相关 EC 的女性中，只有 3 例 *MLH1* 突变，其余 94% 与 *MSH2* 突变相关。LS 相关 EC 相比于散发性 EC 和与 *MLH1* 启动子甲基化相关 EC，子宫内膜样癌比例较少（分别为 86%、98% 和 96%），侵犯淋巴脉管的可能较小（24%、40% 和 52%，$P < 0.005$），诊断时多属于 I 期（78%、67% 和 60%），且 III / IV 期较为少见（12%、26% 和 36%）。此外，LS 患者似乎更趋于为非子宫内膜样癌。然而，仅在 *MLH1* 甲基化相关 EC 中观察到了未分化组织类型。虽然这些报告在统计学上没有显著性差异，但它们是迄今唯一可用的比较。

一些数据表明，LS 相关 EC 可能起源于子宫下段。Westin 等的一项研究发现，29% 的 LS 相关 EC 病变位于子宫下段，相比之下，散发性 EC 的病变仅有 1.8% 位于此处。最后，Boks 等指出，EC 是否与 LS 相关并不影响患者的预后，且 LS 相关 EC 和散发性 EC 无论在组织学亚型分布方面还是 5 年总生存率方面都很相似。

7.5　遗传风险评估

遗传风险评估的目的，是识别出患 LS 相关癌症风险偏高但目前未发病的女性和那些可能面临第二种恶性肿瘤风险增加的 EC 患者。多个组织已制定了标准，以根据病史和临床因素来识别风险增加的患者（表 7-3）。

国际遗传性非息肉病性结直肠癌合作组织于 1991 年首次制定了识别 HNPCC 家族的标准（即阿姆斯特丹 I 标准），这些标准是出于研究目的而制定的，其内容包含：①家族中有 3 例及以上成员患有 HNPCC 相关肿瘤，其中至少 1 例患者为其他 2 例患者的一级亲属。②至少连续两代受累。③至少有 1 例患者诊断年龄 < 50 岁。因为只考虑了结肠癌，所以这一标准的特异性很高，但敏感性较低。

1999 年，为了增加敏感性，原始标准扩大至将结肠外癌的诊断囊括在内（阿姆斯特丹 II）。此标准虽然特异度很高（98%，范围为 97% ~ 100%），但敏感度仍然很低（22%，范围为 13% ~ 67%），其因在随后的几项研究中仅识别出了 13% ~ 36% 的突变携带者家族而受到指责。

1997 年制定的贝塞斯达（Bethesda）指南替代了阿姆斯特丹标准，并于 2004 年进行了修订，纳入了与 LS 有关的所有癌症类型。指南增加了包括诊断年龄、肿瘤特征、个人和家族肿瘤史等特征到原阿姆斯特丹标准中。此指南针对识别潜在 LS 患者的标准不太严格，故敏感度升高了（82%，范围 78% ~ 91%），但特异度较低（77%，范围 75% ~ 79%）。两种不同的标准都无法识别所有具有错配修复基因突变的患者。表 7-3 列出了修订后的阿姆斯特丹标准和贝塞斯达指南。

表 7-3　修订的阿姆斯特丹标准和贝塞斯达指南对林奇综合征筛查的比较

修订的阿姆斯特丹标准以诊断遗传性非息肉病性结直肠癌	修订的贝塞斯达准则
1. 有 3 个或 3 个以上的亲属患有 HNPCC 相关癌症（结直肠癌、子宫内膜癌、小肠、输尿管或肾盂癌），其中一人是另外两人的一级亲属，并排除家族性腺瘤性息肉病	1. 确诊结直肠癌时年龄 < 50 岁
2. 癌症至少累及两代人	2. 存在同时和异时的 LS 相关性肿瘤或原发性结直肠癌
3. 至少 1 例 50 岁前发病的癌症	3. 肿瘤组织免疫组化检测到 MSI-H 表型（克罗恩样淋巴细胞反应、黏液 / 印戒细胞分化或髓样生长模式），且为年龄 < 60 岁的结直肠癌患者
	4. 家族中至少有 1 例一级亲属在 50 岁前确诊结直肠癌或 LS 相关癌症的结直肠癌患者
	5. 家族中一级亲属或二级亲属中至少有 2 例 LS 患者
	与 LS 相关的肿瘤包括结直肠、子宫内膜、胃、卵巢、胰腺、输尿管、肾盂、胆道、脑、小肠肿瘤及皮脂腺和角化棘皮瘤

2007 年，美国妇科肿瘤学会（Society of Gynecologic Oncology，SGO）旨在基于临床标准就遗传风险评估提供进一步的指导（表 7-4）。与阿姆斯特丹Ⅰ和贝塞斯达标准不同，SGO 试图将高风险个体分为两类：其中一类有 20%～25% 的概率携带 LS，另一类有 5%～10% 的概率携带 LS，前者建议进行检测，后者则可能从中受益。SGO 列出了已患癌者和未发病的高风险人群。其提出的方法是，无论年龄大小，向有已知错配修复基因突变的一级或二级亲属的女性提供基因检测，其次是向有患 LS 相关肿瘤的一级或二级亲属的女性提供基因检测。

表 7-4　SGO 教育委员会关于遗传性妇科癌症易感性风险评估的声明

子宫内膜癌、结直肠癌和相关癌症遗传易感性的概率为 20%～25% 的患者，建议对其进行遗传风险评估	子宫内膜癌、结直肠癌和相关癌症遗传易感性的概率为 5%～10% 的患者，对她们进行遗传风险评估可能有帮助
1. 符合阿姆斯特丹Ⅱ标准的子宫内膜癌或结直肠癌患者	1. 50 岁前确诊为子宫内膜癌或结直肠癌的患者
2. 首次于 50 岁前确诊的同时或异时子宫内膜癌和结直肠癌患者	2. 任何年龄患有同时或异时结肠或其他林奇/HNPCC 相关肿瘤的子宫内膜癌或卵巢癌患者
3. 首次于 50 岁前确诊的同时或异时卵巢癌和结直肠癌患者	3. 患有子宫内膜癌或结直肠癌，并有一级亲属在 50 岁前确诊为林奇/HNPCC 相关肿瘤[a]的患者
4. 有错配修复缺陷［即微卫星不稳定（*MSI* 或 *MLH1*、*MSH2*、*MSH2* 或 *PMS2* 表达缺失］的结直肠癌或子宫内膜癌患者	4. 在任何年龄诊断为结直肠癌或子宫内膜癌的患者，有至少两个的一级或二级亲属患有林奇/HNPCC 相关肿瘤，无论亲属年龄
5. 有已知错配修复基因突变的一级或二级亲属的患者	5. 一级或二级亲属[a]，符合上述标准的患者[b]

注：[a]. 与林奇/HNPCC 相关的肿瘤包括结直肠、子宫内膜、胃、卵巢、胰腺、输尿管和肾盂、胆道和脑（通常是胶质母细胞瘤，如 Turcot 综合征）肿瘤，Muir-Torre 综合征的皮脂腺腺瘤和角化棘皮瘤，以及小肠癌

[b]. 一级和二级亲属包括父母、兄弟姐妹、姨妈、叔叔、侄女、侄子、祖父母和孙辈

7.6　计算模型

除临床标准外，还可以使用计算模型。这些算法基于临床特征来评估个体发生 LS 基因突变的风险。常在临床标准提示存在 LS 时使用。下面介绍常用的模型。

MMR 预测模型利用的是性别和诊断结直肠癌时的年龄、肿瘤位置（近端或远端）、多发性结直肠癌（同时或异时）、一级亲属的 EC 诊断及一级亲属的结直肠癌诊断年龄。

MMRPro 模型利用的是受试者本人以及家族的结直肠癌和子宫内膜癌的病史、确诊年龄以及 MMR 基因的分子检测结果（如果有的话）。该计算模型确定了种系突变的风险，并指出了无症状基因携带者和其他未患病的个体未来患癌的风险。

$PREMM_{1,2,6}$ 模型利用结直肠癌、子宫内膜癌或其他 LS 癌症患者的性别、个人和家族的病史来估算种系突变的风险。

已发表的研究证明，使用这种模型对 25～35 岁的人进行初筛，接着对风险超过 5% 的人进行基因测试，将改善预后且具有成效。

这些模型采用不同的方法用于不同的

目的,其主要目的是辨别有 LS 相关 CRC 风险的患者,还包括 LS 相关 EC 风险评估。Mercado 评估了上述预测模型在 563 例基于人群的子宫内膜癌病例和 129 例基于诊所的子宫内膜癌病例中的曲线下面积(AUC)、灵敏性和特异性。虽然这些模型能够检测到患病的人群(AUC 分别为 77%、76%、77%),但在临床病例的队列中,准确性较低(AUC 分别为 67%、64%、54%)。结论是,计算模型在确定哪些子宫内膜癌患者应该接受林奇综合征基因测试方面的临床效用有限。免疫组化分析和微卫星不稳定性检测可能是目前可用于筛查子宫内膜癌患者中的林奇综合征的最佳工具。

7.7 肿瘤检测

对于高度怀疑有 LS 风险的患者,应进行肿瘤组织基因检测以识别 MMR 系统突变,并指导随后的种系突变基因检测。

免疫组化(IHC)可以通过对子宫内膜癌或结直肠癌组织进行 MMR 面板(MLH1、MSH2、MSH6、PMS2)测试来识别错配修复缺陷,显示蛋白质表达缺失。聚合酶链反应(PCR)作为一种补充工具,可以检测微卫星不稳定性。根据 DNA 片段在肿瘤和正常组织中的分布差异,可以将样本识别为高度微卫星不稳定(MSI-high)、低度微卫星不稳定性(MSI-low),如果没有显示差异则为稳定(stable)。被检测的微卫星不稳定性 ≥ 30% 被定义为 MSI-H。MMR IHC 和 MSI 检测都具有较高的准确性。IHC 更常被用作诊断工具,MSI 检测可以在极少数情况下使用,如在疑似具有林奇综合征家族史的个体中未显示蛋白表达丧失的情况。这是由于发生错义突变时产生了非功能性的 MMR 蛋白。事实上,据报

道,MMR IHC 和 MSI 检测的敏感性分别为 83%(75% ~ 89%)和 85%(75% ~ 93%),特异性分别为 89%(68% ~ 95%)和 90%(87% ~ 93%)。

值得注意的是,*MLH1* 的缺失无论是否伴随 PMS2 蛋白缺失,都是 *MLH1* 启动子甲基化的结果,它在子宫内膜癌中有 20% ~ 30% 的发生率,在结直肠癌中的发生率可高达 20%。这不属于遗传突变,必须排除鉴别诊断。有几种基于荧光实时 PCR 或基因测序方法(焦磷酸测序)的甲基化测试工具可用于进行此类分析。

一项 SGO 认证的实践公告对于结直肠癌或子宫内膜癌患者,无论诊断年龄,对所有受影响的女性进行检测可能是识别 LS 患者的最敏感方法。然而,这将使接受基因检测患者的数量增加 3 ~ 4 倍。因此,考虑到大多数 LS 相关癌症的女性发病年龄较早,建议尽量对每位在 60 岁之前诊断出 CRC 和 EC 的患者进行 LS 的分子筛查,目前至少有一份报告证明了这一建议的成效。SGO 在一份临床实践声明中建议进行普遍筛查,以避免缺乏家族史而导致的漏诊,并考虑对 60 岁以上女性进行筛查。

胚系 DNA 突变是最终的确认测试。此外,对于临床怀疑需要确诊的无症状患者,可以在外周血进行 MMR 和(或)MSI 检测,以筛查大型基因重排。

在所有涉及基因检测的病例中,检测前后的咨询至关重要,并需要获得患者充分的知情同意,包括社会心理支持,告知支出费用相关信息,讨论检测的伦理影响(如对未成年人进行检测)及癌症预防的选择(包括降低风险手术的作用)。在美国,《遗传信息非歧视法案》禁止因遗传风险而造成的就业或医疗保险覆盖范围上的歧视。然而,这种保护尚未延伸到包括人寿保险

和长期护理保险在内的其他保险类型。

7.8　筛查与预防

　　LS 患者需要重点筛查胃肠道肿瘤和妇科癌症。在一项研究中，与未接受筛查的人群相比，每 3 年进行一次结肠镜或乙状结肠镜检查和钡剂灌肠的胃肠道肿瘤筛查可降低结直肠癌发病率和疾病死亡率。这些结论得到了随后的系统综述的证实。

　　虽然已经有多种筛查子宫内膜癌的方法，但没有任何一种方法在早期发现或提高生存率方面展现优势。Dave-Edwin 等的一项研究在 13 年间评估了经阴道超声在 292 个 LS 家族的女性中的作用，仅发现的 2 例子宫内膜癌都不是通过筛查发现的。Renkonen-Sinisalo 等对 175 名 *MMR* 基因突变女性进行盆腔检查和子宫内膜活检，共发现 14 例 EC，其中 11 例经筛查确诊，确诊的 11 例中有 8 例经宫内活检确诊。经阴道超声检查仅检出 4 例 EC，漏诊了 6 例。宫内活检检测出 14 例潜在癌前病变。鉴于子宫内膜活检对发现内膜癌的潜力，目前的指南建议 LS 女性从 30 ～ 35 岁开始，每 1 ～ 2 年进行一次宫内活检。

7.9　预防性手术

　　对于女性来说，子宫切除术是预防癌症的合理选择。如果进行该手术，双侧输卵管卵巢切除术也应同时进行，因为 LS 的女性也有患卵巢癌的风险。

　　预防性盆腔手术的好处已经一项研究证实。在这项研究中，*MMR* 基因突变的女性接受了预防性子宫加双侧附件切除术，与不进行任何手术的对照组进行对照。结果显示进行了预防性盆腔手术的患者患癌风险显著降低：手术组 61 例患者没有肿瘤发生，而未手术的 210 例患者中出现了 69 例 EC。卵巢癌的患病风险也显示出了同程度的降低，手术组未发生卵巢癌或原发腹膜肿瘤，而未手术的 223 例患者中发生了 12 例卵巢癌或原发腹膜肿瘤。未接受预防性手术者子宫内膜癌的发病率为 33%。值得注意的是，如前所述，在尚未进行预防性手术而发生 EC 的患者中，有部分患者是在进行预防性手术术中被诊断为 EC 的。

　　一项模拟研究评估了降低风险手术的不同筛查策略，并得出结论，从 30 岁开始每年进行筛查，然后在 40 岁进行预防性手术是最有效的妇科癌症预防策略，在 40 岁时行预防性手术能带来额外的好处，但成本也很高。应告知患者，40 岁以后癌症的风险会大幅度增加，在此之前的预防措施是最有效的。

7.10　药物预防

　　以孕激素为基础的口服避孕药可以用于子宫内膜癌的药物预防。这些药物对 EC 的总体发病率有一定的影响，并可有效预防子宫内膜增生和早期子宫内膜癌。研究表明联合激素替代疗法（雌激素和孕激素）会导致乳腺癌风险增加，但这一证据与联合 OCP（口服避孕药）无关。

　　Karen H Lu 等的研究表明，含孕激素的 OCPs 或醋酸甲羟孕酮（depoMPA）对 LS 女性的子宫内膜增生有影响，但对后续癌症风险的影响尚未得到充分评估。

　　尽管数据有限，但 SGO/ACOG 指南仍建议 LS 患者在专家指导下使用基于孕激素的避孕药物进行药物预防。

　　预防结直肠癌的部分研究数据证实，NSAIDs 和 COX-2 抑制剂可作为 LS 患者潜在的预防性药物选择。例如，CAPP2 试验招募了 LS 患者，将他们随机分配为每天服用阿司匹林 600mg 的治疗组和抗性淀粉组，为期 4 年的长期分析显示，完成了至少 2 年阿司匹林治疗的患者更有生存优势，其 OR 值为 0.41（95%CI：0.19 ～ 0.86，P=0.02）；此外，包括子宫内膜癌和卵巢癌在内的癌症发病率也呈下降趋势。报告的两组不良事件的结果没有差异，对接受药物预防不足 2 年的患者也没有明显的保护作用。

目前，没有充分的证据表明应在 LS 人群中推广这种治疗方法以降低癌症风险。建议在考虑治疗风险和获益的情况下，讨论个体化的治疗选择。

7.11　与子宫内膜癌风险增加相关的其他癌症综合征

7.11.1　Muir-Torre 综合征

Muir-Torre 综合征是一种常染色体显性遗传性皮肤病，其特征性病变是皮脂腺瘤、上皮瘤或皮肤癌、多发性角化棘皮瘤及其他内脏疾病，如结直肠癌、子宫内膜癌、泌尿系癌症和上消化道癌症。这被认为是一种林奇综合征的变型，因为驱动上述肿瘤的潜在突变基因与导致 LS 的基因突变相同：MSH2 和 MLH1。因此，这一人群的癌症风险与 LS 相同。然而，考虑到皮肤癌的风险，建议 LS 患者筛查 Muir-Torre 综合征相关的皮肤损害。

7.11.2　Cowden 综合征

Cowden 综合征与 PTEN 基因的常染色体种系突变有关，是 PTEN 错构瘤综合征的一部分。如前所述，Cowden 综合征患者患良性和恶性肿瘤的风险增加，包括皮肤和黏膜错构瘤及肠息肉。对于患有 Cowden 综合征的女性来说，最大的风险是乳腺癌，终身风险为 85%，其次是甲状腺癌 35%、肾癌 33%、子宫内膜癌 28%、结直肠癌 9%、黑色素瘤 6%。据估计，每 20 000 人中就有 1 人罹患 Cowden 综合征。发病年龄的中值为 20 ～ 30 岁。虽然建议进行常规的癌症筛查，但没有专门针对子宫内膜癌的筛查方法。相反，出现异常子宫出血（月经过多或任何非正常月经周期的出血）的患者应接受进一步评估。

7.11.3　遗传性乳腺癌卵巢癌综合征

遗传性乳腺癌卵巢癌综合征，特别是那些与 BRCA 基因突变最常相关的患者，是否存在增加的子宫内膜癌风险仍存在争议。Levine 等对 199 名德系犹太人 EC 患者进行了一系列研究。结果发现，其中只有 3 例 EC 患者有 BRCA1/2 突变，即使是 17 例乳头状浆液性子宫内膜癌也不存在 BRCA 突变。一项独立的前瞻性研究显示，857 名 BRCA1/2 突变携带者中，只有 6 人在平均随访 3.3 年后发生 EC，其中 4 例 EC 与他莫昔芬的使用有关。另一项单独的研究也突出了 BRCA 携带者的 EC 发病率低。该研究报告了 4456 名携带 BRCA 突变的女性在平均随访 5.7 年后出现了 17 例 EC。本研究中，BRCA1 携带者的标准化发病率比（SIR）为 1.91（95%CI：1.06 ～ 3.19，P=0.03），BRCA2 携带者的 SIR 为 1.75（95%CI：0.55 ～ 4.23，P=0.2），接受他莫昔芬治疗的女性的 SIR 为 4.14（95%CI：1.92 ～ 7.87），未接受他莫昔芬治疗的女性的 SIR 为 1.67（95%CI：0.81 ～ 3.07）。作者得出的结论是，BRCA1 突变携带者的子宫内膜癌风险增高。因此，在接受他莫昔芬的后续治疗的前提下，进行预防性双附件切除的同时切除子宫可能是一个合理的选择。目前，对于存在 *BRCA* 突变的 EC 女性，尚无关于子宫切除的作用或风险管理的指导意见。

7.11.3.1　根据 SGO/ACOG 指南对林奇综合征的建议 [有限或不一致的科学证据（B 级）]

A. 对于未患病的女性，如果她们有患子宫内膜癌或结直肠癌的一级亲属，且该亲属在 60 岁之前被诊断或通过某种系统的临床筛查（该筛查包括详细的个人和家族病史）被确定为有 LC 风险，应考虑进行遗传风险评估。

B. 林奇综合征的分子评估应尽可能从肿瘤检测开始。

C. 妇产科医师和执业医师在评估患有结直肠癌或子宫内膜癌的女性患林奇综合征的可能性时，应采用以下 3 种方法之一。

（a）对通过系统性临床筛查（包括详细的个人和家族病史）而确定为林奇综合征高风险的子宫内膜癌或结直肠癌患者，进行肿瘤检测。

（b）对所有子宫内膜或结直肠肿瘤患者进行肿瘤检测，无论确诊时年龄大小。

（c）对所有在 60 岁之前确诊的子宫内膜癌或结直肠肿瘤患者进行肿瘤检测。

7.11.3.2　共识和专家意见（C 级）

林奇综合征女性可采用孕激素为基础的药物方案（包括口服避孕药）来预防子宫内膜癌。

（杨筱凤　译）

第三部分

国际临床指南

第 8 章

临床实践对 1 级临床证据的需求

Athina Koutouleas and Mansoor Raza Mirza

8.1 什么是循证医学

谈到循证医学，就不能不提到 David Sackett 博士。Sackett 博士是一名在芝加哥土生土长的内科医师，他后来转行从事临床流行病学研究，并为临床领域做出了巨大贡献。在患者的诊治方面，其通过加强患者对治疗方案的理解，提升患者的依从性，即应用随机对照试验（randomized control trial，RCT）的方法学，使患者在诊治方面取得了巨大提升，其影响甚至超过了自己专业领域的影响。从根本上来说，他的工作引发了临床医师和学术权威专家在临床诊治中思维方式的改变。在此过程中，他奠定了循证医学的基础，循证医学被定义为系统回顾、评价和使用临床研究成果，以向患者提供最佳临床诊疗的方案。Sackett 博士将这种做法描述为：慎重、准确并明智地使用当前所能获得的最佳研究证据来确定每个患者的诊疗措施。自临床流行病学提出循证医学的早期定义以来，它的概念已得到全球各个医学领域数十万名临床医师的认可。鉴于在日常实践和诊疗中临床证据分级的重要性，本章重点介绍子宫内膜癌方面的循证医学。本章介绍了优秀

的妇科肿瘤学家如何利用临床专业知识和最佳外部证据来指导子宫内膜癌患者的治疗选择。

8.2 什么是 1 级证据

循证医学要求对已发表的证据资源进行严格的审查，以帮助指导针对特定临床问题的诊疗。这些资源通常是从 PubMed、EBSCO、Cochrane（Cochrane Consumer Network，CCN）、专业领域的协会资源、政府网站和其他电子资源中检索获得的。临床医师或专业人员必须能够系统地评估所获得的证据与特定临床问题的相关性和有效性，以确保其适用于特定的临床问题。

有许多不同的证据等级可用于对从专家意见到系统评价和荟萃分析等不同证据的强度和有效性进行排序（表 8-1，表 8-2，图 8-1，附页彩图 8-1）。疗效被定义为产生临床效果的能力或力量。其可以根据荟萃分析和系统综述进行评估（CCN 分级为 1 级证据）。证据指南、随机临床试验、观察性研究、队列研究、病例对照研究、病例系列研究和病例报告主要关注有效性，即在实验室或其他受控环境之外的实际应用

中效果的质量或数量（2 级证据）。来自专家委员会的意见或临床经验被认为是最低级别的证据，因为其偏倚的可能性更高（3 级证据）。

　　临床医师或专业人员可以结合已发表的证据、患者的个人情况以及自身的临床专业知识来制订适当的诊疗计划。此外，还可以利用临床指南或算法来辅助制订诊疗计划。这些指南通常是由一个多学科团队在发布指南的专业组织、机构或政府机构（如 ESMO、ASCO、NIH/ NCI、EMA 等）的支持下制定的。

表 8-1　证据分级示例

等级	证据类型
Ⅰ	证据来自多个精心设计的对照研究的荟萃分析。这些随机试验假阳性和假阴性误差低
Ⅱ	证据来自至少一个精心设计的实验研究，随机试验的假阳性和（或）阴性误差大
Ⅲ	证据来自精心设计的准实验研究，如非随机化的、对照单组、前 - 后对比、队列、时间或病例匹配 - 对照系列研究
Ⅳ	证据来自精心设计的非实验性研究，如比较性和相关性的描述性研究和病例研究
Ⅴ	证据来自病例报告和临床病例

表 8-2　牛津循证医学中心 (OCEBM) 制定的证据等级

等级	证据类型
1a	具有同质性的随机对照试验的系统回顾
1b	个体随机对照试验，置信区间较窄
1c	全部或无相关结果
2a	具有同质性的队列研究的系统回顾
2b	个体队列研究（包括低质量随机对照试验，如随访＜ 80%）
2c	"结果"的研究，生态学研究
3a	具有同质性病例对照研究的系统回顾
3b	个案对照研究
4	病例系列（以及低质量队列和病例对照研究）
5	没有明确批判性评价的专家意见，或基于生理学、实验研究或"基本原理"的专家意见

推荐等级	
A	一致的 1 级研究
B	一致的 2 级或 3 级研究或从 1 级研究推断得出的结果
C	4 级研究或从 2 级或 3 级研究推断得出的结果
D	5 级证据或任何级别的不一致或不确定的研究

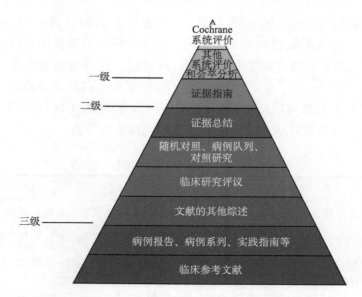

图 8-1   Cochrane 用户网（CCN）制定的证据等级

8.3   为什么需要随机临床试验

美国国家癌症研究所（National Cancer Institute，NCI）将随机对照试验定义为：参与者被随机分配到不同的组别以比较不同的治疗方法，研究人员和参与者都不能选择分组。使用随机分配意味着这些组别将是相似的，从而可以客观地比较他们所接受的治疗。在试验开始时，尚不清楚哪种治疗方法最好。在过去的半个世纪以来，RCT 普遍应用于Ⅲ期临床研究中，它是评估新的干预措施或之前未经测试的干预措施的基本临床研究方法。尽管临床试验的设计、实施和分析方法有了很大的进步，但需求并未改变。如今，随机对照试验仍是区分特定患者群体治疗效果的最有效方法。

鉴于临床试验设计的多样性，并非所有的 RCT 在客观性上都是相同的。Chalmers 等最早提出了评估随机对照试验的设计、实施和分析的重要性。建议基于以下 4 个因素对 RCT 进行评估：①基线资料；②研究方案；③数据分析；④结合多个 RCT 结果的数据。通过考虑临床证据中的这些因素，临床医师可以决定新发现是否应纳入患者群体的治疗方案中。表 8-3 概述了目前针对子宫内膜癌开展的干预 RCT 的概述，这些 RCT 有的已经完成，有的正在招募，有的尚未招募。这些研究的结果将指导未来子宫内膜癌患者的诊治选择。

表 8-3   子宫内膜癌正在进行的或已完成的 RCT

状态	研究题目	干预
已完成	2D 与 3D 腹腔镜子宫内膜癌根治性切除术：一项前瞻性随机试验	操作：3D 腹腔镜 操作：标准腹腔镜

状态	研究题目	干预
进行中，不再招募	子宫内膜癌放疗联合或不联合化疗的随机试验	放疗：放射治疗 药物：顺铂 药物：卡铂 药物：紫杉醇
已完成	佐他列林 - 多柔比星（AEZS 108）作为子宫内膜癌的二线治疗	药物：AEZS-108/ 佐他列林，多柔比星 药物：多柔比星
已完成	多柔比星和顺铂联合或不联合紫杉醇治疗局部晚期、转移性和（或）复发子宫内膜癌患者	药物：顺铂 药物：盐酸多柔比星 药物：紫杉醇
已完成	比较两种联合化疗方案加放疗治疗Ⅲ期或Ⅳ期子宫内膜癌的疗效	药物：盐酸多柔比星 药物：顺铂 生物制剂：白非格司亭 生物制剂：长效非格司亭 药物：紫杉醇
招募中	来曲唑 + 帕博昔布 / 安慰剂治疗转移性子宫内膜癌的试验	药物：帕博昔布 / 安慰剂 药物：来曲唑
已完成	联合化疗加或不加 G-CSF 治疗Ⅲ期、Ⅳ期或复发性子宫内膜癌患者的试验	生物制剂：白细胞生成素 药物：顺铂 药物：盐酸多柔比星 药物：紫杉醇
招募中	子宫内膜癌患者两种不同检测强度随访方案的临床研究	操作：强化 / 低风险随访（IA G1；IA G2） 操作：强化 / 高危随访（≥ IA G3） 操作：极简 / 低风险随访（IA G1；IA G2） 操作：极简 / 高危随访（≥ IA G3）
已完成	放疗联合化疗与不联合化疗治疗高危子宫内膜癌的试验	药物：顺铂 药物：盐酸多柔比星 药物：盐酸表柔比星 程序：辅助治疗 手术方式：常规手术 放疗：放射疗法
招募中	卡铂 - 紫杉醇 ± 贝伐珠单抗在晚期（Ⅲ～Ⅳ期）或复发性子宫内膜癌中的应用	药物：贝伐珠单抗 药物：卡铂 AUC 5 + 紫杉醇
已完成	术后子宫内膜癌患者单纯放疗或观察的比较	放疗：放射疗法
招募中	mTORC1/mTORC2 双重抑制剂联合阿那曲唑治疗激素受体阳性子宫内膜癌	药物：AZD2014 药物：阿那曲唑
进行中，不再招募	盐酸多柔比星、顺铂和紫杉醇或卡铂和紫杉醇治疗Ⅲ～Ⅳ期或复发性子宫内膜癌患者	药物：卡铂 药物：顺铂 药物：盐酸多柔比星 生物制剂：非格司亭 其他：实验室生物标志物分析 药物：紫杉醇 生物制剂：长效非格司亭

续表

状态	研究题目	干预
招募中	紫杉醇和卡铂联合或不联合盐酸二甲双胍治疗Ⅲ期、Ⅳ期或复发性子宫内膜癌患者	药物：卡铂 其他：实验室生物标志物分析 药物：盐酸二甲双胍 药物：紫杉醇 其他：安慰剂
招募中	子宫内膜癌单孔腹腔镜手术分期的可行性研究	操作：单孔腹腔镜手术分期 操作：四孔腹腔镜手术分期
招募中	机器人辅助腹腔镜子宫切除术与开腹子宫切除术治疗子宫内膜癌的比较	操作：开腹子宫切除术 操作：机器人辅助腹腔镜子宫切除术
已完成	坦西莫司联合或不联合醋酸甲地孕酮和枸橼酸他莫昔芬治疗晚期、持续性或复发性子宫内膜癌	其他：实验室生物标志物分析 药物：醋酸甲地孕酮 药物：枸橼酸他莫昔芬 药物：坦西莫司
进行中，不再招募	卡铂和紫杉醇联合或不联合顺铂和放疗治疗Ⅰ期、Ⅱ期、Ⅲ期或ⅣA期子宫内膜癌	药物：卡铂 药物：顺铂 放射：内照射 药物：紫杉醇 其他：生命质量评估 放疗：放射治疗
进行中，不再招募	曲美替尼联合或不联合GSK2141795治疗复发或持续性子宫内膜癌	药物：Akt抑制剂GSK2141795 其他：实验室生物标志物分析 药物：曲美替尼
已完成，有结果	口服类固醇硫酸酯酶抑制剂BN83495与醋酸甲地孕酮（MA）在晚期或复发性子宫内膜癌患者中的疗效比较	药物：BN83495 药物：醋酸甲孕酮
已完成	地磷莫司与孕酮或化疗治疗晚期子宫内膜癌的临床试验（MK-8669-007 AM6）	药物：地磷莫司 药物：醋酸甲羟孕酮片或醋酸甲地孕酮 药物：化疗
进行中，不再招募	腹腔镜治疗子宫内膜癌	操作：开腹子宫切除术 操作：腹腔镜子宫切除术
招募中	尼达尼布/安慰剂联合化疗治疗子宫内膜癌	药物：尼达尼布或安慰剂；卡铂、紫杉醇
进行中，不再招募	依维莫司和来曲唑或激素疗法治疗子宫内膜癌	药物：依维莫司 药物：他莫昔芬 药物：来曲唑 药物：醋酸甲羟孕酮
已完成	Tachosil用于预防症状性淋巴囊肿	药物：Tachosil纤维蛋白贴剂
招募中	中高复发风险早期子宫内膜癌中的前哨淋巴结策略评估	药物：术前用纳米探针定位SN 药物：术中用专利V蓝染料进行SN定位 药物：术中用吲哚菁绿进行SN定位 操作：双侧腹腔镜下淋巴结清扫术和子宫切除术 操作：当前初始的分期方案

续表

状态	研究题目	干预
已完成	腹腔镜手术或标准手术治疗子宫内膜癌或子宫癌	手术方式：腹腔镜手术 其他：生活质量评估 操作：常规治疗手术
已完成	子宫癌患者术后放疗或不进一步治疗	放疗：放射疗法
已完成	一项评估 PINPOINT® 近红外荧光成像在子宫和宫颈恶性肿瘤患者进行淋巴结定位安全性和实用性的研究	设备：PINPOINT
招募中	高危 I 期子宫内膜癌患者术后辅助治疗的有效性和安全性研究	药物：紫杉醇 药物：卡铂（卡铂注射液） 放疗：盆腔放疗 放疗：阴道近距离放疗 1 放疗：阴道近距离放疗 2
已完成	激素治疗对具有遗传性非息肉病性结肠癌遗传风险的患者预防子宫内膜癌的作用	药物：甲羟孕酮 药物：炔雌醇 药物：炔诺孕酮 其他：实验室生物标志物分析
已完成	I / II 期子宫内膜癌缓解期肥胖患者的生活方式改变和生活质量	行为：饮食行为干预 其他：咨询干预 其他：教育干预
已完成	I 期或 II 期子宫内膜癌缓解期患者的运动和健康饮食或标准护理	行为：饮食行为干预 行为：运动干预 其他：咨询干预
进行中，不再招募	机器人与子宫内膜癌开腹手术的比较	操作：机器人手术 操作：开腹手术
招募中	生酮饮食在新诊断超重或肥胖子宫内膜癌患者中的研究	其他：生酮饮食 (KD) 其他：标准饮食 (SD)
招募中	辅助运动对肥胖子宫内膜癌患者的影响	行为：在卧式固定健身车上的运动 行为：健康教育 行为：问卷调查
进行中，不再招募	卡铂 / 紫杉醇联合或不联合曲妥珠单抗（赫赛汀）治疗子宫浆液性癌的疗效评价	药物：卡铂 / 紫杉醇 药物：曲妥珠单抗
已完成	子宫内膜癌患者的手术联合或不联合淋巴结清扫术和放疗	操作：辅助治疗 操作：常规手术 放疗：近距离放射疗法 放疗：放射疗法
已完成	I 期或 II 期子宫内膜癌术后放疗联合或不联合化疗的比较	药物：顺铂 药物：紫杉醇 操作：辅助治疗 放疗：放射疗法
招募中	I ～ II 期中高危子宫内膜癌的化疗或观察	药物：卡铂和紫杉醇 其他：观察
已完成	I 期子宫内膜癌患者术后体外放疗与阴道近距离放疗的比较	放疗：体外放疗 放疗：阴道近距离放疗

续表

状态	研究题目	干预
招募中	MLN0128、MLN1117 联合紫杉醇及 MLN0128 联合紫杉醇治疗子宫内膜癌的二期研究	药物：紫杉醇 药物：MLN0128 药物：MLN1117
招募中	放疗加或不加顺铂治疗复发性子宫内膜癌	放疗：三维适形放疗 药物：顺铂 放疗：调强放疗 放疗：内照射疗法
招募中	醋酸甲羟孕酮联合或不联合恩替诺特用于治疗子宫内膜样子宫内膜癌患者	药物：恩替诺特 操作：子宫切除术 其他：实验室生物标志物分析 用药：醋酸甲羟孕酮
已完成	放疗与联合化疗治疗晚期子宫内膜癌的比较	药物：顺铂 药物：盐酸多柔比星 放射：低 LET 光子治疗
进行中，不再招募	盆腔放疗或阴道植入放疗、联合紫杉醇和卡铂治疗高危 I 期或 II 期子宫内膜癌患者	放疗：三维适形放疗 药物：卡铂 放疗：调强放疗
进行中，不再招募	标准与调强盆腔放疗治疗子宫内膜癌或宫颈癌的比较	放疗：三维适形放疗 放疗：调强放疗
已完成	奥拉帕尼联合卡铂治疗难治性或复发性女性癌症	药物：卡铂 药物：奥拉帕尼
招募中	顺铂加放疗后加碳水化合物和紫杉醇与碳水化合物和紫杉醇加放疗后再加碳水化合物和紫杉醇夹心治疗的试验	药物：顺铂 药物：卡铂 药物：紫杉醇 放疗：放射疗法
已完成	手术加或不加化疗治疗软组织肉瘤	生物：非格司亭 药物：盐酸多柔比星 药物：异环磷酰胺 药物：局部灌注 操作：辅助治疗 操作：常规手术 放疗：放射疗法
已完成	子宫内膜癌 -LOHP 单独和联合 5-FU	药物：奥沙利铂，5-FU
招募中	选择性靶向辅助治疗子宫内膜癌（STATEC）	操作：腹部手术 操作：淋巴结清扫术
已完成，有结果	每周静脉注射拓扑替康治疗复发或持续性子宫内膜癌	药物：拓扑替康
已完成	I ～ II 期子宫内膜癌的系统性盆腔淋巴结清扫术与不进行淋巴结清扫术的比较	操作：系统盆腔淋巴结清扫术
已完成	END-1：卡铂联合脂质体用于治疗晚期或复发性子宫内膜癌的一线化疗	药物：脂质体多柔比星 药物：卡铂
招募中	前瞻性随机 II 期试验评价盆腔辅助放疗使用 IMRT 或三维规划治疗子宫内膜癌 ICORG 09-06	放射：45Gy/25 次，分次照射

状态	研究题目	干预
招募中	度伐利尤单抗联合或不联合替西木单抗治疗子宫内膜癌的研究	药物：度伐利尤单抗 药物：替西木单抗
招募中	STELLA 2 试验：经腹膜与腹膜外腹腔镜下子宫内膜/卵巢癌分期	操作：腹腔外腹腔镜下主动脉淋巴结清扫术 操作：经腹膜腹腔镜下主动脉淋巴结清扫术
已完成	通过膳食中大量营养素的改变对癌症代谢和生长的靶向干预	其他：生酮饮食 其他：美国营养与饮食学会（AND）推荐饮食
招募中	改善早期子宫癌妇女的治疗	药物：左炔诺孕酮 药物：二甲双胍

8.4　临床试验的主要终点至关重要

目前还没有一个适用于所有情况的理想的临床试验终点，但有许多新的方法来定义传统研究终点之外的终点。鉴于大多数子宫内膜癌病例的确诊者都是在绝经后且年龄超过 60 岁，因此新的随机对照试验选择的主要终点应谨慎匹配该患者群体的需求。最近的一项欧洲的回顾性队列研究发现，关于欧洲药品管理局（EMA）自 2009 年以来批准的抗肿瘤药物能够改善患者总生存期和生活质量的结论缺乏证据支持。这表明，临床医师比以往任何时候都必须更谨慎地设计试验，以获得对患者最有利的结果，特别是在干预研究中。下面是一些经典的主要终点，以及一些在临床试验设计中越来越受欢迎的新的终点。

总生存期（overall survival，OS）——对患者影响较大，但在老年患者中其相关性可能因其他原因导致的死亡而受到影响，且该指标不包括生活质量。

疾病特异性生存期（disease specific survival，DSS）——这也许是一个更好的衡量标准，但本质上对患者来说，死因是什么并不重要。

无进展生存期（progression free survival，PFS）——指一种疾病（如癌症）经过治疗后，患者带病生存但病情没有进一步恶化的时间。

功能下降（functional decline，FD）——一个新的终点，主要考虑患者是否出现了与行动能力和日常生活活动能力（如穿衣、如厕和洗澡）相关的新的自理能力丧失。该终点可纳入老年患者试验中。

总体治疗效用（overall treatment utility，OTU）——在设定的时间间隔内，治疗对患者来说是否有价值？这是由患者和临床医师共同决定的。

良好的 OTU 评分——患者和临床医师满意，毒性低。

经典的终点通常不适合老年患者群体。因此推荐使用共同主要终点，另外统计学家通常喜欢考虑到多个方面指标的复合终点。FOCUS2 是复合终点（整体治疗效果）的一个典型例子，这是英国的一项 II 期随机试验，在研究对象为无法手术治疗的年老体弱的结直肠癌患者，随机接受不同氟尿嘧啶类药物（即氟尿嘧啶/亚叶酸钙或卡培他滨）联合奥沙利铂的输注治疗。这些药物的使用剂量是标准剂量的 80%。复合终点包括治疗反应、毒性作用及临床医师和患者对治疗效果的看法。这项试验是一个很好的例子，展示了临床试验是如何通过精心设计且合理的临床终点来满足目标患者群体的需求。

8.5　个体化医疗新时代下的临床试验

　　精准医疗、分层医疗、靶向医疗和药物基因组学，这几个术语有时用来描述个体化医疗。欧盟将个体化医疗描述为"在正确的时间，为正确的患者提供适当剂量的正确治疗"。美国国家癌症研究所对这一定义进行了扩展，指出个体化医疗是"一种利用个人的基因、蛋白质和环境信息来预防、诊断和治疗疾病的医疗形式"。为了实现这一健康服务理念，未来的临床试验设计必须能够便捷地整合分子分析（如二代测序），以便在干预研究前对患者进行个体化分析。此外，必须开展大量平行的转化研究，以便为未来的患者群体量身定制个性化的治疗方案。许多疾病可以采用这种变革性的医疗方法来治疗，子宫内膜癌也不例外。以下是一些与临床试验设计相关的关键定义。

　　A. 比较试验　也称为对照临床试验，它包含一组接受新药治疗的患者和一组接受安慰剂或"金标准"治疗的对照组患者。比较试验通常以双盲实验的形式进行，即医师和患者都不知道哪一组正在接受新药。双盲实验有助于避免偏倚。

　　B. 开放标签试验　不掩盖使用的新药或治疗方法，这意味着没有标准疗法组或安慰剂治疗组。由于患者和医师都知道哪些组正在接受何种类型的治疗，这种试验可能存在偏倚。

　　C. 篮子试验　同时测试一种药物对有相同基因突变的多个肿瘤类型的影响。与其他试验设计相比，这些研究可能大大增加有资格接受某些药物治疗的患者数量。

　　D. 雨伞试验　在一项试验中针对一种疾病有多个不同的治疗组。基于患者癌症的类型和具体分子组成，将患者分配到特定的治疗组。

　　下文将介绍临床试验的Ⅰ期、Ⅱ期和Ⅲ期。

　　E. Ⅰ期临床试验　已经被证明可安全用于动物的实验性药物或治疗方法，首次在小部分人群（15 ~ 30 人）中进行试验。试验旨在收集有关治疗剂量、时间和安全性的数据，以评估药物或治疗方法的安全性并确定副作用。

　　F. Ⅱ期临床试验　在更大规模的人群（100 人或更多）中测试实验性药物或治疗方法，以提供更详细的治疗安全性信息，并评估其在更广泛人群中的效果。Ⅱ期临床试验通常需要约 2 年时间完成。

　　G. Ⅲ期临床试验　在实验性药物或治疗方法获得 FDA 批准并向公众提供之前，将在大规模人群（从 100 人到几千人不等）中进行Ⅲ期临床试验。比较至少两种治疗方案(通常是两种以上,包括标准治疗方案)，以确定新的治疗方案是否比目前的标准治疗方案更好，是否副作用更少。Ⅲ期临床试验通常是随机分组的，即患者接受的治疗是随机分配的，要么到实验性药物或治疗方法组，要么接受另一种药物或治疗方法。

　　H. Ⅳ期临床试验　在药物获得 FDA 批准并向公众提供后进行，研究人员追踪其安全性，以获得有关药物或治疗的风险、获益以及最佳用法的信息。参与Ⅳ期临床试验的人数从几百人到几千人不等。

　　未来针对子宫内膜癌患者的临床试验设计必须与其他癌症领域的创新同步发展，如在所有试验阶段中纳入转化研究的内容，通过二代测序和（或）免疫谱分析对患者进行预分层。循证医学作为一种解决临床问题的方法，将继续为子宫内膜癌患者提供更好的治疗方案。

（周圣涛　译）

第 9 章

子宫内膜癌治疗指南摘要

Ilaria Colombo, Stephanie Lheureux, and Amit M. Oza

子宫内膜癌的最佳诊疗方案和改善预后的措施仍然是研究的热点领域。在这些方面，争议仍然持续存在。这些争议点有：①广泛淋巴结清扫术在早期子宫内膜癌治疗中的价值。②如何优化辅助治疗方案让患者从中最大获益。③如何在辅助治疗方案中，最优组合或排序放疗和化疗方案。这些争议点需要新的临床试验来进一步研究。

医师基于循证指南来做出临床决策，并且需要随着临床试验新数据的出现而更新。循证指南中的推荐意见通常是总结了多学科专家在子宫内膜癌管理方面达成的共识意见，并且最终以文件的形式发布。临床医师在日常实践中遵循这些循证指南，利用他们的推荐意见来为患者量身定制合适的诊疗方案。

9.1 ESMO-ESGO-ESTRO 临床实践指南摘要

2014 年 12 月，欧洲医学肿瘤学会（ESMO）、欧洲放射治疗与肿瘤学会（ESTRO）和欧洲妇科肿瘤学会（ESGO）专家共同参与的首次子宫内膜癌联合共识会议在意大利米兰举行。专家小组的任务是尝试回答有争议的具体临床问题。结果已经发表，补充在了 2013 年 ESMO 临床实践指南中。值得注意的是，专家组成员对在共识会议讨论的所有 12 个问题达成了广泛共识，94% ～ 100% 的专家意见一致。

9.1.1 诊断和分期

绝经后阴道出血是子宫内膜癌最常见的临床症状。近年来，在子宫内膜癌诊断中使用微创技术的趋势日益明显，2013 年 ESMO 指南推荐将超声和子宫内膜活检作为子宫内膜癌的首选诊断方案，取代侵入性的诊断性刮宫术（dilatation and curettage，D&C）。

最近的专家共识会议进一步探讨了在特定情况下密切监测子宫内膜癌高风险人群的作用，得出了以下建议。

- 子宫内膜癌患病风险增加的女性（无拮抗雌激素治疗、绝经期延迟、他莫昔芬治疗、不育、不孕或排卵失败、肥胖、糖尿病或高血压），不建议进行常规监测。

- 未行子宫切除术的颗粒细胞瘤女性：推荐行子宫内膜取样。如果未发现恶性病变或癌前病变，则不需要进一步筛查。

- 接受保留生育功能治疗的上皮性卵巢癌患者：建议在确诊时同时行子宫内膜

取样活检。

- 接受他莫昔芬治疗的女性：不推荐行常规子宫内膜癌筛查。
- 子宫内膜癌高危女性（患林奇综合征，或未进行基因检测但有明显的癌症家族史的患者）：建议从 35 岁开始，每年进行妇科检查、经阴道超声和子宫内膜活检，直到行子宫切除术。40 岁时应考虑行预防性手术。

在 2013 年 ESMO 指南中，推荐的术前检查包括胸部 X 线片、临床和妇科检查、经阴道超声、血常规、肝肾功能、腹部 CT（排除盆腔外肿瘤的转移）、MRI（明确子宫肌层浸润情况），以及 FDG-PET/CT（发现远处转移）。更新的指南进一步定义了哪些检查是必需的，哪些是备选的。例如，必须进行的术前评估包括：家族史评估、合并症评估、老年病学评估（如果合适的话）、临床检查（包括盆腔检查、经阴道或经直肠超声、子宫内膜活检或诊刮标本的全面病理评估，并明确组织学亚型和肿瘤分级）。可选的术前检查包括：子宫肌层的超声或 MRI 或术中子宫病理检查（用来评估分期为 I 期，肿瘤分级为 1 级和 2 级的子宫肌层浸润情况），应考虑进行胸部、腹部和盆腔 CT、MRI、PET 或超声（用来排除卵巢、腹膜、淋巴结或转移性疾病）。不推荐行血清肿瘤标志物检测（包括 CA125）。

在本次共识会议上，专家们首次讨论了使用免疫组织化学（IHC）来区分癌前病变或癌性病变和良性病变，尤其是在基于形态学特征的诊断不明确时。专家小组推荐的免疫组织化学分析如下。

- PTEN 和 PAX-2 用于鉴别子宫内膜非典型增生 / 上皮内瘤变和良性病变。其他可能指标有 MLH1 和 ARID1a。
- 不建议用免疫组织化学（IHC）来鉴别非典型息肉样腺肌瘤与子宫内膜非典型增生或上皮内瘤变。
- p53 用于鉴别浆液性子宫内膜上皮内癌及其类似癌。
- ER、波形蛋白、CEA 和 p16 用于鉴别可能的宫颈内来源肿瘤。
- 对于浆液性肿瘤，WT-1 可能有助于鉴别卵巢来源肿瘤。
- 不典型增生 / 子宫内膜上皮内瘤变与子宫内膜样癌（ECC）是通过病理形态而非 IHC 来鉴别。

9.1.2　治疗

9.1.2.1　手术治疗

子宫内膜癌的治疗基础是手术，包括子宫全切术（TH）和双侧附件切除（BSO）联合或不联合淋巴结清扫术。在过去的几年里，微创手术技术已逐渐替代开腹手术，其在缩短住院时间、减少并发症、减轻手术相关疼痛和改善患者生活质量方面有显著的益处。专家共识推荐对低 - 中等风险的子宫内膜癌采用微创手术，同时指出在管理高风险子宫内膜癌时可以使用此方法。对于不适合标准手术治疗的低风险子宫内膜癌患者，经阴道子宫切除联合双侧附件切除是一个可以考虑的选项。如果因其他疾病有手术禁忌，可考虑放疗或激素治疗。

有关子宫内膜癌手术治疗最有争议的问题是淋巴结清扫术的作用。淋巴结清扫术是一种分期方法，它的结果将提示是否需要辅助治疗。更新的指南根据风险水平定义了淋巴结清扫术的具体指征，包括如下。

- 低风险肿瘤（G1 级或 G2 级，且肌层侵犯 < 50%）：不建议行淋巴结清扫术。
- 中度风险（G3 级或肌层侵犯 > 50%）：可考虑行淋巴结清扫术以分期。
- 高危（G3 级且肌层侵犯 > 50%）：

建议行淋巴结清扫术。

● 对于接受过不完全手术的高危患者需要完成手术分期(其应该包括淋巴结切除)来制订更好的辅助治疗方案。

当考虑行淋巴结清扫术时，其中，盆腔和腹主动脉旁淋巴结的清扫范围应考虑达到肾静脉水平。前哨淋巴结活检术（sentinel lymph node dissection，SLND）是一项应用于其他癌症中的技术，尽管它在子宫内膜癌中被证明是可行的，但仍处于试验阶段。因此，指南不推荐 SLND 作为标准手术方案的一部分。手术推荐见表 9-1。

在手术保留卵巢方面，专家组建议以下情况可以保留卵巢：年龄 45 岁以下、I 期 G1 级子宫内膜样癌、肌层浸润深度小于 50%、无明显卵巢或子宫外转移。在保留卵巢的同时，指南推荐术中一并行输卵管切除。对于有卵巢癌家族史（如 BRCA 突变或林奇综合征），肿瘤类型为非子宫内膜样癌的患者，不推荐保留卵巢。

9.1.3　肿瘤分级为 1 级的子宫内膜样癌保留生育能力的治疗方案

育龄期女性子宫内膜癌的标准治疗方案包括子宫全切术和双侧附件切除术。肿瘤分级为 G1 级的子宫内膜癌可考虑使用口服孕酮的保守治疗方法，但是专家小组强烈建议患者必须转诊到专科中心接受诊刮以获得准确的组织学诊断，病理结果需经专业妇科病理医师确认，还需进行盆腔 MRI 检查来排除肌层浸润。患者需要了解，保留生育力的治疗不是标准的治疗方案，并且愿意接受随访，在必要时仍需行子宫切除术。推荐治疗方案包括醋酸甲羟孕酮 400 ～ 600mg/d 或醋酸甲地孕酮 160 ～ 320mg/d；也可以考虑使用左炔诺孕酮宫内节育器联合或不联合促性腺激素释放激素。6 个月后，需通过影像学检查和诊刮评估治疗效果。如果治疗无效，仍需要行标准的手术治疗。对药物治疗有反应的患者应鼓励其在生育后再行子宫切除术。对于希望延迟生育的患者，需要每 6 个月进行一次宫腔镜检查。

9.1.4　辅助治疗

根据临床和病理特征对子宫内膜癌进行危险分层，以确定哪些患者可能从辅助治疗中获益更多。最近的专家共识是，根据临床试验和荟萃分析的数据，更新了先前的危险分层指标，增加了淋巴脉管间隙浸润（lymphovascular space invasion，LVSI）作为预后指标（表 9-2）。

表 9-1　根据肿瘤分期的手术推荐

分期		推荐	证据等级
I	I A G1 ～ 2	TH + BSO	I
	I A G3	TH + BSO± 双侧盆腔 - 腹主动脉旁淋巴结清扫术	II
	I B	TH + BSO± 双侧盆腔 - 腹主动脉旁淋巴结清扫术	II
II		TH + BSO± 双侧盆腔 - 腹主动脉旁淋巴结清扫术 如果能达到切缘阴性，可考虑根治性子宫切除术	IV
III		最大限度的肿瘤细胞减灭术和全面分期手术 当手术可能影响阴道功能时，应考虑多模式治疗	IV
IV	IVA	前后盆腔清除术	IV
	IVB	全身治疗，考虑姑息性手术	IV

注：TH. 子宫全切术；BSO. 双侧输卵管卵巢切除术

表 9-2 ESMO/ESGO/ESTRO 关于辅助治疗的危险分层

危险分层	描述	证据等级
低	Ⅰ *期子宫内膜样子宫内膜癌，G1～2 级，< 50% 肌层浸润，LVSI 阴性	Ⅰ
中	Ⅰ 期子宫内膜样子宫内膜癌，G1～2 级，≥ 50% 肌层浸润，LVSI 阴性	Ⅰ
中高	Ⅰ 期子宫内膜样子宫内膜癌，G3 级，< 50% 肌层浸润，LVSI 阴性或阳性	Ⅰ
	Ⅰ 期子宫内膜样子宫内膜癌，G1～2 级，LVSI 明确阳性，无论浸润深度如何	Ⅱ
高	Ⅰ 期子宫内膜样子宫内膜癌，G3 级，≥ 50% 肌层浸润，LVSI 阴性或阳性	Ⅰ
	Ⅱ 期	Ⅰ
	Ⅲ 期子宫内膜样子宫内膜癌，无残留病灶	Ⅰ
	非子宫内膜样癌（浆液性癌或透明细胞癌或未分化癌或癌肉瘤）	Ⅰ
晚期	Ⅲ 期残留病灶和ⅣA 期	Ⅰ
转移	ⅣB 期	Ⅰ

注：LVSI. 淋巴脉管间隙浸润；*分期是根据 FIGO 2009 定义的

目前，ESMO/ESGO/ESTRO 的指南，根据具体的危险分层因素，更新了先前的内容。对于未进行手术分期的患者，其辅助治疗的适应证增加了新的更具体的内容。且更加重视组织学亚型，特别是为非子宫内膜样癌设立了特定的辅助化疗指征。具体建议见表 9-3。

表 9-3 ESMO/ESGO/ESTRO 对辅助治疗的建议

危险分层	辅助治疗		证据等级
低	密切观察		Ⅰ
中	辅助内照射放射治疗		Ⅰ
	密切观察（特别是 < 60 岁患者）		Ⅱ
中高	手术淋巴结分期阴性	辅助内照射放疗	Ⅲ
		密切观察	Ⅲ
	未进行手术淋巴结分期	LVSI 明确阳性患者行辅助外照射放疗	Ⅲ
		G3 级及 LVSI 阴性患者行辅助内照射放疗	Ⅲ
	辅助化疗的疗效不确定		Ⅲ
高	Ⅰ 期	手术淋巴结分期阴性	应考虑外照射放疗	Ⅰ
			可考虑辅助内照射放疗	Ⅲ
			辅助全身治疗疗效未知	Ⅱ
		未进行手术淋巴结分期	推荐辅助外照射放疗	Ⅲ
			可考虑序贯化疗	Ⅱ
			相比单独治疗，更多的证据推荐化疗和外照射放疗联合治疗	Ⅱ

续表

危险分层	辅助治疗			证据等级
高	Ⅱ期	手术淋巴结分期阴性	G1 ～ 2 级，LVSI 阴性者：行阴道内照射放疗	Ⅲ
			G3 级或 LVSI 阳性者　外照射放疗	Ⅲ
			考虑增强内照射放疗	Ⅳ
			辅助化疗疗效不确定	Ⅲ
		无外科淋巴结分期	推荐外照射放疗	Ⅲ
			可考虑增强内照射放疗	Ⅳ
			对于 G3 级或 LVSI 阳性的患者，应考虑序贯辅助化疗	Ⅲ
	Ⅲ期		外照射放疗	Ⅰ
			化疗	Ⅱ
			相比单独治疗，更多的证据推荐化疗和外照射放疗联合治疗	Ⅱ
	非子宫内膜样癌：浆液性癌和透明细胞癌		考虑化疗并鼓励进行临床试验	Ⅲ
			Ⅰ A 期，LVSI 阴性：只考虑阴道内照射放疗，不化疗	Ⅳ
			Ⅰ B 期以上：除化疗外，可考虑外照射放疗，尤其是淋巴结阳性的癌肉瘤和未分化肿瘤	Ⅲ
			建议化疗	Ⅱ
			考虑外照射放疗，鼓励进行临床试验	Ⅲ

注：LVSI. 淋巴血管间隙侵犯

9.1.5　晚期和复发性子宫内膜癌

局部复发的标准治疗取决于复发部位和既往治疗方案。对于手术后阴道复发的患者，其标准治疗是外照射放疗结合内照射放疗。对于中央盆腔复发的患者，可选择手术或放疗。在局部盆腔复发的情况下，可选择放疗和化疗（如果能耐受的话）。对于既往接受过放疗的患者，通过严格的筛选，可以选择一些特殊的治疗方案，如调强放射治疗（IMRT）和立体定向放射治疗（SBRT）。

对于局部晚期子宫内膜癌的患者，其最佳治疗方案目前意见还不统一，通常采用手术、放疗和化疗联合应用的治疗方案。当肿瘤细胞减灭术可行时，推荐选择肿瘤减灭手术。当肿瘤不能切除或存在手术禁

忌证时，可考虑行放疗。如果治疗的目的是控制症状，可以考虑姑息性手术和姑息性放疗。对于孤立性的转移病灶、盆腔或腹膜后淋巴结复发，如果可以完全切除，则尽可能手术切除。

复发或转移性子宫内膜样癌患者的全身治疗包括激素治疗和化疗。激素治疗的适应证包括：子宫内膜样癌、无快速进展、肿瘤分级为 G1 级和 G2 级。在选择激素治疗前，应确定激素受体的状态，同时考虑复发病灶的活检，因为原发灶和转移性灶之间可能存在差异。可选择的药物有：孕激素、他莫昔芬、芳香化酶抑制剂和氟维司群。标准的化疗方案包括：紫杉醇和卡铂每 3 周一次，共 6 个周期。目前尚无标准的二线化疗方案。

9.1.6 随访

ESMO 指南建议根治性治疗后的前2年，需 3 ~ 4 个月随访一次，随访内容为体检和妇科检查，之后每 6 个月随访一次，直到术后 5 年。如有临床指征，可进一步行 CT、MRI、PET 扫描或超声检查。术后不需要常规进行阴道残端巴氏涂片来监测阴道复发。

9.2 NCCN 和 SGO 指南摘要

美国国家综合癌症网络（NCCN）指南是由来自美国的主要肿瘤中心的多学科专家小组制定的。这些指南严格遵循循证证据，是指导临床医师日常决策的重要工具。考虑到临床试验数据的不断增加，这些指南也随之不断更新，并涵盖了癌症管理从诊断到治疗的各个方面。除非另有说明，NCCN 指南为 2A 级证据（表 9-4，表 9-5）。由于缺乏高水平的临床试验证据，尚无 1 级证据推荐。

表 9-4 NCCN 证据分级

分级	定义
1	基于高水平证据，NCCN 一致认为干预是适当的
2A	基于较低层次的证据，NCCN 一致认为干预是适当的
2B	基于较低层次的证据，NCCN 认为干预是适当的
3	基于任何程度的证据，NCCN 在干预是否适当方面存在重大分歧

表 9-5 ESMO 指南证据分级和推荐等级 *

证据等级	
Ⅰ	来自至少一项方法学质量良好（低偏倚潜力）的大型随机对照试验的证据，或来自良好开展的、无异质性的随机试验的荟萃分析
Ⅱ	小型随机试验或存在偏倚嫌疑的大型随机试验（方法质量较低）或此类试验的荟萃分析或已证明具有异质性的试验的荟萃分析
Ⅲ	前瞻性队列研究
Ⅳ	回顾性队列研究或病例对照研究
Ⅴ	没有对照组的研究，病例报告，专家意见
推荐等级	
A	疗效证据确凿，具有显著的临床益处
B	疗效证据强或中等，但临床获益有限，一般推荐
C	疗效或益处的证据不足以超越风险（不良反应、成本等），可选
D	有中等证据反对疗效或支持不良结果，一般不推荐
E	有强有力证据反对疗效或支持不良结果，不推荐

注：* 美国传染病学会 - 美国公共卫生服务分级系统的改编版

美国妇科肿瘤学会（the Society of Gynecologic Oncology，SGO）制定了一系列临床文件，旨在提供关于如何更好地治疗子宫内膜癌患者的循证证据。2014 年，SGO 的临床实践委员会在《妇科肿瘤》杂志上发表了推荐意见，并于 2015 年 4 月与美国妇产科医师学会合作发表了实践指南。

9.2.1 诊断和分期

对于怀疑有子宫肿瘤的妇女，NCCN 指南建议初步检查，包括病史收集、体格检查、全血细胞计数、子宫内膜活检和专家病理学检查。如果活检阴性，则需要在麻醉下进行诊断性刮宫，并可考虑行宫腔镜检查。当考虑林奇综合征时，可继续行生物化学检查和基因检测。免疫组织化学（IHC）可用于检测 DNA 错配修复缺陷和（或）微卫星不稳定（MSI），其可用于筛选出需要进一步行基因检测患者。

对于疾病分期，可以根据临床指征选择性行 CT、MRI 或 PET 扫描，但不是强制性的。肿瘤标志物 CA125 可能有助于监测临床治疗效果，特别是非子宫内膜样肿瘤。

SGO 指南与 NCCN 指南一致强调，对于每例绝经后出血女性都需要通过经阴道超声和子宫内膜活检评估来排除恶性肿瘤。如果这些都不能确诊，可能需要行诊刮术和（或）宫腔镜来确诊。

9.2.2　治疗

NCCN 指南根据患者的疾病进展和病理

组织学亚型（子宫内膜样癌和非子宫内膜样癌）提供了初始治疗建议，如表 9-6 所示。

9.2.3　手术治疗

根据 NCCN 指南，子宫全切术和双侧输卵管卵巢切除术加盆腔淋巴结清扫术仍然是手术分期的一个重要部分。然而，是否行腹主动脉旁淋巴结清扫仍有争议。在最近更新的指南中，由于缺乏数据支持的广泛淋巴结清扫术的常规应用，专家小组建议对特定的患者暂不进行淋巴结清扫术以避免过度治疗。值得注意的是，筛选出可能从辅助治疗中获益的淋巴结受累患者，仍然是进行盆腔和腹主动脉旁淋巴结清扫的主要适应证。术前和术中的检查结果可指导是否进行淋巴结清扫术。子宫肌层浸润小于 50%、直径小于 2cm、组织学分化

表 9-6　NCCN 指南制定的初始治疗

子宫内膜样肿瘤		
病变局限于子宫	具备手术条件	TH/BSO 并手术分期
	不适合手术	放疗
		部分患者考虑激素治疗
病变侵犯宫颈	具备手术条件	TH/BSO 并手术分期
		放射治疗（2B 类）± 化疗后行 TH/BSO 和手术分期
	不适合手术	放射治疗 ± 化疗后具备手术条件者手术切除
		化疗（2B 类）后具备手术条件者手术切除，不可手术者继续放疗
宫外侵犯	腹腔内（腹水、网膜、淋巴结、卵巢、腹膜）	TH/BSO + 分期 / 手术减瘤，目标是无可检测的残余病灶肿瘤
		可考虑术前化疗
	最初不能切除的宫外盆腔疾病（阴道、膀胱、小肠、直肠、宫旁侵犯）	放疗 + 近距离放疗 ± 化疗
		化疗后放疗或具备手术条件者手术切除
	腹外或肝转移	化疗或放疗或激素疗法或以上治疗的组合，可考虑姑息性 TH/BSO
非子宫内膜样肉瘤（浆液性、透明细胞性和癌性肉瘤）		
● 初始治疗方法可能包括 TH/BSO 及同卵巢癌的手术分期，需要努力实现最大程度的减瘤		
● 在疾病广泛的情况下，可以考虑新辅助化疗		

注：TH. 子宫全切术；BSO. 双侧输卵管卵巢切除术

良好或中度分化的肿瘤患者淋巴结转移风险可能较低，尽管这些标准没有被随机对照试验证实，但可用于识别无法从淋巴结清扫术中获益的患者。总之，NCCN专家组建议，应对高危子宫内膜癌患者行腹主动脉旁淋巴结清扫术。

另一个有争议的问题是前哨淋巴结示踪的应用，这可用于病变局限于子宫的低风险患者，可以避免淋巴结的扩大切除，进而减少相关并发症。专家组建议前哨淋巴结示踪可在经验丰富的中心进行，但不应常规应用，特别是在非子宫内膜样癌中。

SGO指南推荐在手术量大的中心实施手术以减少并发症和改善患者结局。NCCN和SGO指南均指出对于包含淋巴结清扫在内的全面分期手术的适应证仍然在讨论中。手术分期对确定预后及决定辅助治疗仍然很重要。我们也认识到，低级别的早期肿瘤不但无法从扩大范围的手术中获益，这可能增加过度治疗和并发症的风险。前哨淋巴结示踪展现了良好的前景，但由于缺乏前瞻性临床试验，暂不支持常规应用。总之，SGO指南指出，子宫内膜癌标准的手术方式包括子宫全切术、双侧输卵管卵巢切除术、盆腔与腹主动脉旁淋巴结清扫术与腹膜细胞学采集。鉴于行肿瘤细胞减灭术后无肉眼残留病灶的患者可以在生存期上获益，NCCN与SGO这两大指南强调了对于Ⅲ期和Ⅳ期子宫内膜癌患者行肿瘤减灭术的重要性。

外科手术指南阐述了手术方法的发展趋势，即从开腹手术到腹腔镜和机器人辅助腹腔镜的微创手术的趋势。对于恶性肿瘤患者，在手术入路上均不建议经阴道入路，除非是手术并发症率高的早期肿瘤患者。

9.2.3.1　不完全手术的分期

对于未接受完全手术的患者，NCCN指南建议其中高级别和深度浸润性肿瘤患者进行包括淋巴结清扫的全面分期手术，具体如下。

- ⅠA期、G1～2级、肌层浸润＜50%、无淋巴脉管间隙浸润、肿瘤直径＜2cm：观察，不做进一步手术。
- ⅠA期、G1～2级、肌层浸润＜50%伴淋巴脉管浸润/肿瘤直径＞2cm/ⅠA期、G3级/ⅠB期/Ⅱ期，同时影像学结果未见转移：无进一步手术指征。辅助治疗的适应证见后述。
- ⅠA期、G1～2级、肌层浸润＜50%伴淋巴脉管浸润/肿瘤直径＞2cm/ⅠA期、G3级/ⅠB期/Ⅱ期，同时影像学结果提示转移或可能转移：需要再次手术，需根据病情确定辅助治疗的适应证。
- ⅠA期、G1～2级、肌层浸润＜50%伴淋巴脉管浸润/肿瘤直径＞2cm/ⅠA期、G3级/ⅠB期/Ⅱ期，同时无影像学参考：考虑再次行全面分期手术。

SGO与NCCN指南一致建议，对于因其他原因行子宫切除后偶然被诊断出子宫内膜癌患者，在决定全面分期手术时，需要仔细权衡手术的利弊。对于G1或G2级肿瘤，组织学呈子宫内膜样，肿瘤体积小，肌层浅层浸润或无浸润，考虑到复发风险低，可以考虑暂不手术。对于子宫外转移高风险的患者，如高危组织学亚型、G3级肿瘤或深部肌层浸润的患者，建议行全面分期手术。

9.2.3.2　保留生育能力手术

根据NCCN和SGO指南，保留生育手术需满足以下条件。

- 诊刮后病理提示G1级子宫内膜样腺癌。
- MRI或经阴道超声提示病变局限于子宫内膜。
- 影像学检查未发现可疑的转移性

病灶。

- 无药物治疗和妊娠禁忌证。
- 经充分解释，患者知晓保留生育功能手术并非标准的治疗方案。

如果符合上述所有标准，患者可以接受以孕激素为基础的治疗，并且需要每 3 ~ 6 个月进行一次子宫内膜活检。如果在 6 个月后达到完全缓解，则鼓励患者妊娠，生育后再行子宫全切术和双侧输卵管卵巢切除术。如果 6 个月后子宫内膜癌仍然存在，则建议直接手术。

9.2.4　辅助治疗

辅助治疗（化疗、放疗或两者结合）的适应证是根据预估的复发风险来评估的，而复发风险与存在的危险因素密切相关。这些危险因素包括：肿瘤分期、年龄、G2 或 G3 级、有无淋巴脉管间隙浸润、外 1/3 肌层浸润、肿瘤大小和子宫下段受累情况。NCCN 制定的辅助治疗的适应证见表 9-7（子宫内膜样癌）和表 9-8（非子宫内膜样癌）。需要注意的是，NCCN 指南使用的是第 7 版 TNM 分期系统（2010）。

表 9-7　子宫内膜样肿瘤辅助治疗适应证

分期	危险因素	分级	治疗
ⅠA	无	G1	密切观察
		G2	密切观察或阴道内照射放疗 *
		G3	密切观察或阴道内照射放疗
	有	G1	密切观察或阴道内照射放疗
		G2	密切观察或阴道内照射放疗和（或）外照射放疗（2B 类）
		G3	密切观察或阴道内照射放疗和（或）外照射放疗（2B 类）
ⅠB	无	G1	密切观察或阴道内照射放疗
		G2	密切观察或阴道内照射放疗
		G3	阴道内照射放疗和（或）外照射放疗或密切观察（2B 类）
	有	G1	密切观察或阴道内照射放疗和（或）外照射放疗
		G2	密切观察或阴道内照射放疗和（或）外照射放疗
		G3	外照射治疗和（或）阴道内照射放疗 可考虑化疗（2B 类）
Ⅱ		G1	阴道内照射放疗和（或）外照射放疗
		G2	阴道内照射放疗和（或）外照射放疗
		G3	外照射放疗 ± 阴道内照射放疗 ± 化疗（2B 类）
ⅢA			化疗 ± 放疗 肿瘤定向放疗 ± 化疗 外照射放疗 + 阴道内照射放疗
ⅢB			化疗或放疗或化疗 + 肿瘤定向放疗
ⅢC			化疗或放疗或化疗 + 肿瘤定向放疗
Ⅳ期无肉眼残留病灶			化疗 ± 放疗

注：* 放疗需要在阴道切口愈合后立即开始，不迟于手术后 12 周。标准辅助化疗和一线化疗的代表是卡铂和紫杉醇联合

表 9-8　非子宫内膜样肿瘤辅助治疗指征

分期	治疗
ⅠA	观察或化疗 ± 阴道内照射放疗或肿瘤定向放疗
ⅠB, Ⅱ, Ⅲ, Ⅳ	化疗 ± 肿瘤定向放疗

SGO 指南给出了基本相同的适应证，建议存在危险因素时考虑行辅助治疗。这些指南再次强调了关于最佳辅助治疗方法的数据仍缺乏，因此，迫切需要来自正在进行的试验数据来帮助解答这些未解的问题（单一方式治疗还是联合治疗，序贯治疗还是三明治治疗）。SGO 小组明确指出，对于Ⅰ期和Ⅱ期患者，放疗可以降低复发率，但不影响总体生存期。早期患者可采用阴道内照射放疗代替全盆腔放疗，两者疗效相同，但前者毒性较小。此外，由于缺乏随机试验证据，这些指南均不推荐在Ⅰ期和Ⅱ期使用辅助化疗。

9.2.5　复发治疗

NCCN 指南推荐根据复发部位（局部复发、孤立转移和播散性转移）来制订复发性子宫内膜癌的治疗方案。

9.2.5.1　局部区域复发

最佳治疗方法取决于既往的治疗方法和局部复发的具体部位。

● 既往无放疗：可选外照射、阴道内照射放疗或手术治疗。

● 既往有阴道内照射放疗

局限于阴道的疾病：肿瘤定向放疗 ± 阴道内照射放疗 ± 化疗。

盆腔淋巴结病变：肿瘤定向放疗 ± 阴道内照射放疗 ± 化疗。

腹主动脉旁或髂总淋巴结病变：肿瘤定向放疗 ± 化疗。

● 既往外照射 BRT：手术切除 ± IORT

（术中放疗，IORT 第 3 类）或激素治疗或化疗。

9.2.5.2　孤立性转移

如果局部治疗可行，可以考虑切除和（或）放疗或消融治疗（2B 类）或化疗（3类）。如果局部治疗不可行或局部治疗后复发，需按播散性转移处理。

9.2.5.3　播散性转移

对于低级别肿瘤、无症状进展或雌孕激素受体阳性的患者建议激素治疗。如果疾病有症状且肿瘤是中低分化或疾病负担重，推荐化疗联合或不联合姑息性放疗以控制症状。如果可能的话，建议患者入组临床试验，尤其是接受二线或更新的治疗方案。

一线化疗药物以卡铂和紫杉醇的联合化疗为代表，其疗效与三药联合相当，但毒性较小。目前没有明确的标准二线化疗方案。最常用的二三线化疗药物包括多柔比星，每周给予紫杉醇、拓扑替康、顺铂和卡铂。激素治疗药物包括甲地孕酮、他莫昔芬或芳香化酶抑制剂。

9.2.6　随访

根据 NCCN 和 SGO 指南，接受根治性治疗的子宫内膜癌患者的随访包括：

● 每 3 ～ 6 个月体检 1 次，持续 2 ～ 3年，然后每 6 个月 1 次，持续 2 ～ 3 年，之后每年 1 次直至终身。

● CA125 可作为备选指标之一。

● 根据临床指征进行影像学检查，以监测可疑的肿瘤复发。

● 考虑对 50 岁以下、有子宫内膜癌和（或）结直肠癌家族史或肿瘤免疫组织化学显示错配修复系统缺陷的患者进行遗传咨询 / 检测。

● 关于复发症状以及保持健康的重要性的患者宣教。

9.3　总结

本章所阐述的指南尝试提供基于循证医学证据的子宫内膜癌的诊断、治疗和随访。由于几乎没有一级证据，治疗领域的许多问题仍然不明确。试验的异质性是目前对子宫内膜癌数据的一大限制，进而导致了在临床实践中采取哪种方法往往取决于中心或医师的偏好。举例如下：

A. 中危子宫内膜癌淋巴结切除术的适应证及范围。

B. 何时为根治性手术患者提供辅助治疗，选择单一还是多方案联合的辅助治疗。

C. 如何结合辅助化疗和放疗，或哪个是最好的二线治疗方案。

不同的指南也注明了专家组的不一致意见，特别是在淋巴结清扫术的处理上。

在辅助治疗的适应证方面，这些指南的主要区别在于对危险人群的定义。ESMO指南建议将子宫内膜癌分为 6 个危险分层：低风险、中风险、中高风险、高风险、进展期和转移期。辅助治疗的适应证根据危险分层以及是否行淋巴结手术分期来确定。NCCN 指南并未将手术分期作为指导辅助治疗的因素，也没有制定危险分层。在 NCCN 指南中，G1 和 G2 的肿瘤被单独考虑作为辅助治疗的适应证，而 ESMO 指南中没有提及。

未来仍需要更多的临床试验来解决这些不确定的问题，以为患者提供最佳临床实践方案。

（周圣涛　译）

第四部分

子宫内膜癌的手术治疗

Anne Gauthier, Martin Koskas, and Frederic Amant

第 10 章 子宫内膜癌手术治疗原则

10.1 引言

子宫内膜癌（endometrial cancer，EC）是全球第六大常见的恶性肿瘤，每年约有290 000 例新发病例。在欧洲，子宫内膜癌的发病率位于女性恶性肿瘤的第 4 位。

影响子宫内膜癌预后的因素有：组织学类型（子宫内膜样癌或非子宫内膜样癌）、手术病理分期（表 10-1）、分化程度、有无淋巴脉管间隙浸润、肌层浸润深度及淋巴结受累情况。

术前资料通过磁共振成像（magnetic resonance imaging，MRI）评估肌层侵入深度、宫颈受累及淋巴结增大情况，并通过子宫内膜活检确定的组织学类型可预先评估分期并根据复发风险将 FIGO Ⅰ 期子宫内膜癌患者分为低危、中危、低 - 中危、高危 4 组（ESMO 分类，表 10-2）。

对于早期子宫内膜癌，子宫切除术联合双侧输卵管卵巢切除术是治疗的基础。随后根据术中情况及淋巴结转移风险、术前或术中检查进行评估后决定是否行淋巴结切除术。

尽管可以进行临床分期，但子宫内膜

表 10-1　子宫内膜癌手术病理分期（FIGO，2009 年）

Ⅰ 期：肿瘤局限于子宫体
Ⅰ a 期：无或肿瘤浸润深度＜ 1/2 子宫肌层
Ⅰ b 期：肿瘤浸润深度≥ 1/2 子宫肌层
Ⅱ 期：肿瘤侵犯宫颈间质（仅宫颈腺体受累为 Ⅰ 期）
Ⅲ 期：肿瘤的局部和（或）区域扩散
Ⅲ a 期：肿瘤累及子宫浆膜层和（或）附件
Ⅲ b 期：阴道和（或）子宫旁组织受累
Ⅲ c 期：盆腔淋巴结或腹主动脉旁淋巴结转移
Ⅲ c1v 期：盆腔淋巴结转移
Ⅲ c2 期：腹主动脉旁淋巴结转移，伴有或不伴有盆腔淋巴结转移

续表

Ⅳ期：直肠和（或）膀胱黏膜受累和（或）远处转移	
Ⅳa 期：直肠或膀胱黏膜受累	
Ⅳb 期：远处转移、恶性腹腔积液、腹膜受累	

表 10-2　组织学复发风险定义和分组（根据 2016 年 ESMO-ESGO-ESTRO 指南制定）

标准	风险分组
1 型子宫内膜癌 /FIGO ⅠA 期 /1 ～ 2 级 / 无脉管浸润	低危组
1 型子宫内膜癌 /FIGO ⅠB 期 /1 ～ 2 级 / 无脉管浸润	中危组
1 型子宫内膜癌 /FIGO ⅠA 期 /3 级伴有或不伴有脉管浸润	中 - 高危组
1 型子宫内膜癌 /FIGO ⅠA ～ⅠB 期 /1 ～ 2 级 / 脉管浸润	
1 型子宫内膜癌 /FIGO ⅠB 期 /3 级伴有或不伴有脉管浸润	高危组
2 型子宫内膜癌	
无残余病灶 FIGO Ⅱ～Ⅲ期	

引自：Colombo N, Creutzberg C, Amant F, et al. ESMOESGO-ESTRO consensus conference on endometrial cancer: diagnosis, treatment and follow-up. Ann Oncol, 2016，27(1):16-41

癌主要采用手术病理分期。

10.2　手术操作

10.2.1　禁止粉碎术

标本必须小心处理，以避免任何肿瘤细胞的播散，并禁止将标本粉碎。

10.2.2　手术路径

10.2.2.1　原理

开腹子宫切除与腹腔镜辅助经阴道子宫切除及腹腔镜子宫全切术的主要并发症没有差异，但腹腔镜手术具有住院时间短、术后疼痛轻及术后恢复快的优点，而机器人辅助手术与传统腹腔镜手术在这些方面没有明显差异。

早期 EC 可通过腹腔镜子宫全切术（total laparoscopic hysterectomy，TLH）或腹腔镜辅助经阴道子宫切除术（laparoscopy-assisted vaginal hysterectomy，LAVH）得到有效治疗。LAVH 与 TLH 均可应用于早期 EC，且手术效果相当。

此外，与传统的腹腔镜手术相比，机器人辅助手术可缩短肥胖患者的手术时间、减少出血量并增加淋巴结切除数量。由于肥胖是中转开腹的常见原因，因此，肥胖被认为是机器人辅助手术的良好适应证。但是手术医师的经验也需要考虑其中，对于一个优秀的腹腔镜医师而言，转而行机器人辅助手术并没有体现出明显优势。

此外，与 LAVH 相比，TLH 因手术时间更短而有利于肥胖患者。

10.2.2.2 建议

由于腹腔镜手术的安全性现已在几项随机研究中得到证实，因此，对于没有腹腔镜手术禁忌证（如子宫体积大、活动不足、显著的肌层肿瘤浸润）的患者应通过腹腔镜行子宫及双侧输卵管卵巢切除术，以避免子宫破裂的风险。

10.2.3 子宫切除类型

手术的主要目的是通过切除肿瘤进行治疗。此外，子宫切除可以明确影响预后，从而确定后续辅助治疗。

子宫切除术的手术原则如下。

• 子宫全切除，因为存在宫颈侵犯的风险。

• 筋膜外子宫切除，因为子宫筋膜中的肌层纤维使转移的风险增加。

• 非保守性手术，输卵管及卵巢即使形态正常，也可能含有微转移。然而，对于高分化黏膜内子宫内膜癌年轻患者，保留卵巢与癌症相关死亡率增加无关。

10.2.4 淋巴结切除术

10.2.4.1 原理

既往推荐行淋巴结切除术来明确肿瘤分期。

主要的淋巴干有子宫 - 卵巢干（骨盆漏斗）、宫旁干和骶前干，它们引流入髂内淋巴结、髂外淋巴结、髂总淋巴结、骶前淋巴结和主动脉旁淋巴结。完整的淋巴结切除术包括盆腔淋巴结切除术和主动脉旁淋巴结切除术。

已发表的随机研究表明，盆腔淋巴结切除对早期 EC 患者的总生存期和无病生存期没有影响。此外，一项意大利的随机对照研究在纳入 540 例病例后显示：接受盆腔（含 30% 主动脉旁）淋巴结切除或无淋巴结切除患者的复发率及生存期并无差异。在英国，MRC ASTEC 试验对 1400 例临床 I 期子宫内膜癌患者进行了随机分组并接受伴或不伴盆腔淋巴结切除的手术，结果显示盆腔淋巴结切除并无益处。以上两项研究均因存在一些缺陷而受到诟病：①没有对淋巴结切除范围进行评估；②低风险患者的比例太高；③并没有根据淋巴结切除后的病理结果决定术后是否增加辅助治疗。

然而，这些研究结果表明：与单独的盆腔淋巴结切除术相比，腹主动脉旁淋巴结切除术联合盆腔淋巴结切除术可延长中危或高危 EC 患者的总生存期。但这是一项回顾性研究，仍需期待前瞻性数据。此外，两组的辅助治疗也没有可比性。在同时行盆腔淋巴结切除术和腹主动脉旁淋巴结切除术的患者中，77% 接受了化疗，而仅接受盆腔淋巴结切除术的患者中，只有 45% 接受了化疗。这表明，与单纯行盆腔淋巴结切除术相比，盆腔联合腹主动脉旁淋巴结切除术对患者可能更为有益，但并不意味着广泛的淋巴结切除术比不进行淋巴结切除术能够改善患者生存率。

然而，由于仅不到 5% 的低危肿瘤（分化良好且肌层浸润 < 1/2）患者存在淋巴结转移，因此现在普遍认为这些患者不需要进行全面分期手术。对于具有中危或高危因素的患者应考虑行淋巴结切除术。尽管淋巴结切除术的直接生存效益尚未明确，但淋巴结切除术可识别淋巴结转移阳性患者，而这些患者可从后续的辅助治疗中受益。术前检查旨在发现支持淋巴结切除的危险因素。此外，术中也可决定是否行淋巴结切除术，主要取决于肿瘤在子宫肌层的浸润深度。尽管术中分级不及术后分级精确，术中也应该对淋巴结行冷冻切片病

理检查。

10.2.4.2 建议

作为一种最保守的方法，任何肿大或可疑的淋巴结都应切除。

由于高危患者淋巴结受累率最高且盆腔淋巴结切除术对该类患者生存期有积极影响，因此建议高危患者行盆腔淋巴结切除术。除临床治疗外，淋巴结切除术的主要目的是对高危患者进行分期。鲜有证据支持淋巴结切除术的益处，但它可筛选出能从辅助治疗中获益的淋巴结阳性的患者。目前已有一项关于淋巴结切除术指导高危子宫内膜癌（STATEC）辅助治疗作用的国际试验。而正在进行的 ENGOT-EN2-DGCG/EORCT 55102 试验旨在通过比较Ⅰ～Ⅱ期 3 级 EEC 或 2 级 EC 且无淋巴结转移的患者随机辅助化疗或不进行后续治疗的生存期来解答淋巴结切除在指导辅助治疗中的作用。

根据 MRCASTEC 和意大利的试验，低危或中危的患者不建议行淋巴结切除术。

10.2.5　前哨淋巴结

10.2.5.1　原理

A. 子宫肌层的淋巴引流途径

● 子宫峡部和子宫体中部（引流与宫颈相似）：沿子宫阔韧带血管走行的淋巴管引流到盆腔淋巴结（尤其是髂外淋巴结）。

● 子宫底和子宫角：引流路径沿着腰骶部卵巢蒂（在骨盆漏斗韧带中）引流到肠系膜下动脉上方和左肾静脉下方的腹主动脉旁淋巴结，很少引流至髂总淋巴结。

1996 年，Burke 等首次将前哨淋巴结（sentinel lymph node，SLN）活检应用于 EC 患者。将 SLN 技术应用于 EC 中可减少完全性淋巴结切除术带来的并发症（淋巴水肿，血清肿），同时也允许在淋巴结数量

有限的情况下进行淋巴结超分期（寻找微转移灶）。

B. 目前有 3 种给药途径

● 术中浆膜下注射。

● 宫颈注射［术前和（或）术中］：可重复性最好，但这种方法反映的是宫颈淋巴引流而不是肿瘤淋巴引流。

● 宫腔镜术中黏膜下注射：靠近肿瘤进行注射，有学者提出注射引起的子宫腔内高压（输卵管播散）及宫颈扩张淋巴（播散）具有导致肿瘤细胞播散的风险，但需要注意的是，宫腔镜术中黏膜下注射示踪剂的压力非常低，这也是为什么诊断性宫腔镜检查后腹膜冲洗阳性率并无增加的原因。

C. SLN 示踪的技术

● 有色示踪（亚甲蓝或吲哚菁绿，检出率更高）。

● 核素示踪（锝）与淋巴显影。

● 联合检测（有色示踪和核素示踪联合）。

SLN 示踪可在术前（淋巴显像、SEPCT 或实时三维单光子发射计算机断层扫描）或术中［有色示踪（可见蓝色管状结构和前哨淋巴结）和（或）核素示踪（热前哨淋巴结）］进行。

超分期可以识别微转移（0.2～2.0mm）和孤立肿瘤细胞（≤ 0.2mm）。

10.2.5.2　建议

虽然 SLN 示踪的准确性已在低危及中危复发风险的早期 EC 患者中得到验证，但其对于高危 EC 患者准确性较低，这使 SLN 示踪在这类患者中并不适用。基于这些发现，SLN 活检可能是低危或中危 EC 患者在系统性淋巴结切除和不切除之间的权衡，从而避免完全性淋巴结切除术的并发症和淋巴结阳性患者的治疗不足。

此外，考虑到异常的引流区域，SLN

活检可常规应用于早期 EC 患者。但是，在作为常规方案之前，需要确认其安全性并在有经验的专家指导下进行。

10.3 手术技术

10.3.1 子宫切除术

自1988年以来，国际妇产科联盟（FIGO）根据初次手术后的病理结果对子宫内膜癌进行了分类。

10.3.1.1 术前准备

对于子宫大小正常的早期 EC，腹腔镜手术是标准术式。可以行 TLH 或 LAVH，其中腹腔镜部分可以仅限于初步的解剖分离，也可以到游离出子宫动脉的位置。

A. 腹腔镜设备 除了标准的腹腔镜手术器械以外，术中放置举宫器操纵子宫可以很好地配合手术，举宫器可以帮助暴露盆腔间隙，同时达到阴道封闭的效果，可以有效地防止气体泄漏。

美国妇科腹腔镜医师协会（AAGL）将腹腔镜下子宫切除术分为以下 5 类。

0 型：腹腔镜引导下经阴道子宫全切术。

Ⅰ型：闭合或离断至少一侧卵巢蒂，但不包括子宫动脉。

Ⅱ型：在Ⅰ型的基础上离断（单侧或双侧）子宫动脉。

Ⅲ型：在Ⅱ型的基础上部分离断（单侧或双侧）主 - 骶韧带复合体。

Ⅳ型：完全离断（单侧或双侧）主 - 骶韧带复合体，进或不进入阴道。

B. 患者体位 理想情况下，患者应采取如下体位：仰卧位，头低足高倾斜 15°，并使会阴充分暴露，使用举宫器以便暴露子宫直肠陷凹和阴道。为了举宫方便，患者臀部需超出手术台边缘。当需要头低足高

位时，在患者的肩部放置肩托，避免患者滑落。术前的皮肤和阴道消毒是第一步。

主刀医师站在患者左侧。患者取头低足高倾斜 15°的体位，双腿稍分开，以便放置举宫器暴露子宫直肠陷凹。为降低子宫穿孔的风险，可在腹腔镜监测下放置举宫器。考虑到在放置举宫器的过程中，肿瘤可能会经输卵管播散，因此有医师建议在放置举宫器前先夹闭输卵管。

C. 起始步骤 通过穿刺针或开放式腹腔镜技术建立气腹。两侧分别插入一个 5mm 的套管针，腹中线插入一个 10 ～ 12mm 的套管针。两侧的套管针置于两侧髂前上棘连线上，在髂前上棘内侧 2 ～ 3 指，位于腹壁血管外侧。腹中线上的套管针置于耻骨联合与脐连线中点。为了符合人体工学，腹中线上套管针的位置最好高于两侧套管针的水平。术中应避免重新放置套管针，以降低腹壁转移的风险。气囊式套管针可降低套管针意外拔出的发生率（从而避免重复穿刺）。如果子宫过大，套管针穿刺的位置应更高。位于患者足侧的第二助于必须上推宫底，使子宫始终朝向术者操作部位的对侧，以暴露手术视野。

视野探查时应特别注意：①胃区、横膈膜、肝包膜；②腹主动脉旁的腹膜后解剖；③盆腔腹膜，包括直肠子宫陷凹；④子宫浆膜、附件。

探查时应注意寻找癌灶和继发病灶。任何穿透子宫浆膜层的肿瘤性病变，都是腹腔镜手术的禁忌证。建议对所有可疑病灶进行活检，如果术中改变了手术方式，则行术中病理检查。目前，不再推荐腹水细胞学检查。

患者取特伦德伦伯卧体位，使肠管上移，以便更好地暴露盆腔。

10.3.1.2　单纯性子宫切除术：筋膜外子宫全切术

该术式适用于 I 期子宫内膜癌，涉及以下几个步骤。

A. 凝切圆韧带　凝切圆韧带时须借助举宫器的帮助，同时使用相反的张力进行牵拉。该操作必须在子宫侧面、圆韧带和髂外血管形成的三角区域内进行。

B. 打开阔韧带前叶　圆韧带的离断导致二氧化碳进入两层腹膜之间，打开阔韧带前叶后，继续凝切至膀胱腹膜反折的右侧缘。

C. 阔韧带开窗和骨盆漏斗韧带凝切　在阔韧带后叶前方的深部区域，有一个三角形的无血管区，穿过此无血管区，可打开阔韧带窗口，并通过反方向施加的张力将阔韧带窗口开大。该步骤在安全区域内进行，以游离骨盆漏斗韧带，使之便于电凝和切割。

D. 解剖阔韧带后叶及分离膀胱子宫　继续打开阔韧带后叶的腹膜，直至近宫骶韧带处。目前尚不能切断宫骶韧带，只能切开腹膜。如果在骨盆漏斗韧带附近没有找到右侧输尿管，那么此时是寻找右侧输尿管的最佳时机。

随后，必须打开膀胱子宫腹膜反折至举宫器所暴露出的最低位置，并在无血管区进行解剖：使用举宫器将子宫推向骶岬方向，暴露膀胱子宫陷凹。在外侧，继续在阔韧带开口前方分离子宫与膀胱。

E. 分离和凝切子宫血管（伴输尿管识别）　分离及阻断子宫血管需注意远离输尿管进行操作。此外，宫旁组织下方的宫颈 - 阴道支也需要处理。

F. 阴道切开：阴道环行切开术　可移动的插管式举宫器继续留在阴道中，上推子宫暴露膀胱子宫陷凹。使用单极切开阴道，举宫器封堵阴道，闭合的单极剪刀紧贴举宫器切开阴道壁。在阴道后壁，切开靠近宫骶韧带上部联合处的腹膜，并游离宫骶韧带。在打开阴道直肠间隙时可暂时保留宫骶韧带。

G. 子宫切除及阴道缝合　经阴道取出子宫时，使用 cannulator 钳固定子宫。根据无瘤原则，术中禁止肿瘤破裂，因此只允许使用 Museux 钳（子宫阴道部固定牵引用钳）或 Pozzi 钳进行额外的牵引。可在阴道内放置无菌手套进行阴道封堵，防止二氧化碳泄漏。

阴道环行切开后的残端缝合可在腹腔镜下进行。但经阴道缝合是最快捷的方式，同时可降低阴道残端裂开的风险。术中应特别注意残端角部的缝合，一是为了充分止血，二是要注意残端缝合之前确保不要把输尿管包裹进去。阴道缝合可使用 0 号可吸收线进行边缘固定。

LAVH 术中，在阴道部分的操作之前，腹腔内操作的时间是有限的。以下为可在阴道内进行的操作。

（a）阴道切开：使用阴道拉钩可以很好地暴露术野。牵拉宫颈并使用 Kocher 钳和冷刀切开阴道，以此形成环形的阴道残端。

（b）膀胱子宫陷凹解剖：分离膀胱和阴道，直至在无血管区完成膀胱子宫间隙的分离。将宫颈向下牵拉并向阴道穹窿施加反向压力。有齿钳钳夹阴道壁并向上牵拉。使用 Kocher 钳和冷刀牵拉宫颈，使剪刀与穹窿成 45°。注意残端角部，避免形成解剖无效腔。前腹膜处可见一薄薄的发白的边缘，可用剪刀将其剪开。

（c）阴道直肠间隙解剖：随后在无血管区进行子宫后方间隙的解剖，切至直肠子宫陷凹。将子宫颈向上牵拉，同时使用阴道拉钩向阴道后穹窿施加反向力。有齿钳钳夹阴道壁并向下牵拉，观察韧带的解剖情况及直肠子宫陷凹。使用剪刀剪开此间隙腹膜，并插入手指来打开道格拉斯陷凹，同时放置阴道后壁拉钩以保护直肠。

在阴道前壁和后壁分别放置阴道拉钩来界定范围。可以在阴道侧面再放置一个侧壁拉钩，以辅助操作。

（d）子宫血管结扎与骨盆漏斗韧带的凝切：通常情况下，此步骤是在腹腔镜下完成的。

（e）止血与残端检查：阴道是闭合的，边缘有两个 X 点在角部。

10.3.1.3　根治性子宫切除术类型

明确或可疑宫颈转移的情况下考虑此种式式。

根治性子宫切除术切除的范围包括子宫、宫旁组织和阴道穹窿。

用于宫颈癌患者的 Querleu 分型是基于解剖标志（输尿管、髂内血管、盆壁），根据切除的宫旁组织的范围，将此手术划分为四个主要类型。

A. A 型手术　要求在宫颈与输尿管之间切断子宫韧带，保证宫颈的完整切除。这是一种筋膜外子宫切除术，在打开输尿管隧道但不游离输尿管的情况下，通过触摸或直视的方式来确定输尿管的位置。无须切断膀胱宫颈韧带和直肠韧带。

B. B 型手术　要求在输尿管水平切除侧方宫旁组织。将输尿管隧道顶端打开，外推输尿管。宫旁的神经部分没有被切断，仅切除纤维成分。在距子宫一定距离的位置切断膀胱宫颈韧带和直肠韧带。B 型又分为 B1 型与 B2 型。B1 型手术如上所述，B2 型手术在 B1 型手术的基础上增加宫旁淋巴结切除。

C. C 型手术　要求在髂内血管水平切除侧方宫旁组织（须切除整个宫旁组织）。

彻底游离输尿管，切除膀胱宫颈韧带和直肠韧带。C 型又可分为 C1 型与 C2 型。C1 型手术保留神经（阴道至少切除 15 ～ 20mm）；而 C2 型手术不保留神经（切除子宫深静脉以下的宫旁组织）。

D. D 型手术　属于扩大性切除术，要求在盆腔侧壁水平进行宫旁组织切除，又可分 D1 型与 D2 型。D1 型手术，在盆腔侧壁水平彻底切除宫旁组织，连同髂内血管的属支一并切除，暴露坐骨神经的根部；D2 型手术是在 D1 型手术的基础上，再切除邻近的筋膜和肌肉组织。

10.3.1.4　根治性子宫切除术手术步骤

A. 打开间隙

（a）侧腹膜：切开髂外血管上方的腹膜，从结肠旁沟切至子宫圆韧带断端。

（b）盆段输尿管：附件须使用无损伤抓钳向内侧牵拉，盆腔段的输尿管位于腹膜下深层。在手术的这个阶段不会暴露出输尿管。

（c）膀胱侧窝：分离脐动脉，用无损伤抓钳将其向内侧牵拉。使用两把分离钳牵引并打开膀胱间隙，其中一把钳子朝向髂外血管方向，另一把钳子朝向脐动脉方向。这个步骤通常很容易完成，分离此间隙不需要电灼，因为整个操作都是在无血管区进行的。操作区域在肛提肌水平，外侧达膀胱外侧盆壁，在耻骨梳韧带以上进行。进行这一步骤时可通过举宫器将宫底推向头侧、腹侧或对侧，从而使宫底始终处于张力状态下，有利于手术的进行。随后游离脐动脉直至其在髂内动脉上的起始处。

（d）直肠侧窝：辨认髂动脉分叉有助于解剖直肠侧间隙。从髂内动脉的内侧开始游离，随后到达肛提肌底部，有时需要对髂内动脉发出的小动脉进行电灼。这一步骤可以通过举宫器将宫底推向对侧，使其处于张力状态下，有利于打开直肠侧窝。

B. 宫旁组织的处理

（a）游离子宫动脉：此步骤需将宫底分别推向头侧、腹侧和对侧来进行。在宫旁组织的上缘找到子宫动脉，在子宫动脉的起始端电灼并将其切断。

（b）宫旁组织的分离：基于 Querleu 分型，B 型手术要求在输尿管水平切除侧方宫旁组织，其优点是保留了膀胱的神经支配。

C 型手术的宫旁处理根据个性化而定，因为在膀胱旁窝、直肠旁窝前、直肠旁窝外、直肠旁窝后、直肠旁窝内之间的参数是个性的，双极电凝朝向骨盆壁方向将宫旁组织的基底部凝闭并切断，这样操作可避免膀胱侧窝和直肠侧窝的分离。

C. 游离盆段输尿管：基于 Querleu 分型

（a）膀胱解剖：将宫底置于盆腔正中靠近背侧，打开膀胱宫颈间隙（适用于单纯性子宫切除术），辨认膀胱宫颈韧带浅层并将其分离，宫旁组织的前界就由此游离出来。

（b）子宫旁输尿管：此步骤需将宫底分别推向头侧、腹侧和对侧进行。首先将宫旁的输尿管向侧方分离，随后将其从宫旁组织中游离出来。这一过程需要仔细地凝切从子宫血管发出的输尿管血管。对子宫动脉与输尿管交叉处的组织解剖有利于游离出宫旁组织中的输尿管。

（c）膀胱输尿管：游离输尿管至膀胱角部，辨认并分离膀胱宫颈韧带深层。在输尿管进入膀胱前将其游离，可为完全游离宫旁组织和阴道旁组织作准备。

D. 背侧操作：基于 Querleu 分型

（a）直肠阴道间隙的处理：这一步骤要求打开直肠阴道间隙，在距子宫一定距离的地方切断双侧骶韧带，这一步便于手术医师电灼和切开阴道旁组织。

（b）宫骶韧带的处理：随后在距子宫后壁 2cm 处切断宫骶韧带。

E. 阴道闭合

（a）阴道切开术：可经阴道或在腹腔镜下距宫颈或肿瘤至少 2cm 处切开阴道，这一步骤可同时移除子宫和宫旁组织。

（b）阴道缝合：阴道残端由 0 号可吸收线缝合。

（c）根治性 LAVH：LAVH 的腹腔镜操作需进行腹腔探查和盆腔淋巴结的清扫，辨认和凝切子宫动脉、圆韧带和骨盆漏斗韧带。

应用阴道拉钩可将阴道壁后推，以便暴露阴道底部和宫颈。

F. 阴道残端成形　通常用 Kocher 钳环行夹出 2cm 长的阴道残端，在 Kocher 钳上方用冷刀环切阴道穹窿。

G. 腹侧操作　将 Kocher 钳向下牵拉，打开阴道前壁和膀胱后壁之间的间隙，膀胱阴道间隙的解剖必须在无血管区内进行，直至打开膀胱子宫陷凹，而不穿透到筋膜内。

打开膀胱阴道间隙后，辨认并游离输尿管，切断膀胱宫颈韧带。膀胱宫颈韧带在膀胱阴道间隙和膀胱侧窝之间是独立存在的。使用分离钳打开紧邻阴道壁的膀胱侧窝，并扩张此间隙。同理，抬高膀胱底部，拉紧位于膀胱阴道间隙和膀胱侧间隙之间的膀胱宫颈韧带。

一旦识别出输尿管，就在宫颈与膀胱底部间切断膀胱宫颈韧带。打开输尿管隧道，游离输尿管，将其推向上方。

接下来需处理子宫动脉，此步骤通常在腹腔镜下进行。腹腔镜操作结束后，可通过简单的牵引将子宫动脉带入手术视野。

如果没有提前用腹腔镜游离子宫动脉，

术中切断子宫动脉时就可能损伤输尿管。子宫动脉与输尿管的交叉位于输尿管旁的膀胱宫颈韧带中。由于子宫动脉在此水平进入子宫，因此易于在此处双重夹闭子宫动脉后将其切断。该步骤需尽可能高位切断子宫动脉。

释放夹闭子宫动脉的血管钳后，子宫动脉、膀胱及输尿管底端都距宫旁有一段距离，因此在切断宫旁组织的前缘时不会受到这些结构的阻碍。

H. 背侧的操作　在背侧，从中线开始打开各间隙。直肠周围的脂肪组织在此起到定位的作用。打开直肠子宫陷凹后，扩大此间隙，以便放入排肠器来排开直肠。通过调整排肠器的张力，可以逐渐打开直肠侧窝。打开直肠侧窝的方式和用解剖器接触阴道壁并打开膀胱侧窝的方式相同。这个间隙通常比较容易打开，并且不易出血。随后可以在直肠子宫陷凹和直肠侧窝之间，分别切断直肠子宫韧带。将这些韧带从底部向上切断，切至韧带与子宫的连接处。这一步骤游离了宫旁组织的后缘。

I. 宫旁的处理　宫旁切除与子宫全切术的程度相当，阴道切除范围可以达到B 型。

宫旁切断后，子宫与阔韧带、膀胱子宫陷凹的关系解除。

J. 手术结束　切断阔韧带。

取出标本，检查病灶是否切除干净、止血是否彻底。

阴道残端连续缝合止血，并关闭阴道穹窿，在中间留下一个小孔，用于手术区域的自发引流。

取出腔镜器械并关腹。

10.3.1.5　并发症

A. 出血　止血必须彻底，特别是在子宫动脉和阴道穹窿的位置。

B. 泌尿系统损伤　出现血尿表明可能出现了膀胱损伤。膀胱损伤可通过亚甲蓝试验进行检测。输尿管和子宫、骨盆漏斗韧带的解剖位置相近，术中应该反复辨认输尿管并确保其完整性。如果输尿管在手术过程中出现了严重的灼伤，尽管外观可能还是完整的，但灼伤处发生坏死时会导致输尿管瘘。

对于根治性子宫切除术，术后并发症主要包括输尿管阴道瘘（1% ～ 3%）、膀胱阴道瘘和排尿障碍。输尿管直接损伤时，输尿管瘘可发生于术后早期，也可发生继发性坏死。

由于神经损伤导致的术后尿潴留很常见，但几乎都是自发可逆的。在 B 型手术中如果仅切除少量的阴道旁组织，术后较少发生此类情况。

C. 消化系统损伤　在手术开始时，应小心地将肠管排垫在手术操作范围外，肠管的处理应始终在视野范围内进行。

D. 腹壁损伤　腹腔脏器可经穿刺孔膨出，尤其是肥胖患者。

10.3.2　淋巴结切除术

10.3.2.1　盆腔淋巴结

盆腔淋巴结切除术需要切除髂动脉分叉上方及腹股沟环下方之间的淋巴结，底部以闭孔神经为界，外界为髂外动脉外侧缘，内界为脐动脉内侧缘。

若患者条件允许，可行腹腔镜手术。也可根据患者情况选择纵切口或横切口开腹手术。

于圆韧带上打开腹膜，沿着圆韧带和骨盆漏斗韧带延伸切口。辨认并解剖髂外动脉和静脉，以及侧面的腰大肌和生殖股神经。随后分离脐动脉至髂内动脉段。辨认髂总动脉分叉，此时输尿管跨过髂总动脉分叉并在血管内侧走行。闭孔神经位于膀胱侧窝深部。切除此范围内的淋巴结，同时应尽量避免切碎淋巴结，以降低肿瘤扩散的风险。

10.3.2.2　腹主动脉旁淋巴结切除术

腹主动脉旁淋巴结切除术需要切除下腔静脉外侧区、下腔静脉前区、腹主动脉 - 下腔静脉间区、腹主动脉前区、腹主动脉外侧区及腹主动脉分叉处的淋巴组织。如果患者情况允许，可通过经腹腔、经腹膜外的腹腔镜手术或纵切口开腹手术进行。

解剖区域包括：两侧达到输尿管、下界达到腹主动脉分叉、上界达到肾静脉水平。血管后方的淋巴结切除不属于标准的淋巴结切除术。

手术操作应在肠系膜上方和下方进行。

A. 经腹腔途径　一种方法是排开肠管后，在腹主动脉上方打开腹膜，另一种方法要经以下步骤。

（a）升结肠：在右半结肠与盆壁交汇处打开腹膜，绕过盲肠，沿升结肠打开腹膜一直到横结肠。

（b）科克尔手法（Kocher Maneuver）：科克尔手法是为了暴露十二指肠和胰腺后方的腹膜后间隙。牵开器排开小肠和结肠，并用湿纱布对其进行保护。

（c）结扎右侧卵巢血管：完全游离出右侧骨盆漏斗韧带，使其与外侧的输尿管分开。结扎并切断右侧卵巢血管，避免损伤腰奇静脉。

（d）解剖下腔静脉外侧区、下腔静脉前区和腹主动脉 - 下腔静脉间区：打开下腔静脉血管鞘后，切除位于下腔静脉右侧缘及其前面的淋巴组织。腹主动脉 - 下腔静脉间区的淋巴结切除应该自下而上进行。使用 Papin 牵引器有助于将大血管推开。在此区域上方有乳糜干，可以使用金属夹进

行解剖区域上限定位，并夹闭淋巴管。在椎前筋膜前分离出腹主动脉 - 下腔静脉间区，并避免损伤腰血管。

（e）解剖腹主动脉侧区和腹主动脉前区：首先在距腹主动脉分叉上方 3 ～ 4cm 处的腹主动脉左侧解剖肠系膜下动脉起始部，确定输尿管走行后，切断左侧骨盆漏斗韧带。切除位于腹主动脉左侧和前方的淋巴组织，其后方是腰大肌。

（f）切除骶岬部淋巴结：切除腹主动脉分叉以下（位于骶骨和下腔静脉分叉的前方）的淋巴组织，应注意骶前静脉和下腔静脉分叉的解剖位置稍低，但二者几乎在同一平面上。

（g）切除双侧髂总淋巴结：切除髂外淋巴结后继续向前方操作，在髂总动脉外侧进入输尿管区域。手术结束时无须进行腹膜成形术。

B. 经腹膜外途径　由于 EC 患者常合并肥胖，因此 EC 患者的腹腔镜手术往往伴随着独特的挑战。根据梅奥诊所发表的系列文章，在 EC 患者中，尤其是 BMI 大于 35 的患者，在进行腹主动脉旁淋巴结切除术时，经腹膜外途径的腹腔镜手术优于经腹腔途径的腹腔镜手术。

在左侧髂前上棘内侧 2 指、上方 3 指处做一 2cm 长的第一切口，分离腹横肌和腹外斜肌纤维，直至显露腹膜。沿着腹横肌下的腹膜后间隙扩张，直至触及左侧腰大肌。然后在第一切口左侧置入一个直径 10mm 的套管针，并向腹膜后间隙内充气。用示指在第一个切口内钝性分离间隙，腹腔镜扩大此间隙，直至很好地显露出腰大肌。确定左侧输尿管、左侧卵巢血管和髂总动脉的走行。然后在腹腔镜直视下置入一个直径 5mm 的肋下套管针，并将第一个切口更换为直径 10mm 的第三个套管针。套管

针放置位置不当可能会影响手术操作的术野，或者导致腹膜穿孔，使经腹膜外途径的手术难度增加，甚至失去操作的机会。

初始气腹压力（10mmHg）和 CO_2 流量（3L/min）较低是为了将腹膜穿孔的风险降至最低，并在理论上降低气胸和高碳酸血症的风险。如果术中需要更大的气腹压力来显露视野，可以逐渐增加压力，但很少需要用到 15mmHg 的压力。气肿常见于进行乙状结肠的肠系膜切除时，但当左下侧的套管针位置转换为腹腔内操作，进行盆腹腔淋巴结清扫时，这种气肿会迅速消失，不会影响后续的腹腔内操作。

左侧输尿管和邻近的骨盆漏斗韧带位于腰大肌内侧，在气腹的压力下可向前、向外侧移动，并消失于腹腔镜视野中。从内侧打开腹膜，直到确定左髂总动脉和腹主动脉走行。左卵巢静脉向上汇入左肾静脉。结扎并切断卵巢血管。至此，所有的关键性解剖结构都确定了。在确定了肠系膜下动脉后，切除腹主动脉分叉与左肾静脉之间的腹主动脉旁淋巴结。切除右侧腹主动脉旁淋巴结时，要在腹主动脉和下腔静脉的内侧进行分离。术野的侧面可以看到右侧输尿管。将右侧腹主动脉旁淋巴结与下腔静脉表面分离，并将其从腹膜上切除。经内镜袋取出淋巴结，最低位的套管针可以转换到腹膜内（只需经腹膜推动套管针），用于经腹膜途径的盆腔淋巴结切除术。

10.3.2.3　并发症

A. 出血　可能是由解剖变异所致，例如与神经伴行的前闭孔静脉。由于动脉粥样硬化，盆腔动脉可能会变异弯曲。当位于闭孔神经下方的"死亡冠"（髂外、髂内血管系的一个交通支）损伤时可能会出现致死性的大出血。

主动脉或下腔静脉表面的小损伤很常见，因此，必须通过一些简易的血管手术操作来处理。解剖学上的变异也很常见，这是血管损伤的原因之一。可以通过术前影像学检查和术中仔细解剖来降低血管损伤的风险。

最常见的解剖变异有：肾下极动脉、异位肾动脉、双下腔静脉、腹主动脉后的左肾静脉、宛如左肾动脉的右肾下动脉（右肾动脉与左肾动脉相同）或尿路畸形。

肾血管区的腰奇静脉可来源于左肾静脉或左卵巢静脉，或并不存在于该区域。这根血管如果发生撕裂伤，止血将会很困难。

血管结扎失败导致的术后失血较罕见。

B. 淋巴乳糜漏　淋巴结切除术后的淋巴漏是很常见的，因此需要仔细地凝闭淋巴管。由于乳糜池位于肾静脉上方，腹主动脉旁淋巴结切除术在清扫至肾静脉水平时淋巴漏的发生概率升高。高位腹主动脉区淋巴结和左肾静脉区淋巴结是淋巴液的汇集处，切除术后发生淋巴漏概率较高，因此在做淋巴结切除术时需要特别小心。

淋巴囊肿是术后最常见的并发症（5% ～ 10%）。腹膜切口必须保持敞开。尽管有腹膜造袋术，但腹膜淋巴囊肿在经腹膜外途径手术后似乎更常见。据文献报道，留置引流管对减少淋巴囊肿的形成没有明显作用。

C. 消化系统损伤　术中可能出现烧灼伤或由器械造成的消化系统损伤。由于肠系膜下动脉切断而造成乙状结肠坏死的风险很低。

D. 泌尿系统损伤　术中仔细操作、时常辨认输尿管的走行可以降低输尿管损伤的风险。

E. 腹壁损伤　腹腔脏器可经穿刺孔膨出，尤其是经腹腔途径手术的肥胖患者。

肿瘤种植到穿刺孔的情况极为罕见，可以通过术中避免肿瘤破裂和使用内镜袋来降低这种风险。

F. 神经损伤　生殖股神经的损伤可导致大腿内侧和大阴唇的感觉减退；闭孔神经损伤可能影响大腿的内收和外旋，并可导致大腿前侧内面的感觉减退。此外交感神经损伤后可能发生交感神经功能紊乱。

10.3.3　前哨淋巴结

宫颈直接注射有两种不同的方式：4 象限法和 2 点法（分别在 3 点和 9 点方向注射）可避免损伤大腿和大阴唇的神经。闭孔神经损伤会影响大腿的内收和外旋，并可能导致大腿内侧的感觉减弱。

为了进行核素检测，在手术前一天或手术当天早晨宫颈注射放射性标记的胶体，如未经过滤的锝硫胶体。注射后 2 小时进行成像，然后每隔 30 分钟检测一次前哨淋巴结。可以选择进行淋巴显影或 SPEC-CT。

另一种方法在宫腔镜手术过程中进行瘤周有色染料注射（5mg）。如果使用了亚甲蓝或吲哚菁绿，则使用腹腔镜荧光成像系统进行腹腔镜检查。

对于浆膜下注射，检测率似乎与注射点的数量直接相关。

10.4　复发性子宫内膜癌

总体而言，约 75% 的复发是有症状的，25% 是无症状的，但与有症状患者相比，无症状患者的无复发生存期和总生存期并无改善。大多数（65% ~ 85%）复发在初次治疗后的 3 年内发现，其中有 40% 为局部复发。

复发性子宫内膜癌的治疗取决于肿瘤生物学（参照无病间隔时间）、病灶数目、病灶可切除性及患者的一般情况。

非放射治疗患者阴道穹窿、骨盆和腹主动脉旁区域的孤立性复发病灶仍有机会治愈。这些患者应该得到最大限度的综合治疗。相反，广泛复发性 EC 患者的无病间隔时间不尽如人意，在几个月或 1 年之间。这种情况下，手术不能改变疾病进程或提高患者生存率。但姑息性手术在某些情况下可缓解症状。

治疗方式由复发病灶数、复发部位及无病间隔时间决定。

事实上，子宫内膜癌孤立阴道复发可接受放疗且预后良好（81% ~ 88% 的生存率）。然而，高级别病变复发的存活率较低。因此，对于阴道或盆腔淋巴结复发，并具有全身复发高危特征的患者，可考虑化疗联合 RT。

孤立的主动脉旁复发可以通过手术治疗，随后进行放射治疗。为了避免肿瘤细胞播散和经套管针转移，首选开放式手术。此外，开放手术还可进行腹腔探查。个别案例表明，手术联合放疗可达到治愈效果。

对于大病灶（直径 > 4cm），放疗前行手术切除或化疗可以改善预后。

一些子宫内膜癌，尤其是低级别肿瘤，具有惰性，倾向于晚期（系统性）复发和孤立转移。当患者一般情况良好，手术范围局限且无相关并发症的情况下可考虑切除至无残留病灶。然而，没有有力证据支持以上方案。但是，完整切除转移灶可明确肿瘤生物标志物，例如是否存在激素受体。此外，手术可切除具有新基因组变化的肿瘤，这些变化可将低级别肿瘤转换为高级别肿瘤。

经放射治疗的患者，在放射区出现的孤立性盆腔复发可经手术治疗提高生存率。

即使无全身性疾病，且复发病灶没有侵及骨盆壁，治愈的概率仅为 20% ~ 40%。

10.5　总结

　　EC 手术旨在治疗不同分期及不同组织类型的子宫内膜癌患者。早期子宫内膜癌患者应尽量避免过度治疗，我们正朝着这个方向迈进。然而，我们需进一步改善术前分期标准来避免过度治疗或治疗不足及其可能带来的后果。SLN 示踪技术评估仍在进行中，值得进一步研究。

　　微创手术还可以降低患者，尤其是肥胖患者术后并发症的发生率，因此应尽可能实施。

（王　薇　译）

第 11 章 淋巴结切除术

Andrea Mariani and Francesco Multinu

数十年来，子宫内膜癌（EC）的标准治疗是经腹子宫全切术和双侧输卵管-卵巢切除术，以及 1960 年首次报道的手术评估淋巴结。1988 年，国际妇产科联盟（International Federation of Gynecology and Obstetrics，FIGO）在一项妇科肿瘤组（Gynecologic Oncology Group，GOG）重大研究的推荐下，取代了 1971 年采用的临床分期，并引入了子宫内膜癌手术分期的概念。全面手术分期包括子宫切除术、双侧输卵管-卵巢切除术、盆腔和腹主动脉旁淋巴结切除术及盆腔冲洗。盆腔淋巴结切除术包括髂总淋巴结、髂外淋巴结、髂内淋巴结和闭孔淋巴结的切除。腹主动脉旁淋巴结切除术包括切除肠系膜下动脉上方和下方的淋巴结，以及向上至肾血管水平的淋巴结。美国妇产科医师学会和妇科肿瘤学会目前的指南建议"子宫内膜癌的初始管理应包括全面的手术分期"。然而，在之后超过 25 年间，淋巴结切除术的作用仍然存在争议，子宫内膜癌的治疗方式在不同的医师中差异很大。

淋巴结切除术潜在的诊断和治疗获益有很多。诊断作用是确定疾病的范围，从而有针对性地进行辅助治疗及确定哪些患者可能不需要术后治疗。潜在的治疗作用是根除存在于淋巴结组织中的病灶。另一方面，全面手术分期与发病率及成本的增加有关，妇科肿瘤学界必须在风险和获益之间找到平衡。

据估计，子宫内膜癌患者盆腔和腹主动脉旁淋巴结转移的总体发生率分别在 9% ~ 17% 和 6% ~ 12%。

根据 FIGO 第 26 期子宫体癌年度报告，FIGO Ⅰ A 期患者占 48.7%（肿瘤局限于子宫体和肌层浸润＜ 50%），总体 5 年生存率高于 92%。然而，约 10% 的 Ⅰ 期患者在诊断时出现淋巴结受累。考虑到缺乏标准化的、准确的术前检查来确定淋巴结是否转移，手术分期仍然是确定子宫外转移的"金标准"。

11.1 淋巴结受累风险人群的术前和术中识别

术前和术中识别低风险淋巴结转移对患者至关重要，可以降低发病率和不必要的术后治疗费用，同时保留肿瘤学的治疗效果。

根据 2009 年修订的 FIGO 分期，仅凭分期并不能准确区分低风险患者和高风险患者。

与淋巴结转移相关的危险因素是肿瘤直径、肌层浸润深度、FIGO 分级、淋巴脉管浸润、宫颈间质浸润、附件受累、腹水细胞学阳性和其他特殊类型。

Schink 等的一项研究报道称，在 142 例临床 I 期患者中，肿瘤直径≤2cm 的患者仅有 4% 发生淋巴结转移，而肿瘤直径>2cm 的患者有 15% 发生淋巴结转移。

在 1988 年开创性的 GOG 研究中，Creasman 等证实了 I 期 EC 患者的淋巴结转移风险与肿瘤分级和子宫肌层侵犯深度的增加呈正相关，该研究推动了 FIGO 分期从临床分期向手术分期的转变。他们认为，无子宫肌层浸润或组织学分级为 1 级并有浅表子宫肌层浸润的患者（除透明细胞和乳头状浆液性病例外）盆腔淋巴结转移的风险较低（<5%），而 3 级或子宫肌层浸润>33% 的患者为高风险（>10%）。所有其他病例为盆腔淋巴结转移中风险（5%～10%）（表 11-1）。

2000 年，Mariani 等提出了一种分层系统（后来被定义为"梅奥标准"），能够识别出低风险患者，他们可以通过子宫切除和双侧卵巢切除术得到充分治疗，同时保留肿瘤治疗效果。该方法完全依赖于术中冷冻切片，认为具有以下特征的患者为淋巴结转移低风险：① I 型；② 1 或 2 级；③子

宫肌层浸润<50%；④原发肿瘤直径≤2cm。结果显示，原发肿瘤直径≤2cm 的患者中没发现淋巴结阳性或死亡。相比之下，7% 的原发肿瘤直径≥2cm 的患者检测到淋巴结受累。随后，这些发现被同一组和其他组前瞻性研究所验证。在梅奥医学中心手术治疗的 1393 例子宫内膜癌患者的验证队列中，低风险组占整个队列的27.6%，子宫内膜样癌类型占比 34.1%，其中淋巴结转移率为 1/385（0.3%）。鉴于淋巴结受累率很低，且病因特异性生存率为98.6%，认为对这一低风险人群进行淋巴结切除术是不合理的。因此，采用"梅奥标准"，约 76% 的子宫内膜癌患者需要全面的手术分期。

由于全球大多数医院缺乏准确的术中冷冻切片，基于"梅奥标准"的选择性淋巴结切除术一直受到质疑。事实上，尽管不同组报告了术中冷冻切片（冷冻切片病理结果和最终石蜡病理报告一致）在评估组织学分级和子宫肌层侵犯的准确率较高，但也有报道显示，术中冷冻切片和石蜡病理分析的相关性较差。遗憾的是，冷冻切片质量均一性差仍然是在更大范围内进行个体化淋巴结切除术的障碍。因此，AlHilli 等最近的研究表明，当无法获得准确的冷冻切片结果的情况下，可以根据：①术前活检（通常可行）；②术中肿瘤直径（在新鲜组织上容易测量）；③是否存在肉

表 11-1 按组织学分级和浸润深度划分的盆腔和主动脉旁淋巴结转移的发生率

浸润深度	分级		
	I 级（n=180）	II 级（n=288）	III 级（n=153）
仅子宫内膜（n=86）	0/0	3%/3%	0/0
内 1/3（n=281）	3%/1%	5%/4%	9%/4%
中间 1/3（n=115）	0/5%	9%/0	4%/0
外 1/3（n=139）	11%/6%	19%/14%	34%/23%

注：改编自 Creasman 等

眼可见的宫外病灶，将子宫内膜癌患者有效地分为低、中、高风险类别。他们观察到低风险患者（1 级和 2 级的 1 型子宫内膜癌，原发肿瘤直径 < 2cm，无明显的宫外病灶）淋巴结转移或淋巴结复发的风险小于 1%。相比之下，中度风险（1 级和 2 级的 1 型子宫内膜癌，原发肿瘤直径 > 2cm，无明显子宫外病灶）和高风险（3 级的 1 型子宫内膜癌或 2 型子宫内膜癌，或存在转移性病灶）的患者具有更高的淋巴结受累风险（分别为 11% 和 27%），这些患者进行淋巴结切除术可能受益。

影像学方法已被提议用于术前淋巴结转移的识别，如磁共振成像（magnetic resonance imaging，MRI）、计算机断层扫描（computed tomography，CT）、正电子发射断层扫描（positron emission tomography，PET）/CT 和超声检查。一项比较 MRI、PET/CT 和经阴道二维超声（two-dimensional ultrasound，2D-US）的前瞻性研究表明，PET/CT 在预测淋巴结转移方面是 3 种技术中最可靠的。遗憾的是，由于其低至中度敏感度，仅凭影像学方法不能代替手术分期，只能用于不适合淋巴结切除术的患者。然而，当成像方式与其他术前变量相结合时，识别淋巴结转移的灵敏度显著提高。一些研究小组提出了利用术前成像来识别淋巴结转移风险低的患者，建立不同的风险预测模型。韩国妇科肿瘤学组（Korean Gynecologic Oncology Group，KGOG）结合血清 CA-125 水平和 MRI 来评估子宫肌层浸润、淋巴结肿大和子宫外转移的病灶，开发并外部验证了一个模型，该模型能够识别 43% 的低风险患者的淋巴结转移，假阴性率为 1.4%。随后，KKOG 标准在识别低风险患者方面的能力在两个日本队列中得到了证实。此外，Todo 等表

明血清 CA-125 水平、组织学类型、分级和 MRI（用于评估肌层浸润和体积指数）可以在术前预测腹膜后淋巴结转移。然而，由于 MRI 的高成本及使用这些术前风险预测模型缺乏已证实的临床效益，目前尚无法支持其在临床中的系统性使用。

有学者提出了风险评分系统，该系统可用于预测淋巴结转移和识别由于子宫内膜癌的偶然诊断或术前、术中与最终组织学之间的差异，确定在不完整的手术分期后可以从二次手术分期中受益的患者。值得注意的是，Al Hilli 开发并内部验证了一种列线图，包含 5 个变量：淋巴血管间隙侵犯、肌层浸润、肿瘤直径、宫颈间质侵犯和 FIGO 分级。该列线图能够准确估算淋巴扩散的风险，并可为术后咨询提供帮助。最近，Bendifalah 等从外部验证了 Al Hilli 等开发的列线图。

另外，研究人员提出使用分子和血清生物标志物来识别淋巴结转移高风险的患者。与没有癌症病史的对照组相比，子宫内膜癌患者血清中人附睾蛋白 4（human epididymis protein 4，HE4）的水平明显升高。此外，HE4 的敏感性高于 CA-125，并且与肿瘤直径和子宫肌层浸润密切相关。HE4 在子宫内膜癌患者风险分层和筛查中的作用有待进一步研究证实。刮宫标本中的 DNA 倍体最近被证实是诊断时没有远处转移的患者淋巴结转移的独立预测因素。在刮宫和子宫切除标本中检测到的 Stathmin 过度表达与侵袭性子宫内膜癌有关，并可识别伴有淋巴结转移和生存差的子宫内膜癌。Mariani 等的研究已经证实了这些结果，该研究确定了对刮诊前标本进行组织学和分子分析在预测淋巴结状态方面的效用。此外，一项多中心前瞻性试验最近发现，术前子宫内膜癌活检中的激素

受体双阴性（ER/PR 阴性）是淋巴结转移和生存率低的独立预测因素。然而，需要进一步的前瞻性多中心研究在标准临床实践中验证和整合这些有前景的生物标志物。这一过程将使我们能够更好地识别有淋巴结转移风险的患者，从而制订个性化的手术和辅助治疗方案。

11.2　淋巴结转移模式

子宫的淋巴循环很复杂，涉及盆腔和腹主动脉旁淋巴结。事实上，宫颈癌的转移往往较为有序，而子宫内膜癌有更多的转移途径，转移模式较难预测。了解子宫内膜癌的淋巴转移模式是非常必要的，并提供了需要切除淋巴结范围的重要信息。

为了确定子宫内膜癌淋巴转移情况，一项调查随机选取 188 例 I ～Ⅳ期子宫内膜癌的尸检病例。据该调查报道，盆腔和腹主动脉旁淋巴结阳性率分别为 62% 和 18%。

据统计，早期子宫内膜癌患者盆腔和腹主动脉旁淋巴结转移的总体发生率分别是 5% ～ 9% 和 3% ～ 6%。然而，在盆腔淋巴结阳性的患者中，腹主动脉旁淋巴结阳性的发生率增加到约 50%。此外，当双侧盆腔淋巴结阳性时，约 60% 的患者腹主动脉旁淋巴结阳性，而单侧盆腔淋巴结阳性时仅为 24%。除了盆腔淋巴结阳性外，腹主动脉旁受累的其他危险因素包括淋巴脉管间隙侵犯、晚期、FIGO 分级、子宫肌层浸润 > 50% 和宫颈受累。最近，Todo 等报道，Ⅲ C 期患者腹主动脉旁淋巴结的超分期［定义为使用抗细胞角蛋白 AE1:AE3 的免疫组织化学法（immunohistochemistry，IHC）评估孤立的肿瘤细胞和微转移的存在］通常可以识别隐匿性腹主动脉旁淋巴结转移（11/15 例患者，73%）。尽管一些关于乳腺癌的研究报道了微转移的预后较差，但子宫内膜癌中孤立肿瘤细胞（≤ 0.2mm）和微转移（> 0.2mm，但 ≤ 2mm）对生存的影响尚未得到充分证实。事实上，仅在有限的文献中报道过。这提示微转移可能在高危子宫内膜癌患者中具有不良预后作用，尤其是在采用传统病理技术分析为"阴性"的淋巴结患者中。

梅奥医学中心的一项研究评估了 112 例盆腔和腹主动脉旁淋巴结转移患者的不同淋巴扩散模式，结果表明髂外淋巴结是最常见的转移部位，它们也被确定为最常见的孤立转移灶。

最近，Odagiri 等回顾性评估了 266 例接受系统性盆腔和腹主动脉旁淋巴结切除术的子宫内膜癌患者淋巴结转移情况。对 42 例（15.8%）淋巴结转移患者的阳性淋巴结解剖位置进行分析，发现腹主动脉旁区阳性淋巴结最多（9.8%，26/266），其次是闭孔淋巴结（9.4%，25/266）和髂内淋巴结（7.1%，19/266）。有意思的是，累及腹股沟深淋巴结［即髂外淋巴结远端的旋髂淋巴结（circumflex iliac nodes distal to the external iliac nodes，CINDEIN）或闭孔淋巴结远端的旋髂淋巴结］极为罕见（1/266，0.38%）。此外，Abu-Rustum 等和 Hareyama 等曾报道，去除 CINDEIN 会增加接受子宫内膜癌治疗患者下肢淋巴水肿的发生率。综上所述，这些发现都表明可以保留 CINDEN。

11.3　淋巴结切除术的范围

不同手术医师对淋巴结切除术范围的分歧，反映了目前对手术分期的争议。美国妇科肿瘤学会（Society of Gynecological Oncology，SGO）成员对子宫内膜癌的手术治疗中，分别有 66% 和 90% 的受访成员表示对 Ⅱ 期和 Ⅲ 期子宫内膜癌患者同时进行了盆腔和腹主动脉旁淋巴结切除术。此外，在进行腹主动脉旁淋巴结切除术时，50% 的妇科肿瘤医师将切除范围扩大至肠系膜下动脉（inferior mesenteric artery，IMA）水平，而只有 11% 的医师将淋巴结切除扩大到肾血管水平（renal artery，RA）。

梅奥医学中心对 422 例子宫内膜癌患者的淋巴结转移进行了前瞻性评估。根据梅奥标准，在 310 例（73%）子宫内膜癌患者中，281 例患者接受了系统性盆腔和腹主动脉旁淋巴结切除术，结果有 63 例（22%）患者出现淋巴结转移。按组织学类型分类后，在 63 例子宫内膜样癌和非子宫内膜样癌患者中，发生淋巴转移的分别为 34 例（16%）和 29 例（40%）。63 例有淋巴结转移的患者中，盆腔淋巴结转移 53 例（84%），腹主动脉旁转移 39 例（62%）。其中 24 例（38%）仅累及盆腔淋巴结，10 例（16%）仅累及腹主动脉旁，29 例（46%）同时累及盆腔和腹主动脉旁淋巴结。此外，Kumar 等研究结果显示，大多数腹主动脉旁淋巴结受累的患者均有 IMA 以上的转移。这些患者中，35% 的患者在 IMA 以下的同侧淋巴结中没有发现转移。然而，考虑到这部分人群只占淋巴结转移风险患者的 4%，所以

将所有存在淋巴结转移风险患者的淋巴结切除术范围扩大到 IMA 是存在争议的。表 11-2 显示了腹主动脉旁淋巴结转移的概率及其位置。

腹主动脉旁淋巴结转移并不常见，在临床 Ⅰ 期的子宫内膜癌患者中发生率仅 6%。此外，系统的肾静脉水平以下淋巴结切除术与并发症显著相关。为了证明腹主动脉旁淋巴结可能不需要切除，即腹主动脉旁淋巴结转移风险可忽略不计，Kumar 等对梅奥医学中心治疗的 946 例患者进行了腹主动脉旁淋巴结转移的风险评估。腹主动脉旁转移（在接受腹主动脉旁淋巴结切除术的患者中）或 2 年内腹主动脉旁复发（在未进行腹主动脉旁淋巴结切除术的患者中，或当腹主动脉旁淋巴结清扫不充分 [< 5 个淋巴结] 的腹主动脉旁淋巴结阴性的患者中）在 4%（36/946）的患者中观察到。他们还发现，腹主动脉旁转移与以下因素密切相关：①盆腔淋巴结阳性；②淋巴血管间隙侵犯；③深层肌层浸润（> 50%）。根据这些标准，他们预测当以上这三个因素均不存在时（该队列中的 77% 患者），可不行腹主动脉旁淋巴结切除术，且腹主动脉旁转移或复发的概率仅为 0.6%，从而在大多数患者中减少手术并发症和降低医疗成本。

表 11-2 腹主动脉旁淋巴结转移的概率及其在不同亚组患者中的位置

组别	腹主动脉旁淋巴结转移率（%）	高位腹主动脉旁淋巴结转移率（%）	高位腹主动脉旁淋巴结转移而低位腹主动脉旁淋巴结无转移率（%）
所有淋巴结转移风险患者	12	9	4
盆腔淋巴结阴性患者	3	3	2
盆腔淋巴结转移患者	51	46	12
腹主动脉旁淋巴结转移患者	100	88	35

注：改编自 Kumar 等

11.4 淋巴结切除术的治疗作用

在子宫内膜癌患者的治疗中，切除淋巴结的治疗作用是最具有争议的问题之一。主要的争议是基于两个随机对照试验的结果，这两个试验评估了淋巴结切除术在早期子宫内膜癌中的作用。

两项试验都表明，盆腔淋巴结切除术对总体或无复发生存率没有任何好处。然而，由于研究设计中的一些局限性，这些研究受到了批评/质疑。特别是子宫内膜癌的治疗研究（A Study in the Treatment of Endometrial Cancer，ASTEC）因以下原因而受到批评、质疑。第一，许多患者切除的淋巴结数量不足。尽管切除了 11 个以上盆腔淋巴结的患者总体和无进展存活率更高，但只有 65% 的患者切除了 10 个或更多的淋巴结（中位数 12）。第二，全面手术分期的潜在好处之一是淋巴结状态在指导辅助治疗中的作用。研究设计没有对这一假设进行评估。第三，在有淋巴结阳性的子宫内膜癌患者中约 67% 可检测到腹主动脉旁转移，为了清除转移的淋巴结，必须扩大双侧至肾血管水平的淋巴结切除。然而，这项研究没有包括系统性的腹主动脉旁淋巴结切除，腹主动脉旁结节取样由手术医师自行决定。第四，纳入研究的低风险患者的比例很高（44.7% 的病例为ⅠA～ⅠB期，组织学分级为 1 级或 2 级），降低了在高危人群中确定淋巴结切除术治疗效果的可能性。

关于腹主动脉旁淋巴结切除术的治疗效果的最相关数据来自子宫内膜癌中腹主动脉旁淋巴切除术的生存效果（survival effect of para-aortic lymphadenectomy in endometrial cancer，SEPAL）研究。在回应两项未能证明盆腔淋巴结切除治疗效果的随机试验时，Todo 等进行了一项回顾性研究，以确定全面手术分期在中、高复发风险患者中的作用。他们证明，在中、高复发风险的患者中，接受盆腔和腹主动脉旁淋巴结切除术患者组的整体、疾病特异性和无复发生存率显著高于仅接受盆腔淋巴结切除术的患者组。作者的结论是，对于有中、高复发风险的子宫内膜癌患者，建议同时行盆腔和腹主动脉旁淋巴结切除术。此外，对于复发风险低的患者（ⅠA～ⅠB期，子宫内膜样亚型 1～2 级，无淋巴血管侵犯），治疗组之间在总体、疾病特异性和无复发生存率方面没有显著益处。然而，SEPAL 研究因为两组之间应用的辅助治疗不同受到了质疑。事实上，进行了系统性盆腔和腹主动脉旁淋巴结切除术的患者术后接受了化疗或放射治疗分别为 77% 和 1%，而只接受盆腔淋巴结切除术的患者接受了化疗或放疗分别为 45% 和 39%。此外，只有 8% 的入选患者是Ⅱ型子宫内膜癌，这研究结论无法适用于Ⅱ型子宫内膜癌患者。

其他小组评估了淋巴结切除的治疗作用。Chan 等利用监测、流行病学和最终结果（Surveillance，Epidemiology，and End Results，SEER）数据库，证明了中危或高危子宫内膜样癌患者广泛淋巴结切除术可使患者生存获益。这一结果在低风险子宫内膜样癌患者中未得到证实。此外，当对接受淋巴结切除术的患者与未接受淋巴结切除术的患者进行存活率比较时，结果显示，在Ⅰ期、3 级和更晚期的患者中，淋巴结切除术与更好的生存率相关。然而，一些限制可能会影响对这些结果的解释。

11.5　淋巴结切除术的并发症和费用

鉴于子宫内膜癌患者缺乏标准化的手术治疗方案，淋巴结切除术相关并发症的评估对指导手术决策具有重要意义。此外，淋巴结切除术后并发症和费用的增加可能是关于淋巴结切除术的作用仍然存在争议的主要原因。对并发症的评估直接归咎于淋巴结切除术是具有挑战性的。在评估淋巴结切除术相关并发症时，应考虑诸多因素，如合并症（糖尿病、肥胖症等）的存在和辅助治疗的应用。由于这些局限性，针对淋巴结切除术相关并发症的研究多种多样，且研究所得的结果也相互矛盾。

尤其是 Benedetti Panici 等进行的评估盆腔淋巴结切除术作用的临床试验表明，与未行淋巴结切除术组的患者相比，淋巴结切除术组患者术后早期和晚期并发症的发生率均显著增加。这种差异主要归因于淋巴囊肿和淋巴水肿。此外，ASTEC 试验报道称，尽管两组实验中患者并发症的风险均较低，但淋巴结切除术组的中位手术时间较长，特异性并发症较多，如肠梗阻、深静脉血栓形成、淋巴囊肿和严重伤口开裂。

相比之下，20 世纪 90 年代初发表的两项研究报告称，淋巴结切除术不会显著增加子宫切除术后的并发症。

梅奥医学中心分析了 1369 例子宫内膜癌患者行盆腔和腹主动脉旁淋巴结切除术的 30 天并发症和相关的费用。结果表明，接受盆腔和腹主动脉旁淋巴结切除术的患者发生 2 级或更高级别并发症的风险（OR=2.3）增加了 1 倍以上（根据手术并发症严重程度分级系统）。此外，与仅行子宫切除术的患者相比，行盆腔淋巴结切除术和盆腔 + 腹主动脉旁淋巴结切除术的患者的 30 天费用分别高出 25% 和 56%（$P < 0.01$）。当分析仅关注低风险子宫内膜癌患者（根据梅奥医学中心标准定义）时，淋巴结切除术显著影响手术时间、住院时间、失血量和 30 天发病率，无生存优势。

多项研究表明，淋巴水肿是最常见的致残并发症。梅奥医学中心进行的一项研究使用了经验证的 13 项问卷，对子宫内膜癌手术患者下肢淋巴水肿的患病率进行评估。有趣的是，在 591 例患者中，近 50% 的患者受到下肢淋巴水肿的影响。淋巴结切除术也是淋巴水肿独立相关因素，发生率为 23%。前哨淋巴结（SLN）标记检测的引入是否会降低子宫内膜癌患者的淋巴水肿率仍有待确定。研究与 SLN 定位相关的总体并发症发生率，将成为未来研究的主题。

（范良生　译）

第 12 章

前哨淋巴结切除术的作用

Petra Zusterzeel, Annemijn Aarts, Jenneke Kasiu, and Tineke Vergeldt

1985 年以来，许多国家指南推荐将全子宫加双附件切除和基于淋巴结切除的全面分期手术作为早期子宫内膜癌的标准治疗方案。而在其他指南中（主要是欧洲的指南），既不推荐进行淋巴结切除术，也不推荐淋巴结取样。因此是否进行淋巴结切除术一直是子宫内膜癌治疗中最具争议的问题之一。此外，关于淋巴结切除的范围也依然存在争议。例如，是单独切除盆腔淋巴结还是盆腔联合腹主动脉旁淋巴结切除？是切除肠系膜下动脉水平下方的淋巴结还是上方的？是进行全面的淋巴结切除还是淋巴结取样？

淋巴结状态是子宫内膜癌患者生存最重要的预测因素。并且，基于淋巴结切除的分期手术可以评估子宫内膜癌的复发风险，并指导医师制订术后的治疗方案。正确的手术分期可以提供疾病的实际扩散情况，而不仅仅是基于子宫因素（如肿瘤分级、组织类型及子宫肌层浸润深度）的预估风险。然而，两项在欧洲开展的前瞻性随机对照试验评估了淋巴结切除在早期子宫内膜癌中的作用，结果显示其对于患者的生存并无影响。

ASTEC 试验（子宫内膜癌治疗研究）是一项多中心的前瞻性研究，1308 例临床 Ⅰ 期患者被随机分为进行子宫全切术加双侧输卵管卵巢切除术组或子宫全切术加标准淋巴结切除组。中位随访 37 个月后，结果显示两组的无病生存率和总生存率无显著差异。

然而，越来越多的人注意到淋巴结切除术后所导致的长期不良反应，如淋巴囊肿形成、神经血管损伤及下肢淋巴水肿。此外，完整的盆腔和腹主动脉旁淋巴结清扫在技术上具有挑战性，耗时长，并增加术中失血风险。在相当多的患者中，由于体型和合并症的因素，手术可能无法进行。另外，如果手术分期不充分或未进行分期，患者可能会接受不必要的辅助治疗，如盆腔放疗及其相关副作用。

基于目前的治疗标准，外科医师面临着分期不足和过度治疗的两难选择。

在子宫内膜癌患者中使用前哨淋巴结示踪（sentinel lymph node mapping，SLN 示踪）可能是一个可接受的折中方案，介于全面淋巴结清扫和不进行淋巴结评估之间。

虽然 Gould 等在 1960 年就首次提出了进行淋巴结示踪的方案，但是在此后的数十年中，其在子宫内膜癌领域的应用并未受到过多的关注。SLN 示踪是一种基于影像引导的技术，已在如黑色素瘤、乳腺和外阴等恶性肿瘤的治疗中得到采用。SLN被定义为接受来自原发肿瘤引流的第一个淋巴结，是肿瘤淋巴播散过程中最容易发生转移的淋巴结。如果 SLN 无转移，那么在其之后的淋巴结也应该无转移。并且，SLN 示踪还能够发现在常规淋巴结切除中被遗漏的异常淋巴引流。最近的一项研究显示，在子宫内膜癌患者中，SLN 发生转移的风险可能是非 SLN 的 3 倍。

12.1　前哨淋巴结示踪技术：如何选择注射部位

如果将 SLN 活检纳入早期子宫内膜癌的标准临床处理，需要就最准确的示踪技术达成共识。并且，目前已经有一些不同的示踪技术被提出和应用，包括不同的注射部位和示踪剂。

关于注射部位的选择是前哨淋巴结示踪技术中的一个主要讨论点。关于注射部位的选择是前哨淋巴结示踪技术中的一个主要讨论点。然而，子宫内膜癌的一个主要难点在于子宫体是位于体内的器官，肿瘤被包裹在平滑肌组织中，因此难以直接在肿瘤周围注射示踪剂。

目前，在子宫内膜癌淋巴示踪技术中存在 3 个注射部位：即宫体（浆膜下/肌层），宫颈和宫腔镜下经内膜注射。而通过宫颈或宫底注射示踪剂显示的是子宫的淋巴管道，而非肿瘤特异的淋巴管道。因此，目前仍不清楚通过宫颈注射示踪剂是否能代表子宫内膜肿瘤部位的 SLN 示踪。一些研究者通过在宫底部位注射示踪剂以寻找沿着卵巢血管走行的淋巴管，并按照常规沿主动脉一直到肾血管水平寻找前哨淋巴结。然而，这种方法忽略了重要的宫颈引流通

道，该通道也引流子宫内膜癌。而通过使用宫腔镜获取肿瘤视野，医师可将示踪剂注射于肿瘤周围。在一项使用该技术的研究中，在盆腔和腹主动脉旁区域均发现了前哨淋巴结，但其检出率低。此外，宫腔镜注射示踪剂存在理论上的风险，即可能通过输卵管播散恶性细胞。

虽然人们一直担忧不同注射部位的淋巴结引流方式存在差异，但一项 2011 年发表的荟萃分析显示选择宫颈注射示踪剂的检出率并不比其他注射部位低。并且不建议将子宫浆膜下注射作为唯一注射部位，其原因是这种注射方式可能会降低 SLN 活检的敏感度。宫颈注射因其操作简便且宫颈在子宫内膜癌患者中不易因解剖变异（如子宫肌瘤）而变形，因此被认为是一个理想的注射部位。而目前，浅表（1 ~ 3mm）联合深部（1 ~ 2cm）宫颈注射示踪剂被认为是最佳方案。

12.2　前哨淋巴结示踪技术：使用何种示踪剂

目前报道显示已有 3 种示踪剂被应用于前哨淋巴结示踪：蓝色染料、放射性核素和荧光染料吲哚菁绿（ICG）。

常用的蓝色染料包括异硫蓝、紫罗兰和亚甲蓝。蓝色染料在手术中于麻醉状态下注射，注射后短时间内（10 ~ 20 分钟）便可在常规白光下看到染蓝的淋巴通道和淋巴结。如果注射与 SLN 切除之间的时间过长，淋巴床可能出现弥漫性染色，增加了检测 SLN 的难度。并且，注射示踪剂到切除 SLN 间隔时间过长可能会造成淋巴床弥漫性染色，从而增加了发现 SLN 的难度。

放射性核素常用的示踪剂是 ^{99m}Tc（Technetium-99m），该放射性核素通常与

纳米颗粒（如胶体硫或人血清白蛋白）结合。这类示踪剂可在手术当天或前一天注射，术中可以通过伽马探测仪检测 SLN，也可以术前通过闪烁显像（scintigraphy）进行定位。与蓝色染料相比，放射性核素的成本较高，且需要更多的后勤准备和操作设备。

最近，一项使用 ICG 的近红外（near infrared，NIR）荧光显影技术被报道用于 SLN 示踪。ICG 染料注射方式与蓝色染料相似，但需要利用 NIR 显影照相机进行观察。使用 ICG 技术的 SLN 检出率和双侧 SLN 检出率似乎与单用蓝色染料或 99mTc 的检出率相似或更高。

在子宫内膜癌中，联合使用染料和放射性示踪剂的研究显示出不同的结果。2017 年一项前瞻性研究显示，使用 ICG 和 NIR 荧光显影技术可以显著提高 SLN 的检出率，并检测到比单独使用蓝色染料更多的淋巴结转移。结合使用 ICG 和 NIR 系统还具有较高的敏感度、低假阴性率，且未报告 ICG 染料或 NIR 系统的安全性问题。（图 12-1，附页彩图 12-1）。

表 12-1 显示了纳入超过 100 例患者的研究结果中不同示踪剂的检出率。

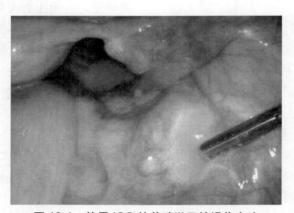

图 12-1　使用 ICG 的前哨淋巴结操作方法

表 12-1　纳入超过 100 例患者研究结果中不同示踪剂的检出率

示踪剂	总体检出率	双侧检出率
单用蓝色染料	71%（How）	43%（How）
	84%（Khoury-Collado）	67%（Khoury-Collado）
	81%（Barlin）	
	86%（Desai）	52%（Desai）
单用 99mTc	88%（How）	71%（How）
单用 ICG	87%（How）	65%（How）
	95%（Jewell）	79%（Jewell）
蓝色染料 +99mTc	88%（Naoura）	63%（Naoura）
	75%（Frati）	37%（Frati）
蓝色染料 +ICG	无数据	84%（Holloway）
99mTc+ICG	无数据	无数据

12.3 前哨淋巴结的部位

12.3.1 子宫淋巴管引流

　　理想的 SLN 的发现必须基于淋巴管的解剖学。目前为止，已确认了 3 种子宫淋巴引流的途径：即宫颈旁上通路（upper paracervical pathway, UPP），宫颈旁下通路（lower paracervical pathway, LPP），以及骨盆漏斗韧带通路（infundibulo-pelvic pathway, IPP）（图 12-2）。

　　第一条途径是 UPP，其沿子宫动脉在髂外淋巴结区域引流（无论是否经过闭孔淋巴结）。从髂外动脉开始，引流路径向侧方经过髂总动脉到下腔静脉和主动脉旁区域。第二条途径是 LPP，沿宫骶韧带上缘朝下腹和骶前区域、髂内动脉内侧引流。通过髂内动脉或骶前区域，引流途径继续沿髂总动脉内侧延伸至下腔静脉和腹主动脉旁区域。UPP 和 LPP 似乎只在主韧带内

细淋巴管处连接，而在此后，两者功能独立，不再交通。除最常见的盆腔淋巴引流途径外，第三条通途径是 IPP，是沿输卵管和阔韧带上部的引流通路，其从骨盆漏斗韧带直接延伸至腹主动脉旁淋巴结区域。由于 UPP 和 LPP 通过盆腔引流至腹主动脉旁下段和下腔静脉淋巴结区域，因此只有在未检测到盆腔 SLN 的情况下，才能将肠系膜下腹主动脉旁染料阳性的淋巴结解释为唯一的 SLN。

　　目前尚未确定每侧盆腔是否只有一个 SLN 或多个 SLN。此外，患者之间的解剖差异也可能影响淋巴引流途径及 SLN 的位置。

12.3.2 SLN 的位置

　　大多数 SLN 位于盆腔内。超过 50% 的 SLN 沿着宫颈旁上通路，在髂外和闭孔淋巴结区域检出（图 12-3，附页彩图 12-3）。

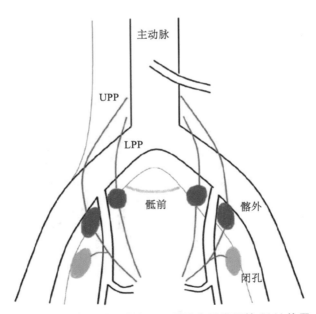

图 12-2 子宫内膜癌患者淋巴通路中最常见的 SLN 位置

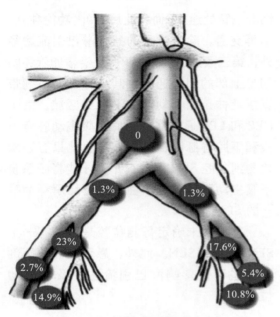

图 12-3　切除的蓝染 SLN 分布

12.3.3　SLN 的检出率

关于前哨淋巴结的检出率，文献报道的数据差异较大。以至少检出一个 SLN 为标准，总体检出率为 81%（95%CI：77% ～ 84%）。双侧检出率（即每侧盆腔至少检测到一个 SLN）的报道为 50%（95%CI：44% ～ 55%）。在下腔静脉或腹主动脉旁检测到 SLN 的比例较低，仅为 17%（95%CI：11% ～ 23%）。

研究表明，SLN 的检出率主要受注射部位和示踪剂类型的影响。患者的特征（如BMI）或手术路径，以及肿瘤特征（如组织学类型和分级）并未显著影响 SLN 的检出率。

12.3.4　SLN 示踪流程

为了保证 SLN 示踪的可重复性、可操作性和肿瘤学安全性，纪念斯隆 - 凯特琳癌症中心制定了 SLN 示踪流程。该流程在 2012 年被首次报道，并扩展到切除所有染色阳性的淋巴结，该流程包括 3 个主要步骤，如图 12-4 所示。

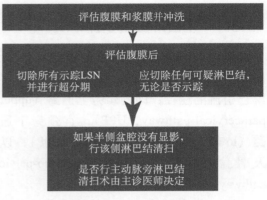

图 12-4　SLN 示踪流程

第一，评估腹膜和浆膜表面，并进行冲洗。第二，评估腹膜后区域，切除染色阳性的淋巴结，以及所有可疑淋巴结，即使这些淋巴结染色阴性。第三，对于未检出 SLN 的情况，应对该侧盆腔进行全面淋巴结切除。该流程并未提及下腔静脉和主动脉旁淋巴结切除的情况，这可以被解释为该流程在罕见的下腔静脉和腹主动脉旁淋巴结孤立转移情况下的局限性。

12.3.5　SLN 示踪的诊断准确度和流程的作用

为了评估 SLN 诊断的准确度，我们对 SLN 手术和盆腔淋巴结清扫加或不加下腔静脉和腹主动脉旁淋巴结清扫的组织学进行了比较。诊断准确性可以通过 3 种不同方式进行评估。第一种方法是，如果未能识别 SLN，认为该病例为假阴性。由于检出率只代表了这些数据的一部分，因此这一方法被使用最少。第二种方法是在没有按照流程操作的情况下，如果单侧盆腔没有检测到 SLN 并且存在转移淋巴结，则被归类为假阴性。第三种方法是，按照 SLN 示踪流程操作时，如果单侧 SLN 为阴性但存在疑似转移淋巴结，则这些淋巴结被切除并评估为真阳性。因此，SLN 示踪的诊断准确度存在差异主要依赖于是否使用该流程。

在不使用该流程的情况下，SLN 示踪的敏感性被定义为检测到至少一个阳性 SLN 的患者数与通过前哨淋巴结示踪检测到转移的患者数的比例。研究显示其敏感性为 96%（95% CI：0.93 ～ 0.98），阴性预测值为 99.7%。此外，60% ～ 66% 的病例中，SLN 是唯一转移的淋巴结。特异性始终为 100%，因此不存在假阳性的 SLN。

SLN 示踪流程特异的敏感度的定义为，按照该流程切除至少 1 枚阳性淋巴结患者数除以存在淋巴结转移的患者数的百分比。Barlin 等首先报道了该流程对 SLN 诊断准确度的影响。在 498 例子宫内膜癌患者中，401 例检出了至少 1 例 SLN 阳性。并且，此项研究利用两种不同的手术方式（单纯切除 SLN vs 按照流程规定切除淋巴结）计算 SLN 示踪的准确度，其敏感度、阴性预测值、假阴性率分别为 85.1%、98.1%、14.9% 和 98.1%、99.8%、1.9%。此外，许多学者已经证实了使用该流程可提高 SLN 示踪的诊断准确度，敏感度甚至可达 100%。

在盆腔区域没有 SLN 检出情况下，下腔静脉和腹主动脉旁淋巴结区域 SLN 检出情况需要受到特别关注。总的来说，2/3 涉及这一点的文章表明没有出现过这种孤立性腹主动脉旁 SLN。其余的研究显示其发生率多数 < 5%。此外，在高危患者中，发生下腔静脉和腹主动脉旁区域的孤立性淋巴结转移的比例为 16%。

12.4 病理超分期的作用

由于前哨淋巴结（SLN）是主要甚至有时是唯一评估转移的手段，病理技术在前哨淋巴结的评估中起到了至关重要的作用。并且，微转移（micrometastasis，MMs）的检查在不同类型的恶性肿瘤中显示出了重要的预后价值，其在子宫内膜癌预后方面的价值可能也是一样的。并且，有重要的证据显示，淋巴结微转移与子宫内膜癌的复发有关。因此，用于评估前哨淋巴结的病理技术需要具有较高的检出率和较低的假阴性率。而淋巴结病理超分期就是符合上述要求最敏感的技术。因此，这种使用连续切片和免疫组化（IHC）的技术是前哨淋巴结评估的主要关注点。

定义：
宏转移：转移肿瘤直径 > 2.0mm。
微小转移（MMs）：转移肿瘤呈显微镜下簇状或单个细胞，测量最大径线为 0.2 ～ 2.0mm。
孤立肿瘤细胞（isolated tumor cells，ITCs）：转移肿瘤呈显微镜下簇状或单个细胞，直径 ≤ 0.2mm。

12.4.1 病理超分期

病理超分期通过对原本认为是阴性的 SLN 进行进一步的 IHC 染色分析，增强了检测微小肿瘤细胞的能力。病理超分期在不同研究中有所不同，其结果依赖于多种因素，例如连续切片技术和所使用的 IHC 抗体。在大多数将 SLN 活检作为子宫内膜癌手术分期一部分的研究中，使用的病理评估方法已经被验证。病理超分期流程见图 12-5（附页彩图 12-5），仅当初步 H&E 评估的 SLN 结果为阴性时，才进行病理超分期。操作步骤为：在淋巴结长轴垂直的方向上，纵向对淋巴结切片，切片厚度为 4 ～ 5μm，切片间隔 40 ～ 50μm。对这些

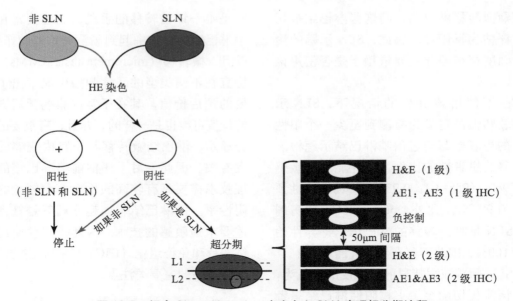

图 12-5   纪念 Sloan-Kettering 癌症中心 SLN 病理超分期流程

[来源：International Journal of Gynecological Cancer，2013，23（5）：964-970.]

切片进行苏木精 - 伊红（H&E）染色，并对第 3 层和第 4 层切片使用小鼠抗 AE1/AE3 细胞角蛋白单克隆抗体进行 IHC 染色

12.4.2   超分期的敏感度和特异度

　　一项纳入 17 项关于宫颈癌研究的荟萃分析报道结果显示，相比于单用 H&E 染色组中 89.4% 的检出率，H&E 联合 IHC 技术的检出率为 93%，其阴性预测值为 96%，敏感度为 90%。对于子宫内膜癌，Kim 等的研究表明，接近 50% 的 SLN 阳性患者存在包括微小转移的隐匿性转移，这些转移在常规组织学检查中无法检测到。更具体地说，在 508 例患者中，约 13% 存在淋巴结转移：其中 35 例（7%）通过 H&E 染色检出，额外 23 例（4.5%）通过超分期发现，否则这些病例可能被漏诊。此外，非前哨淋巴结中有 6 例（1.2%）存在转移灶。在 2008 年的一项病例研究中，近 25%（10/46）的患者存在淋巴结转移。研究显示，10 例转移病例中有 3 例为宏转移，7 例为微小转

移。所有宏转移（3 例）和 3 例微小转移通过 H&E 染色检出，另 3 例微小转移通过连续切片和 IHC 诊断。2010 年的一项综述纳入了 6 项研究，显示通过联合 H&E 染色、连续切片和 IHC 技术，检出率在 0 ～ 15%。在 238 例患者中，20% 存在淋巴结转移，其中 6% 为微小转移。

　　综上所述，对子宫内膜癌患者的 SLN 进行病理超分期可显著提高宏转移和微小转移的检出率，并降低假阴性率。这意味着，如果最初的 H&E 结果为阴性，那么进行 IHC 检测是必要的。

12.5   微转移和孤立肿瘤细胞的临床意义

　　病理超分期的前哨淋巴结（SLN）操作似乎是有益的，因为它提高了盆腔和腹主动脉旁区域的微小转移（MMs）和孤立肿瘤细胞（ITCs）的检出率。然而，是否需要根据这些淋巴结转移的检出结果调整辅

助治疗方案，取决于其对预后的临床意义。

在通过前哨淋巴结示踪检出淋巴结有 MMs 的乳腺癌患者中，多项报道显示，这类患者与没有 MMs 的患者相比，复发率显著增加。ITCs 技术似乎也指向了同样的结果。因此，在大多数研究中都提示应对这些患者调整辅助治疗方案。早期的宫颈癌 MMs 也似乎影响复发风险。例如，一项针对 292 例患者的回顾性研究显示，在接受根治性子宫切除术后，有 MMs 的患者中位复发时间为 37 个月，而匹配的对照组患者在 122 个月后没有复发。复发患者中 MMs 的发生率增加 10 倍（分别为 11/26 和 1/26）。相对风险系数为 2.44（1.58 ~ 3.78）。而对于外阴癌患者，MMs 和 ITCs 的临床意义还不清楚，需要进一步的研究。子宫内膜癌 MMs 的影响也尚不清楚。2 项研究显示 MMs 切除与无复发生存率（recurrence-free survival, RFS）显著增加有关。没有 MMs 的患者 36 个月 RFS 为 100%，而存在 MMs 的患者仅为 71%（$P=0.000\ 4$）。存在 MMs 患者的 RFS 和总生存率均显著下降。另一项研究并未发现 MMs 子宫内膜癌患者复发率有所增加。但是，3 项研究的病例数均少，且都包含低危、中危和高危病例。尤其是低危和中危组，需要更多的研究帮助决定是否需要辅助治疗。至今，ITCs 在子宫内膜癌的临床意义还不清楚。

一些观察性回顾性研究评估了前哨淋巴结示踪中发现 MMs 或 ITCs 是否影响辅助治疗的选择。在 SENTI-ENDO 研究的随访中，30% 的 SLN 阴性患者接受了辅助盆腔放疗，12.5% 的患者接受了化疗，而在 SLN 阳性（包括 MMs）的患者中，79% 接受了盆腔放疗，50% 接受了化疗。各组间 RFS 的比较没有显著性差异。另一项小型研究发现，MMs 进行外照射与阴性 SLN 患者进行阴道近距离放疗相比较，两者 RFS 无差异。

总之，目前在子宫内膜癌检出 MMs 和 ITCs 的临床意义还不明确。进一步的研究应当明确其意义，以及对辅助治疗选择可能产生的影响。

（陈晓军　译）

第 13 章

早期子宫内膜癌的保留生育力治疗

Stefano Greggi, Francesca Falcone, and Giuseppe Laurelli

子宫内膜癌（EC）在育龄期妇女中罕见。据统计，只有 4% 的子宫内膜癌患者年龄小于 40 岁。然而，由于社会因素导致的推迟育儿趋势，发达国家的首次分娩年龄中位数不断上升。因此，在生育任务完成之前诊断的子宫内膜癌发病率正在增加。年轻女性中诊断的子宫内膜癌通常为低级别早期病变并且预后良好，5 年和 10 年的无病生存率可高达 99.2% 和 98%。标准治疗（子宫切除术、双侧输卵管卵巢切除术及盆腔和腹主动脉淋巴结切除术）将使患者丧失生育能力，因此对于希望保留生育功能的女性来说是不愿接受的。鉴于早期子宫内膜癌有良好的肿瘤学结局，提高生活质量和保留生育能力的重要性得到了认可。子宫内膜癌治疗中保留生育力的选择已经受到越来越多的关注，但仍缺乏标准化非手术治疗方法的当代共识。

准确选择保留生育功能的患者至关重要。进行非手术治疗的患者通常年龄 < 40 岁、病灶为黏膜内分化良好的子宫内膜样癌，没有子宫外转移的证据，且患者保留生育功能的意愿强烈。

与吸取活检低估组织学分级的发生率 17.4% 相比，刮宫术低估组织学分级发生率较低（8.7%）。刮宫术仍被部分学者认为是保留生育功能的患者的最佳诊断方法。然而在过去的 20 年里，宫腔镜下活检越来越多地被用于子宫内膜癌的诊断。有学者提出宫腔镜检查使用液体膨宫介质会导致腹腔播散的潜在风险增加。最近一项包含约 3000 例患者的荟萃分析表明，尽管术前宫腔镜检查导致腹腔细胞学检查总体阳性率显著升高，但在子宫内膜癌早期阶段没有得到证实，并且术前宫腔镜检查对预后没有影响。

少数研究报道了分化程度高于 G1 级的黏膜内子宫内膜癌患者的保留生育力治疗的结局。在 Park 等的研究中，17 例 G2 ～ G3 级黏膜内子宫内膜癌患者的完全缓解率没有低于 G1 的患者（76.5% vs 77.7%），复发率也没有更高（23.1% vs 30.4%）。然而这些令人鼓舞的结果是基于非常有限的病例数，我们认为仍需谨慎考虑对中高级别的病例选择非手术治疗。

对比增强磁共振是术前诊断子宫肌层受累的最准确方法。由经验丰富的超声科医师进行经阴道超声检查也能得到可靠的结果。

5% ～ 10% 患有子宫内膜癌的年轻

女性携带 DNA 错配修复基因（mismatch repair，MMR）的胚系突变（Lynch Ⅱ / 遗传性非息肉性结直肠癌综合征），其特征是子宫内膜癌和卵巢癌终身风险增加（分别高达 60% 和 24%）。目前指南建议，50 岁以下的子宫内膜癌患者应该常规评估 Lynch Ⅱ 综合征。对于具有 MMR 或 BRCA 突变的子宫内膜癌患者是否能纳入综合癌症中心的研究方案接受非手术治疗仍存在争议。子宫内膜癌非手术治疗不应该被视为根治性治疗，应在完成生育后进行子宫全切术和双侧输卵管卵巢切除术（total abdominal hysterectomy and bilateral salpingo-oophorectomy, TAH-BSO）。从这个角度来看，对于遗传学高危的患者，即使在没有阳性家族史的情况下，在治疗前的工作流程中完成适当的咨询后，也可以给予保留生育功能治疗。

依据小型的系列研究结果来看，年轻子宫内膜癌患者同时发生卵巢癌（11% ~ 29%）的风险可能被高估了。事实上，最近报道其发生率较低，为 3.0% ~ 4.5%。由于成像技术和 CA-125 检测亚临床同步病变的敏感性有限，治疗前腹腔镜探查被推荐用于排除子宫外扩散。然而，这种方法的有效性受到质疑，因为据报道，术中卵巢为良性外观时存在隐匿性卵巢恶性肿瘤的比例为 4% ~ 25%。

目前保留生育功能的治疗方式主要由激素疗法组成，包括口服孕激素、释放孕激素的宫内节育器、天然孕酮、口服避孕药、选择性雌激素受体调节剂、促性腺激素释放激素激动剂和芳香化酶抑制剂。

这些治疗中，口服孕激素最为常用，与其他治疗相比，其疗效众所周知。然而，对于理想的孕激素药物、剂量和治疗持续时间尚无共识。两种最常见的方案是每日

500 ~ 600mg 醋酸甲羟孕酮和每日 160mg 醋酸甲地孕酮。据报道，这两种药物疗效从子宫内膜的反应上来评价是相似的。总的来说，最新研究表明单独使用口服孕激素治疗的完全缓解率为 55% ~ 78%。

然而，高剂量孕激素会带来不良反应和并发症，往往导致患者依从性差。孕激素、剂量和给药途径的选择应该个体化，以尽量减少血栓性静脉炎、体重增加、头痛、睡眠障碍、情绪和性欲改变及腿抽筋等风险。

甲基炔诺酮宫内节育器（levonorgestrel-releasing intrauterine device，LNG-IUD）可以比口服制剂在局部递送更高浓度的孕激素，避免了大剂量口服孕激素相关的不良反应和并发症的风险。尽管 LNG-IUD 没有像口服孕激素那样得到很广泛的研究，但初步报告表明，就早期子宫内膜癌患者的治疗反应而言，使用 LNG-IUD 与口服孕激素效果相当。LNG-IUD 的一个重要附加好处是长达 5 年的有效药物输送。这对于在完全缓解后不打算立即尝试妊娠的女性来说似乎非常有用。在这种情况下，使用低剂量周期性孕激素或 LNG-IUD 进行维持治疗已被证明可以降低复发风险。

由于所用治疗方案的异质性，很难就孕激素治疗的最佳持续时间达成一致结论。实现子宫内膜癌病灶完全消退所需的最短治疗时间似乎是 3 个月。如果患者此时出现疾病进展，则认为必须进行根治性手术治疗。相反，如果患者此时子宫内膜癌持续存在但没有进展，则可以进行进一步的孕激素治疗，因为据报道，一些病例在治疗 9 ~ 12 个月后达到完全缓解。然而，大多数患者会在治疗后 6 个月内产生反应，延长治疗时间只有很小的额外收益。应告知治疗 6 ~ 9 个月后疾病持续存在的患者

选择更彻底的治疗方法。

获得完全缓解后必须进行密切监测，包括每 3 ～ 6 个月的全身检查和盆腔检查、子宫内膜活检、血清 CA-125 和 TVS 或 CT 检查以获得对附件的全面评估。重要的是，要认识到非手术治疗是一种临时措施。保留生育能力治疗后的复发率证明非手术治疗的主要目标是合理的：即推迟任何根治性手术以完成生育。在这方面，应强调咨询的重要性，鼓励完全消退的患者在完成计划治疗后立即妊娠。

据报道完成治疗后的复发风险较高，因此，成功完成生育或尝试妊娠失败的女性应接受根治性手术。最新的荟萃分析显示，成功的保留生育力治疗后总体复发率为 40.6%。然而，保留生育力治疗的安全性得到一项研究结论的支持：几乎所有复发病例，包括早期子宫内膜癌，仍可通过根治性手术治愈。文献中仅报道了 10 例患者在保留生育力治疗后发生 Ⅱ 期子宫内膜癌或 子宫外复发，其中 4 例患者复发死亡。然而，尚不清楚这些病例在初诊时是否真的是早期、低级别子宫内膜癌，或者保留生育力的治疗是否损害了她们的生存期。需要指出的是，在 19 例黏膜内 G1 级 EC 完全缓解的患者中，有 2 例（10.5%）在初次分期阴性腹腔镜检查后的 14 个月和 44 个月出现了异时性 OC（早期，G1 级）。这一数据强调了细致随访和确定最终手术时机的重要性。

年轻女性的子宫内膜癌经常与过度的无拮抗的雌激素暴露有关。

如前所述，使用低剂量周期性孕激素或含孕激素的宫内节育器消除雌激素抵抗和过度雌激素暴露可能减少疾病的复发或者子宫内膜癌的复发和新发。因此，如果患者暂无妊娠计划，可推荐使用低剂量周期性孕激素或 LNG-IUD 进行维持治疗。此外，肥胖是 1 型子宫内膜癌相关代谢综合征的一部分，即使在初步治疗后仍是子宫内膜转化的重要危险因素。这一证据提示，肥胖患者的减重干预措施应纳入保留生育力的治疗方案。值得一提的是，澳大利亚目前正在进行一项随机试验以检测与 LNG-IUD 相关的减重治疗和不适宜手术的早期 1 型子宫内膜癌患者的额外益处（feMMe 试验，ANZGOG 1301）。

保留生育力后复发性疾病的标准治疗是 TAH-BSO。由于一些女性仍希望保留生育功能，对于病灶局限于子宫内膜的复发性 G1 级子宫内膜癌，可以考虑重复保留生育力的治疗。然而，在这些情况下，数据证据甚至比初治患者中的数据更加有限。据报道，两轮治疗后 52% ～ 100% 的患者完全缓解，这表明对于拒绝接受根治性手术的、病灶局限于子宫的复发患者，保守性的再治疗虽然是一种临时方法，但可能是可行且安全的。

一些研究者提出，对于年轻的子宫内膜癌患者，肿瘤经宫腔镜手术切除后联合孕激素治疗可作为一种保守治疗的替代方案。尽管该策略相关的数据有限且基于小型系列和病例报道，但也提示了增加宫腔镜切除术（hysteroscopic resection，HR）可能会提高单用孕激素的疗效，从而最大限度提高疾病消退的可能性。在 HR 和孕激素联合治疗的研究中观察到完全缓解率为 91%（78% ～ 100%）（表 13-1）。该缓解率似乎高于最近包括单用孕激素在内的系列报道中的完全缓解率（77%；43% ～ 78%）（表 13-2）。

此外，大剂量孕激素治疗前的 HR 似乎缩短了从诊断到完全缓解的时间。特别需要注意的是，初始 HR 对肿瘤负荷的降

表 13-1　早期分化程度高的子宫内膜癌通过宫腔镜切除病灶联合孕激素疗法的文献回顾

作者	病例数	腔镜切除方法	辅助治疗 (mg/d)	治疗结局 (6个月)	复发例数	DFI (月)	妊娠例数	活产数	随访时间 (月)	现况
Mazzon 等	6	三步法[a]	MA (160)	CR	—	n/a	4	5	21~82	NED
Shan 等	14	广泛内膜切除	MA (160~200)	11CR, 3PD	3	10~24	2	1	15~66	1例存活、余未知
Marton 等	2	广泛内膜切除	MPA (400) 或 LNG-IUD	CR	2	13~15	2	2	n/r	n/r
Arendas 等	2	两步法[a]	MPA (300) 或周期性 MPA (20~100)	CR	1	48	1	1	48~57	NED
De Marzi 等	3	三步法[a]	MA (160) 或 LNG-IUD	CR	1	6	1	1	8~37	NED
Wang 等	6	三步法[a]	MA (160)	CR	—	n/a	3	3	26~91	NED
Laurelli 等	20	三步法[a]	LNG-IUD	19CR, 1PD	2	8~41	11	10	30~114	NED

注: CR. 完全缓解; PD. 疾病持续状态; DFI. 无疾病间隔; LNG-IUD. 曼月乐环; MA. 醋酸甲地孕酮; MPA. 醋酸甲羟孕酮; NED. 无疾病证据; n/a. 不适用; n/r. 未报道。

a. 两步法: 切除肿瘤及病灶下薄层子宫内膜; 三步法: 切除肿瘤及肿瘤邻近内膜组织

表 13-2　早期分化程度高的子宫内膜样癌单用孕激素非手术治疗的最新研究

作者	病例数	孕激素治疗 (mg/d)	肿瘤结局 (6个月)	复发例数	DFI (月)	妊娠例数	活产数	随访时间 (月)	现况
Cade 等	16	MPA (60~400), LNG-IUD 或联用	7CR, 9PD	2	n/r	3	4	3~134	NED
Koskas 等	8	MA (160), MPA (10), Ly (15) 或 NA (5)	5CR, 1P, 2PD	2	12~34	2	3	17~86	NED
Kim 等	16	MPA (500) 和 LNG-IUD	9CR, 7PD	2	6~7	3	2	16~50	NED
Park 等	148	MPA (30~1500) 或 MA (40~240)	115CR, 33PD	35	4~61	44	n/r	14~194	NED
Kudesia 等	10	MPA (160~240), LNG-IUD, 或联用	7CR, 3PD	n/r	n/r	n/r	2	3~74	n/r
Ohyagi-Hara 等	16	MPA (400~600)	11CR, 1P, 4PD	9	n/r	1	2	4~154	n/r

注: Ly. 利奈孕酮; NA. 醋酸诺美孕酮; P. 疾病进展

低使疾病达到完全消退的时间似乎早于使用孕激素辅助治疗达到缓解所需的 3 个月治疗时间。总体而言，HR 和孕激素联合疗法的研究中观察到的复发率（19%，表13-1）似乎低于单用孕激素治疗报道的复发率（32%，表13-2）。尽管这种比较在方法学上并不正确，但可以说 HR 带来了一些额外收益。这种潜在的好处可以这样解释：更快的疾病完全消退可更早地尝试妊娠，而妊娠本身对子宫内膜癌具有治疗效果。在这方面，据报道在筛选的单病灶子宫内膜癌患者中进行标准化的 HR 手术不影响生殖结局。一般来说，子宫内膜癌保留生育力治疗后的妊娠结局的数据远不如治疗安全性数据。一项包含 26 项研究的 325 名女性的荟萃分析报道了合并活产率为 28%。然而，若只纳入试图妊娠的女性，这个概率会更高。Park 等在包含 141 例患者的大型系列研究中评估了黏膜内 G1 期子宫内膜癌患者孕激素治疗后的妊娠结局。总体活产率为 26%，但仅考虑试图妊娠的女性时为 66%。与患有子宫内膜癌的年轻女性自然受孕相比，辅助生殖技术的使用与更高的妊娠率和活产率相关，因为可能存在不孕症的危险因素（如肥胖、多囊卵巢综合征和慢性无排卵）。迄今，仅有少数研究人员评估了促排卵药物的使用和成功非手术治疗等子宫内膜癌复发风险之间的联系，并未发现显著关联。相比之下，研究发现至少妊娠一次的患者无论是否使用促排卵药物，疾病复发的风险都较低。一些研究者提出，对于年轻的子宫内膜癌患者，肿瘤经宫腔镜手术切除后联合孕激素治疗可作为一种保守治疗的替代方案。然而，鉴于上述考虑，我们认为有必要及早转诊至生殖内分泌科，以最大限度提高活产的可能性，并最大限度缩短诊断和最终子宫内膜癌治疗之间的时间。总之，尽管保留生育力治疗不是当前年轻的子宫内膜癌患者的标准治疗，但对于那些希望保留其生育潜能的早期 G1 期患者，这仍是可以考虑使用的治疗方案。迄今为止，该方法仍处于试验阶段，仅可在肿瘤中心进行的科学研究方案的范围内提供给患者。妇科肿瘤医师和妇科病理学家的专业知识对于确保在复杂的生育力保护评估中做出正确的决策至关重要。应仔细筛选患者并充分告知保留生育力治疗方案偏离标准治疗所伴随的肿瘤风险。尽早进行生殖和遗传咨询也被认为是必要的。尽管子宫内膜癌患者的理想保留生育力治疗方案仍未明确，但迄今公布的数据仍是非常有前景的。值得一提的是，最近启动了一个项目，正在前瞻性地招募非手术治疗的子宫内膜癌患者。

（陈淑琴　译）

第五部分

子宫内膜癌的非手术治疗

第 14 章

早期子宫内膜癌的高危因素

Samira Abdel Azim

根据美国国家癌症统计数据，子宫内膜癌是西方国家最常见的妇科肿瘤，在全世界女性恶性肿瘤发病率中排第 4 位。子宫内膜癌需要进行手术分期。幸运的是，大多数患者在疾病早期即被诊断，这使得大部分的子宫内膜癌患者可以治愈。然而，在为每个患者选择合适的治疗方案的同时，我们还需要避免过度治疗，这就要求我们依赖可靠的因素来帮助预测预后及疾病的发展进程。

14.1 经典风险因素

目前，临床上使用以下因素来评估患者的预后，并根据风险评估结果制订进一步的治疗方案。

14.1.1 FIGO 分期

子宫内膜癌可通过评估肿瘤转移部位及肿瘤大小进行分期并预测其预后。手术病理分期是影响子宫内膜癌患者生存率最重要的预后因素。2009 年 FIGO 对子宫内膜癌的分期进行了修订，将肌层浸润深度也纳入子宫内膜癌的分期中。约 71% 的子宫内膜癌患者诊断时为 I 期。根据组织学亚型不同，早期子宫内膜癌患者的 5 年生存率至少达 85.4% 以上，而 IV 期患者 5 年生存率下降至 20.1%。

14.1.2 肿瘤级别

低分化的肿瘤与生存率降低相关。与 1 级（高分化）肿瘤相比，2 级（中分化）和 3 级(低分化)肿瘤患者的生存率显著降低(危险比分别为 1.4 和 2.8)，见表 14-1。肿瘤分期也与肌层浸润深度和淋巴结转移相关。

14.1.3 组织病理学类型

根据肿瘤组织学分化特点，可将子宫

表 14-1　不同肿瘤分期患者的 5 年生存率

级别	I 期（%）	II 期（%）	III 期（%）	IV 期（%）
1	92.9	86.0	78.6	49.2
2	89.9	80.0	67.3	26.5
3	78.9	66.0	46.4	13.4

内膜癌分为子宫内膜样癌、黏液性癌、鳞状细胞癌、浆液性乳头状癌或透明细胞癌等亚型。

不同组织病理学亚型患者的 5 年生存率有显著性差异。浆液性癌患者的 5 年生存率为 52.6%，明显低于子宫内膜样癌患者 83.2% 的 5 年生存率。

Bokhman 等根据两种不同的组织病理学亚型对子宫内膜癌进行了进一步分类：Ⅰ型子宫内膜癌通常为子宫内膜样癌，起源于子宫内膜增生性疾病，具有雌激素依赖性，预后良好。Ⅱ型子宫内膜癌肿瘤分级高，分化差，肌层浸润深并具有更大的侵袭性，因此预后差。

14.1.4　肌层浸润深度

浸润超过 50% 的子宫肌层可显著降低 Ⅰ 期患者的生存率（HR 2.0）。子宫肌层浸润程度是早期子宫内膜癌复发的重要预后因素。

14.1.5　淋巴脉管间隙浸润

淋巴脉管间隙浸润的患者盆腔淋巴结及腹主动脉旁淋巴结转移风险增加，因而淋巴脉管浸润是重要的预后因素。尤其对于早期患者来说，淋巴脉管间隙浸润是一个重要的危险因素，淋巴脉管间隙浸润阳性的患者复发风险增加 2 倍以上。一项单中心的研究证实淋巴脉管间隙浸润是无复发率和总生存率低的独立预后因素（两者的 HR 均为 2.8）。在一项评估手术治疗子宫内膜癌的研究中，除低危组子宫内膜癌患者外，所有患者均行淋巴结切除术，多因素分析显示，淋巴结切除并非影响生存率的因素。

14.1.6　年龄

一般来说，老年患者的不良结局及 5 年生存率均低于年轻患者。子宫内膜癌的发病率随着年龄的增长而增加，其平均发病年龄为 61 岁。约 90% 的病例发生在 50 岁以后，发病率在 75～80 岁年龄段中最高，在西方国家，每 100 000 人中约有 90 人患子宫内膜癌。诊断时的年龄是独立的预后因素。根据 SEER 数据库的分析结果，40 岁以上的患者更容易出现分期更晚、分化更差、分级更高及侵袭性更强的子宫内膜癌。此外，年龄与疾病早期复发有关。

14.1.7　种族

在所有女性中，土著美国人患子宫内膜癌的终身风险最低，西班牙裔、非裔美国人的发病率不断上升，而美国白种人中发病率最高。然而，在非裔美国女性中，死于子宫内膜癌的可能性增加了 1 倍，虽然这一亚组的发病率下降了 12%，但这些妇女的死亡率却上升了 86%。非裔美国女性更容易出现 Ⅱ 型肿瘤，并伴随更具侵袭性的亚型和更高的肿瘤分级。分子分析发现非裔美国女性更常表现出 *p53* 突变，而 *p53* 突变患者通常预后较差。

14.2　分子危险因素

在过去的 10 年中，随着越来越多影响肿瘤生长和转移的分子被发现，我们对子宫内膜癌的认识也有很大的提升。因此，提高对子宫内膜癌分子变化的理解，有助于在疾病早期识别高风险患者，并在初次手术后为其定制个体化的管理方案，这是非常重要的目标。

14.2.1 激素受体

30 余年前，雌激素受体（ER）和孕激素受体（PR）即被证实可作为早期子宫内膜癌无复发生存的独立预后因素之一。ER 和 PR 阳性可显著提高患者的无病生存率，这在 I 期和 II 期的患者中更明显。并且，在年轻的早期子宫内膜癌患者中，特别是在早期疾病的年轻女性中。例如，孕激素可用于治疗希望保留生育力的年轻女性。

14.2.2 *P53*

p53 抑癌基因突变是 II 型子宫内膜癌中最常见的基因突变之一，在 18.5% ～ 46% 的子宫内膜癌患者中存在该基因突变。*p53* 突变在非子宫内膜样癌中更常见，并与高级别肿瘤相关，且患者不太可能表达孕激素受体。当 *p53* 突变时，患者的生存率显著降低。在 3/4 前驱病变（子宫内膜上皮内癌）中，可以检测到 17p 染色体（*p53* 区域）功能杂合性缺失，这表明 *p53* 基因突变发生在子宫内膜癌变的早期。

14.2.3 HER-2/neu

HER-2/neu 是人类 EGFR 酪氨酸激酶家族中的一种跨膜糖蛋白，HER-2 过度表达可促进细胞增殖、分化和存活能力。浆液性子宫内膜癌发生 *HER-2* 基因过表达的比例最高，在 II 型子宫内膜癌（非子宫内膜样组织学类型）中，高达 40% 的病例中发现 HER-2 蛋白表达阳性。

14.2.4 *PTEN* 突变

PTEN 基因是抑癌基因，可调节细胞周期，从而控制细胞凋亡。*PTEN* 突变失活是子宫内膜癌中最常见的基因改变之一，可发生在 40% ～ 83% 的 I 型子宫内膜癌患者中。*PTEN* 突变发生在子宫内膜癌变的早期，也可发生在复杂性非典型子宫内膜增生等癌前病变中。

14.2.5 PI3K 突变

磷脂酰肌醇 3- 激酶（PI3K）通路是受体酪氨酸激酶（RTK）的下游信号，在子宫内膜癌中经常被激活。子宫内膜癌患者中分别有 36% 和 80% 的患者出现 PI3K 突变和 PI3K 通路改变。*PTEN* 基因失活可能激活该通路，同时体细胞突变或成纤维细胞生长因子受体突变也会干扰 RTK 信号转导。除用于诊断外，PI3K 还可以作为一种治疗靶点，目前，PI3K/mTOR 双重抑制剂用于治疗子宫内膜癌的临床研究正在进行当中。

14.2.6 微卫星不稳定（MSI）

微卫星不稳定是由于 DNA 错配修复系统的失活导致新的微卫星片段的形成，这些片段是重复的短 DNA 片段。受影响的 DNA 错配修复基因如 *MLH1*、*MSH2*、*MSH6* 和 *PMS2* 与林奇综合征有关。这种情况增加了包括子宫内膜癌等多种恶性肿瘤的风险，携带微卫星不稳定的女性发生子宫内膜癌的终身风险为 40% ～ 60%。MSI 阳性的肿瘤在白种人女性中更常见，并且更常见于早期患者中。

14.2.7 体细胞拷贝数（SCN）

分析来自癌症基因组图谱项目中的子宫内膜癌的数据显示了更多的子宫内膜癌分子特征. 对不同的组织学亚型进行分析时，发现子宫内膜样癌在分子水平上类似，经常发生 *PTEN* 和 *KRAS* 突变，而很少有 *p53* 突变和低体细胞拷贝数改变（SCNA）。浆液性和其他亚型子宫内膜癌常表现为 *p53* 突变和高 SCNA。分子高拷贝子宫内膜癌与浆液性卵巢癌相似，其临床治疗和生存率与浆液性卵巢癌非常相似。

14.2.8　*POLE* 校对突变

　　DNA 聚合酶中的 POLE 的核酸外切酶区的胚系突变患者易患子宫内膜癌，在 *POLE* 突变的肿瘤中，聚合酶校对功能受损，DNA 聚合酶修复功能受损，导致碱基突变增加。约 7% 的子宫内膜癌患者中存在散发性 *POLE* 突变。尽管 *POLE* 突变与肿瘤高级别有很强的相关性，但患者的复发风险较低。*POLE* 突变已被证明是预后良好的独立预测因子，尤其是在高级别的子宫内膜肿瘤中。

14.2.9　HE4

　　人附睾蛋白 4（HE4）是一个潜在的术前生物标志物，尤其在早期子宫内膜癌中表现出重要的预测价值。一项研究表明，高水平的 HE4 与子宫内膜癌的转移相关，据此推测 HE4 可能是低分化子宫内膜癌的独立预后因子。此外，HE4 和 CA-125 联合检测可用于术前评估早期子宫内膜癌，HE4 是子宫内膜癌患者总生存率的独立预后因子（HR=2.4，*P*=0.017），HE4 和 CA-125 表达阳性增加了总生存率的危险比（HR=4.0，*P*=0.023）。在子宫内膜样腺癌的患者中，HE4 具有更好的预后价值。

14.2.10　L1CAM（CD171）

　　L1CAM 是一种分子量为 200 ~ 220kDa 的跨膜糖蛋白，属于免疫球蛋白超家族。它表达于不同人类癌的细胞表面，可溶性 L1 ~ 32 是 L1CAM 的脱落片段，在血液和腹水中可被检测。L1CAM 可用于评估子宫内膜癌预后。一项研究表明，L1CAM 与子宫内膜癌不良预后和不良结果相关。一

项大型多中心研究对早期子宫内膜样癌中的 L1CAM 表达情况进行了评估，研究发现 18% 的子宫内膜样癌患者 L1CAM 阳性，其无病生存率和总生存率显著降低，危险比分别为 15.8 和 13.6。而无论患者的肿瘤分级、分期如何，L1CAM 阴性患者预后良好。然而，一旦 L1CAM 出现在恶性组织中，无病生存率随着肿瘤分级、FIGO 分期和高风险患者的增加而显著下降（图 14-1，附页彩图 14-1）。因此，未来 L1CAM 可能成为子宫内膜癌患者治疗的潜在靶点。目前，人源化的抗 L1CAM 抗体已成功合成并进行了测试。

14.3　其他潜在风险因素

　　许多研究对其他预后因素进行了研究，但这些因素对生存率的影响仍有争议。

14.3.1　肿瘤大小

　　Chattopadhyay 等研究了 I 期子宫内膜样癌中的肿瘤大小，采用 3.75cm 作为预后因素的切割值。此外，肿瘤大小是 I 期子宫内膜样癌远处转移和疾病特异性生存的独立预后因素。最近发表的一项研究将肿瘤直径 2cm 作为切割值，发现肿瘤直径大于 2cm 与盆腔淋巴结转移有关。此外，这项研究还评估了肿瘤在子宫的位置对预后的影响，发现位于子宫下段的高级别子宫内膜癌与盆腔和腹主动脉旁淋巴结转移显著相关。

14.3.2　DNA 倍体

　　恶性肿瘤细胞通常为非整倍体，这使其具有更强的侵袭性并且预后不佳。一项研究发现，在 I 期子宫内膜样癌患者中，DNA 倍体是无复发生存率的一个显著独立

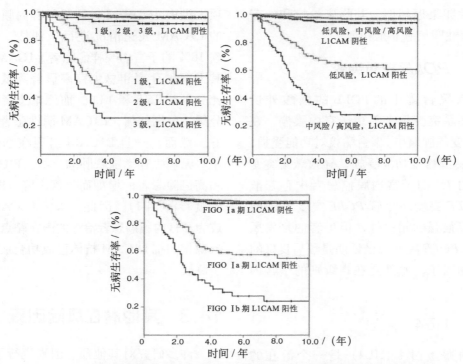

图 14-1　L1CAM 状态与在不同 FIGO 分期、肿瘤级别患者中的无疾病生存分析

标志物，其风险比为 4.5（CI：1.3 ~ 15.3）。在对低风险患者亚组的分析中，整倍体肿瘤患者的无复发生存率与非整倍体患者有显著性差异。

14.3.3　腹腔细胞学阳性

自 2009 年修订 FIGO 分类后，腹腔细胞学结果不再影响分期。然而，一项针对 14 704 例 I 期子宫内膜癌患者的大型回顾性研究显示，腹腔细胞学阳性患者的疾病特异性生存率显著降低；在所有亚型中，与腹腔细胞学阴性患者相比，细胞学阳性患者的危险比为 4.7；当按组织学亚型进行分组分析时，子宫内膜样 / 黏液性亚型的 HR 甚至增加到 5.8；这证明腹腔细胞学阳性是一个独立的重要预后因素。

14.4　总结

尽管上述这些因素在临床常规应用中仍存在问题，但在已确定的经典风险因素外，使用分子因素可以让我们更好地为患者提供个体化的诊治方案，这有助于早期识别高危患者，同时减少过度治疗。

总之，这些可用作预后标志物的分子因素将为靶向治疗提供新的治疗机会。抗 HER-2 疗法已经应用于乳腺癌的治疗，它也可能作为辅助治疗方案用于合适的子宫内膜癌患者中。目前，抗 L1CAM 抗体也正在测试中。我们需要进行临床试验来评估这些新的方法。未来，医师有望通过上述分子因素进行更多"个体化"治疗，摆脱"一刀切"模式。

（陈淑琴　译）

第 15 章 放射治疗的作用

Mansoor Raza Mirza

放射治疗历来被认为是子宫内膜癌的辅助治疗手段，并且被大多数指南推荐。最近发布的 ESMO-ESGO-ESTRO 指南总结了这些指征。指南使用了当前最新的分类，但其所参考的研究采用的仍是旧版 FIGO 分类。

15.1 低危子宫内膜癌

低危子宫内膜癌为 I 期 EEC，G1～G2 级，肌层浸润深度 < 50%，无淋巴脉管浸润（LVSI 阴性）。该组患者存活率高，且至今尚无证据表明这些患者能从术后治疗中获益。

15.2 中危子宫内膜癌

中危子宫内膜癌为 I 期 EEC，G1～G2 级，肌层浸润深度 > 50%，无淋巴脉管浸润（LVSI 阴性）。该组患者有局部复发的风险。大量研究关术后放疗能否提高生存率及无复发生存率。4 项随机研究和一项荟萃分析总结如下。

15.2.1 术后体外放射治疗（EBRT）的价值

15.2.1.1 Oslo 试验

540 例 I 期子宫内膜癌术后（无淋巴结切除）患者接受阴道近距离放射治疗后被随机分为 EBRT 组及对照组（未接受 EBRT），两组患者的 5 年生存率分别为 91% 和 89%。EBRT 组患者并没有生存获益，但是患者的盆腔复发率较对照组显著降低（1.9% vs 6.9%；$P < 0.01$）。一项长期随访结果表明，确诊时 60 岁以下女性在接受 EBRT 后生存率较差（图 15-1，附页彩图 15-1）。EBRT 组患者盆腔继发癌症的风险是对照组的 2 倍，且其他非恶性疾病的发病率也有所上升（图 15-2，附页彩图 15-2）。

15.2.1.2 PORTEC-1 研究

715 名 I 期中危子宫内膜癌患者术后被随机分为有或无接受 EBRT 两组。该研究同样未对患者进行淋巴结切除，术后患者可接受阴道近距离放射治疗。研究表明，EBRT 组患者没有生存获益，5 年生存率分别为 81% 和 85%（$P=0.31$），但是 EBRT 组患者盆腔复发率从 14% 显著降低

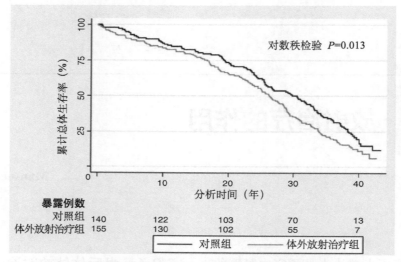

图 15-1   体外放射治疗组中 60 岁以下女性的总体生存率

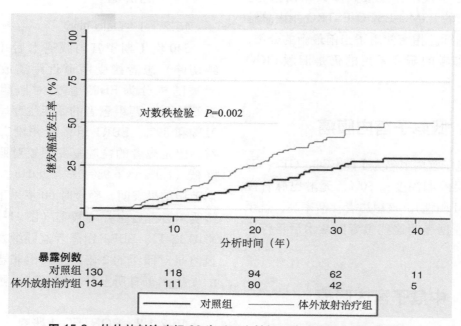

图 15-2   体外放射治疗组 60 岁以下女性接受治疗时继发癌症的风险

到 4%（$P < 0.001$）。PORTEC 小组评估了 PORTEC-1、PORTEC-2 研究及直肠癌术前放疗患者的长期随访结果，发现放疗并不会增加这些患者继发癌症的风险。

15.2.1.3   GOG-99 研究

90 例 I 期和 II 期子宫内膜癌患者术后（手术方式包括淋巴结切除术）被随机分为有或无接受 EBRT 两组，患者可接受阴道近距离放射治疗。结果表明，EBRT 组与未接受 EBRT 组患者的 3 年生存率分别为 96% 和 89%（$P=0.09$），EBRT 组患者无生存获益，但 EBRT 显著降低了盆腔复发率，从 8.5% 降至 1.6%（$P < 0.001$）。

15.2.1.4　ASTEC 研究

905 例 Ⅰ 期和 Ⅱ 期子宫内膜癌术后（有或无淋巴结切除）患者被随机分为有或无接受 EBRT 两组，患者可接受阴道近距离放射治疗。结果表明，EBRT 组患者无生存获益，两组 5 年生存率均为 84%（$P=0.98$），但是 EBRT 组患者阴道残端和盆腔复发率均比未接受 EBRT 组患者显著降低（4% ～ 7%，$P < 0.038$）。

15.2.1.5　荟萃分析

随机试验的 Cochrane 荟萃分析证实，EBRT 虽然能显著降低子宫内膜癌患者局部和区域复发风险，但是对生存率没有影响。

有无接受 EBRT 患者的 Cochrane 生存分析（图 15-3）。

有无接受 EBRT 患者的 Cochrane 复发分析（图 15-4）。

ERBT 组患者毒性反应显著增加。有两项研究报道了 3 ～ 4 级急性毒性反应（$n=1328$）（HR=4.68，95% CI：1.35 ～ 16.16）。6 项研究报道了 3 ～ 4 级晚期副作用（$n=3501$）（HR=2.58，95% CI：1.61 ～ 4.11）。此外，EBRT 还会导致患者生活质量下降。

15.2.2　术后阴道近距离放射治疗（VBT）的价值

PORTEC-2

427 名 Ⅰ 期和 Ⅱ 期子宫内膜癌患者术后随机接受 EBRT 或 VBT。这项试验表明，与 EBRT 相比，VBT 在减少阴道残端复发方面同样有效，且副作用更少，生活质量更好。另有研究表明，VBT 相较未经治疗组，患者生活质量有所下降。

15.3　结论和建议

所有 Ⅲ 期研究均未能证明放疗对患者生存有益。虽然局部控制显著改善，但这并未转化为生存率的提升。可能的原因之一是未接受过放疗的患者在局部复发时仍能通过放射治疗进行有效的挽救治疗。

15.4　中高危子宫内膜癌

目前没有针对该亚组患者的前瞻性独立研究，因为这些患者是上述研究对象的一部分，因此相关研究证据也同上所述。

15.5　高危子宫内膜癌

该组包含以下患者：Ⅰ 期 3 级子宫内膜样癌，肌层浸润超过 50%，无论是否发生 LVSI；Ⅱ 期疾病；根治性手术切除的 Ⅲ 期子宫内膜样腺癌和任何分期非子宫内膜样癌（如浆液性癌、透明细胞癌、未分化癌、癌肉瘤等）。

这些患者局部复发和远处转移的风险较高，该组患者具有高度异质性，预后差异较大。大多数随机临床试验将这些患者与预后较好或较差的患者一起纳入分析。试验的亚组分析显示，放疗可能对部分患者有一定益处，但与化疗联合使用可能更为合适。

研究或亚组	Log[危险比]	标准误 (SE)	EBRT 总数	无 EBRT 总数	权重	危险比 IV, 随机, 95%CI	危险比 IV, 随机, 95%CI
EBRT 组 vs 无额外处理组							
GOG99	− 0.15	0.25	190	202	15.0%	0.86[0.53, 1.40]	
PORTEC-1	0.2	0.2	354	360	23.5%	1.22[0.83, 1.81]	
小计 (95% CI)			544	562	38.5%	1.06[0.76, 1.48]	
异质性: Tau²=0.01, Chi²=1.20, df=1 (P=0.27); I²=16%							
总体效应检验: Z=0.33 (P=0.74)							
EBRT 组 vs 无额外处理组							
ASTEC/EN.5(1)	0.05	0.175	452	453	30.7%	1.05[0.75, 1.48]	
Sorbe2011(2)	− 0.14	0.23	264	263	17.8%	0.87[0.55, 1.36]	
小计 (95% CI)			716	716	48.4%	0.98[0.75, 1.29]	
异质性: Tau²=0.00, Chi²=0.43, df=1 (P=0.51); I²=0%							
总体效应检验: Z=0.14 (P=0.89)							
EBRT 组 vs VBT 组							
PORTEC-2(3)	− 0.16	0.268	214	213	13.1%	0.85[0.50, 1.44]	
小计 (95% CI)			214	213	13.1%	0.85[0.50, 1.44]	
总体效应异质检验: Z=0.60 (P=0.55)							
总数 (95% CI)			1474	1491	100.0%	0.99[0.82, 1.20]	
异质性: Tau²=0.00, Chi²=2.16, df=4 (P=0.71); I²=0%							
总体效应检验: Z=0.06 (P=0.95)							
亚组间差异检验: Chi²=0.47, df=2 (P=0.79); I²=0%							

(1) EBRT 组 54% 患者和无 EBRT 组 52% 患者接受 VBT

(2) 所有女性接受 VBT

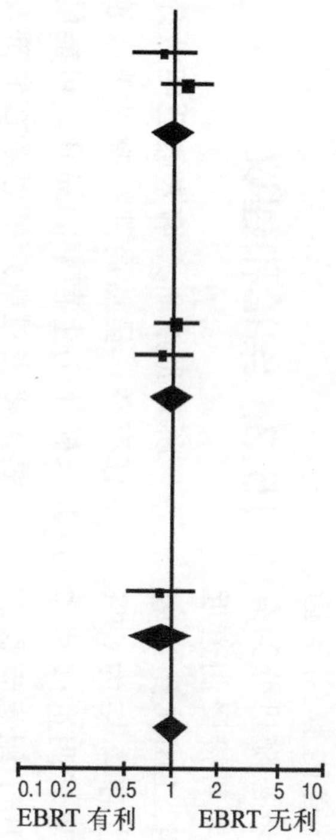

图 15-3　接受 EBRT 与未接受 EBRT 的 I 期子宫内膜癌患者总体生存率 (OS) 的危险比 (HR) 森林图

注: 每个试验的 HR 用方框表示, 方框的大小表示该试验在荟萃分析试验中的权重, 横过方框的水平线表示 95% 置信区间 (CI)。菱形代表根据所有试验的荟萃分析估计的总体效应。采用逆方差 (IV) 和随机效应方法计算 HRs, 95%CI, P 值并对总体效应进行检验。这些计算采用的是双侧 T 检验。采用 χ^2 检验计算异质性。VBT. 阴道近距离疗法

研究或亚组	Log[危险比]	标准误 (SE)	EBRT 总数	无 EBRT 总数	权重	危险比 IV, 随机, 95%CI	危险比 IV, 随机, 95%CI
EBRT 组 vs 无额外处理组							
GOG99	-1.77	0.63	190	202	9.3%	0.17[0.05, 0.59]	
PORTEC-1	-1.12	0.34	354	360	31.9%	0.33[0.17, 0.64]	
小计 (95% CI)			544	562	41.2%	0.28[0.16, 0.51]	
异质性: Tau²=0.00; Chi²=0.82, df=1 (P=0.36); I²=0%							
总体效应检验: Z=4.23 (P<0.0001)							
EBRT 组 vs 无额外处理组							
ASTEC/EN.5(1)	-0.78	0.34	452	453	31.9%	0.46[0.05, 0.89]	
Sorbe2011(2)	-1.11	0.55	264	263	14.7%	0.33[0.12, 0.88]	
小计 (95% CI)			716	716	46.6%	0.41[0.24, 0.72]	
异质性: Tau²=0.00; Chi²=0.30, df=1 (P=0.59); I²=0%							
总体效应检验: Z=3.15 (P=0.002)							
EBRT 组 vs VBT 组							
PORTEC-2(3)	-0.73	0.55	214	213	12.2%	0.48[0.16, 1.42]	
小计 (95% CI)			214	213	12.2%	0.48[0.16, 1.42]	
总体效应检验: Z=1.33 (P=0.18)							
总数 (95% CI)			1474	1491	100.0%	0.36[0.25, 0.52]	
异质性: Tau²=0.00; Chi²=2.31, df=4 (P=0.68); I²=0%							
总体效应检验: Z=05.33 (P=0.00001)							
亚组间差异检验: Chi²=1.19, df=2 (P=0.55); I²=0%							

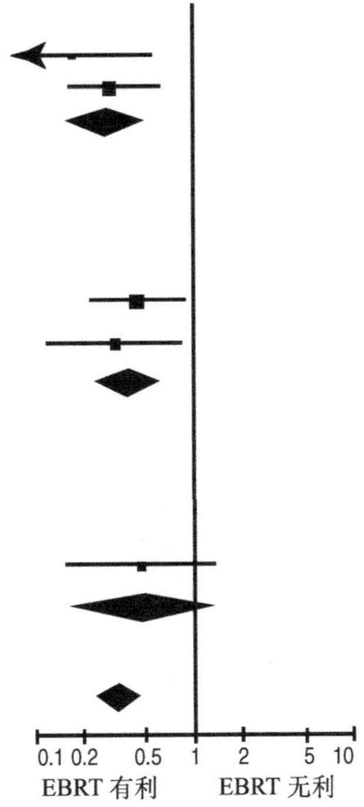

(1) EBRT 组 54% 患者和无 EBRT 组 52% 患者接受 VBT
(2) 所有女性接受 VBT

危险比坐标: 0.1 0.2 0.5 1 2 5 10 — EBRT 有利 / EBRT 无利

图 15-4 接受 EBRT 与未接受 EBRT 的 I 期子宫内膜癌患者局部复发率的危险比 (HR) 森林图

注: 每个试验的 HR 用方框表示，方框的大小表示该试验在荟萃分析中的权重，横过方框的水平线表示 95% 置信区间 (CI)。菱形代表根据所有试验的荟萃分析估计的总体效应。采用逆方差 (IV) 和随机效应方法计算 HRs, 95%CI, P 值并不对总体效应进行检验。这些计算采用的是双侧 T 检验。采用 χ^2 检验计算异质性。VBT. 阴道近距离疗法

(管 健 译)

Domenica Lorusso and Mansoor Raza Mirza

第16章 子宫内膜癌的化疗

在过去的 10 年里，子宫内膜癌的治疗变得更加复杂，原因有以下几个：组织学分型（1 型与 2 型）对手术治疗的影响；基于随机试验数据，辅助治疗策略发生了深刻的变革；淋巴结切除术的适应证和方法也发生了变化，即便如此，淋巴结切除术对治疗或预后作用仍有待进一步定义。

据估计，发生子宫内膜癌的终身累积风险为 0.96%，相应的死亡风险为 0.23%，死亡发病比为 0.24［低于乳腺癌（0.32）、卵巢癌（0.63）和宫颈癌（0.55）］。

肿瘤患者的生存率取决于几个预测因素：FIGO 分期（FIGO Ⅰ～Ⅱ期 5 年总存活率为 74%～91%，FIGO Ⅲ期为 57%～66%，FIGO Ⅳ期为 20%～26%），肿瘤分级和淋巴结转移（无淋巴结转移者 5 年无病生存率为 90%，仅盆腔淋巴结转移者为 60%～70%，腹主动脉旁淋巴结转移者为 30%～40%）。

约 55% 的子宫内膜癌患者为低风险的子宫局限性疾病，单纯行手术治疗其 5 年无复发率可达 95%。4 项随机试验和 1 项 Cochrane 荟萃分析评估了外照射放射治疗（external beam radiation therapy, EBRT）对具有中高风险因素的子宫局限性癌症患者的作用，其结果表明放射治疗可以降低局部复发的风险，但不延长总生存期。

放射治疗对总生存率缺乏益处的原因在于，疾病复发常在照射区域以外的地方发生远处转移，这也促使了临床医师开始研究辅助化疗，以降低全身性转移风险。

16.1 辅助化疗

第一个尝试评估辅助化疗作用的试验是 GOG 34 研究，该研究对 224 例 Ⅰ～Ⅲ期子宫内膜癌患者进行了随机试验。这些患者接受了盆腔和腹主动脉旁淋巴结取样与术后 EBRT，随后被分配至观察组或实验组以接受 8 个周期的 CT（多柔比星）治疗。该研究由于患者招募不足而被提前结束。据报道，与单纯放疗相比，CT 在复发和存活率方面并没有提供任何额外益处。

此外，有 3 项随机试验评估了 Ⅰ～Ⅳ期子宫内膜癌术后辅助化疗与单纯盆腔 EBRT 的作用。在一项日本的试验中，385 例子宫肌层浸润＞50% 的 Ⅰ B～Ⅲ C 期患者被随机给予 3 个周期的 CAP（如环磷酰胺、多柔比星和顺铂）化疗方案或单纯 EBRT。55% 的患者被诊断为 Ⅰ 期 1 级，其单纯手术治疗的基线生存率较高。据报道，两组在总体存活期（OS）和无进展存活期（PFS）方面比较没有显著性差异。然而，事后分组分析中发现，ⅠB 期且年龄超过 70 岁或 3 级内膜样肿瘤患者，以及Ⅱ期子宫内膜癌或腹腔细胞学阳性患者，化疗似乎比放疗更具优势。Maggi 在意大利进行了一项试验，其中 345 例子宫肌层浸润＞50% 的ⅠB～Ⅱ期 G3 级和Ⅲ期子宫内膜癌患者被随机分配至 5 个周期的 CAP 化疗组与 EBRT 组。64% 的患者接受了选择性淋巴结取样，且 65% 的患者为Ⅲ期疾病。化疗周期的中位数仅为 3。据该研究报道，治疗组间 5 年 OS、PFS 和复发率无显著差异。尽管这项试验没有统计功效来检测复发分布的差异，但它似乎能说明 EBRT 可使局部复发率降低，而全身化疗可降低远处转移的发生率。根据当前标准化疗方案（卡铂 - 紫杉醇，CP）的实际标准，这两项试验在周期数和化疗类型上并不充分。此外，两者都为优势试验，旨在证明化疗相比于放射治疗在生存方面的优势，因此，这些试验并不能说明这两种治疗方法在辅助治疗中的等效性。第三项试验是一项Ⅲ期随机试验，其中 422 例Ⅱ～Ⅳ期、术后残留肿瘤灶＜ 2cm 的子宫内膜癌患者被给予顺铂 - 多柔比星（CA）化疗或 EBRT。该试验报道称，化疗组的 PFS（HR=0.61，$P < 0.01$）和 OS（HR=0.68，$P < 0.01$）均有显著提高。

最近，GOG 249 试验报道了其结果。该研究是一项Ⅱ期随机试验，纳入了 601 例中高危及高危早期（Ⅰ～Ⅱ期，1 型和 2 型）子宫内膜癌患者，以评估 EBRT 与近距离放射治疗后再行 4 个周期 CP 化疗的作用。在这项研究中，89% 的患者接受了淋巴清扫。然而，约 50% 的患者诊断为Ⅰ期，1～2 级子宫内膜癌，仅通过手术治疗就有很好的基线存活率。该试验报道称，在中位数为 24 个月的随访中，两组的 PFS 或 OS 没有显著性差异，但化疗组在血液学和非血液学毒性方面表现出更多的不良反应。该结论表明，化疗的作用在全身复发风险较低的人群中可能被低估了，该项研究应该在具有更高风险的患者中进行。

鉴于化疗更倾向于减少远处转移，而 EBRT 能够抑制局部复发。因此将这两种治疗方法结合起来是辅助治疗策略的合理发展。

NSGO9501/EORTC 55991 试验纳入了 382 例Ⅰ期、Ⅱ期（隐匿性）、Ⅲa 期（仅腹膜细胞学阳性）、Ⅲc（仅盆腔淋巴结受累）子宫内膜癌患者，并随机给予 EBRT 或 EBRT 联合 4 个周期化疗。淋巴结清扫是选择性的，只有 26% 的患者进行了清扫。另外，有 90% 的患者接受了化疗方案。化疗组的 PFS 高出 7%（$P=0.009$），但两组 OS 没有显著差异。意大利 MaNGO ILIADE-Ⅲ试验得到了类似的结论，该研究通过对 534 例患者的汇总分析发现，化疗组癌症相关的生存率显著提高（HR=0.55，$P=0.01$）。令人惊讶的是，无论采用何种治疗方法，浆液性和透明细胞癌患者的 PFS 都无显著差异。

芬兰的一项试验随机给予了 156 例 FIGO 分期为ⅠA 期 3 级和ⅠB～ⅢA 期 1～3 级的患者 RT 或 RT 加化疗（放疗间期行 3 个周期 PAC 化疗）。虽然序贯放化疗组的 PFS 有增加 7 个月的趋势，但该试验并没有观察到对 OS 的益处。

一项关于涵盖 9 个试验 131 326 例患者的荟萃分析揭示了辅助化疗在高危子宫内膜癌患者中的作用。该研究显示，辅助化疗显著延长了 OS（HR=0.74）和 PFS（HR=0.75），并降低了远处转移的风险（HR=0.79）。更多相关试验信息见表 16-1 和表 16-2。

表 16-1　序贯辅助 CT 和放疗治疗子宫内膜癌的随机 III 期试验概述

第一作者，年份（研究项目；年份）	患者	侵袭性组织学	淋巴结术式	治疗方案（CT 剂量按每平米计算，除非另有说明）	结果	评价
1. Morrow 等，1990 (GOG 34, 1977—1986)	I～II 期（隐匿性，所有级别：≥50%MI(44%)，PN 或 PAN 阳性(32%)，宫颈侵犯(24%)，附件转移(1%)）	33% 的肿瘤分级为 3 级(3% 为透明细胞癌)	全部行 LND	I. EBPRT ± 扩展区域并观察(n=89) II. EBPRT ± 扩展区域 +8 个周期多柔比星 45～60mg 化疗(n=92，最大累积剂量为 400～500mg)	5 年 OS: 均 60%，16% (多柔比星组) vs 23% (无治疗组) 的远处转移复发	样本量少，统计功效低，化疗组：高级别 G3 且 PN 阳性，依从性较差。多随访性较差。多柔比星组3例死亡，RT组2例死亡
2. Hogberg 等，2010 (NSGO/EORTC 和 MaNGO/ ILAIDE III)	详见该表的 2.1 和 2.2	49% 的肿瘤分级为 3 级 (27% 为浆液性、透明细胞或间变性癌)	80% 行 PND，5% 行 PAND	详见该表的 2.1 和 2.2	CT 组 vs RT 组的 HR (95%CI)，1. PFS=0.63 (0.44～0.89) 2. OS=0.69 (0.46～1.03) 3. CSS=0.55 (0.35～0.88)	亚组分析显示，在肿瘤分级为 1～2 级、子宫内膜样癌或行 LND 的患者中，CT 组的 PFS 较高
2.1 NSGO_EORTC55991, 1996—2007	1. I 期，2. 隐匿 II 期，3. 仅腹膜细胞学阳性的 III A 期，4. 无腹主动脉旁 LN 受累的 III C 期 (III 期＜2%)	53% 的肿瘤分级为 3 级 (38% 为浆液性、透明细胞或间变性癌)	17% 行 PND，4% 行 PAND	I. EBPRT ± ICRT (n=196) II. EBPRT ± ICRT+ 任意一种疗法，每 3～4 周一次(n=186) 1. AP (顺铂≥50mg 或表柔比星 50mg+ 多柔比星 75mg) 2. TEP (紫杉醇 175mg+ 表柔比星 60mg+ 卡铂 AUC 为 5) 3. TAP (紫杉醇 175mg+ 多柔比星 50mg+ 顺铂≥50mg) 4. TP (紫杉醇 175mg 卡铂 AUC 为 5～6mg)	CT 组 vsRT 组的 HR (95%CI)，1. PFS=0.64 (0.41～0.99 2. OS=0.66 (0.40～1.08) 3. CSS=0.51 (0.28～0.90)	仅 70% 的患者完成了化疗，两组中浆液性癌和透明细胞癌患者无明显作用

续表

第一作者，年份（研究项目；年份）	患者	侵袭性组织学	淋巴结术式	治疗方案（CT 剂量按每平方米计算，除非另有说明）	结果	评价
2.2 MaNGO-ILAIDE III；1998—2007	IIB～IIIC 期（64% 为III期）	39% 的肿瘤分级为 3 级（3% 为浆液性，透明细胞或同变性癌）	49% 行 PND，5% 行 PAND	I. EBPRT±ICRT±扩展区域（n=76）II. EBPRT±ICRT±扩展区域+AP 每 3 周 1 次×3 次（n=80）（顺铂 50mg+多柔比星 60mg）	CT 组 vs RT 组的 HR（95%CI：）1. PFS=0.61（0.33～1.12）2. OS=0.74（0.36～1.52）3. CSS=0.65（0.30～1.44）	89% 的患者完成了化疗
3. Kuoppala 等，2008（Finnish trial，1992—1996）	1. IA～IB 期（3 级）2. IC，II，IIIA 期（所有级别）（12% 为III期）	34% 为肿瘤 3 级（4% 为透明细胞癌）	80% 行 PND，<3% 行 PAND	I. 仅 EBPRT（n=72）II. CEP 3 个周期：EBPRT1 前后各化疗 1 个周期，以及 EB-PRT 2 后化疗 1 个周期（n=84）（环磷酰胺 500mg+表柔比星 60mg+顺铂 50mg）	放化疗组 vs RT 组：DFS：25 个月 vs 18 个月（P=0.134）OS：37 个月 vs 23 个月（P=0.148）	放化疗组的并发症较多：贫血（22% vs 78%）利肠道症状（10% vs 3%）需要手术治疗，PFS. 无复发发生

注：CI. 置信区间；HR. 危险比；MI. 肌层侵犯；PAN. 腹主动脉旁淋巴结；PAND. 腹主动脉旁淋巴结切除术；PN. 盆腔淋巴结；PND. 盆腔淋巴结切除术；PFS. 无复发生存率

表 16-2　对比辅助 CT 和放疗治疗子宫内膜癌的随机 III 期试验总结

第一作者，年份	患者	侵袭性组织学	淋巴结术式	治疗方案	结果	评价
Randall 等, 2006	III ~ IV 期：无血行性转移至内脏，无腹股沟淋巴结转移，残留 ≤ 2cm (86% 有显微镜下病变)，11% ≤ 1cm	53% 为肿瘤 3 级 (27% 为浆液性，透明细胞性或未分化癌)	87% 行 PND，75% 行 PAN	I. WAI+EBPRT 或扩展区域 (n=202)（如果 PN 阳性而无 PAN 活检或根本无 LN 活检，则两个部位均行）II. AP 每 3 周 ×7 个周期 (n=194)（多柔比星 60mg+ 顺铂 50mg）（最大剂量多柔比星 420mg）	HR 化疗 vs WAI (95% CI)：1. HR: PFS=0.71(0.55~0.91) 5 年 PFS: 42% vs 38% 2. HR: OS=0.68 (0.52~0.89) 5 年 OS: 53% vs 42%	放疗剂量不足，84% 完成了 RT，63% 完成了 CT；不同方面的毒性（死亡率：WAI 组为 2%，CT 组为 4%），化疗同期同周围神经病变持续
Maggi 等, 2006	IC 期，G3 期或 II 期，≥ 50%MI 期或 III 期 (64%)，无肉眼残留病变	56% 为 3 级肿瘤（不包括浆液性组织学）	LN 取样（未说明百分比）	I. BPRT± 扩展区域 ±ICRT (n=166) II. CT 每 4 周 ×5 个周期 (n=174)（环磷酰胺 600mg+ 多柔比星 45mg+ 顺铂 50mg）	5 年 PFS：63% 双侧 (P=0.442) 5 年 OS：化疗 66% vs RT 69% (P=0.772)	RT 倾向于降低局部复发率 (12% vs 16%)，CT 倾向于降低远处复发率 (20% vs 27%)，84% 完成了放疗，75% 完成了化疗
Susumu 等, 2008	IIC ~ III C 期 (25% 14% 为 3 级肿瘤)，小于 75 岁，> 50%MI，无肿瘤残留	14% 为 3 级肿瘤（不包括浆液性组织学）	96% 行 PND，29% 行 PAND	I. BPRT± 扩展区域 (n=192) II. CT 每 4 周 × ≥ 3 个周期 (n=193)（环磷酰胺 333mg+ 多柔比星 40mg+ 顺铂 50mg）	CT vs RT：5 年 OS: 87% vs 85% (P=0.462) 5 年 PFS: 82% vs 84% (P=0.726)；在 HIR[a] 患者中，CT 效果更好，5 年 OS: 90% vs 74%(P=0.06) 5 年 PFS: 84% vs 66% (P=0.24)	95% 完成化疗

注：CI. 置信区间，HR. 危险比，MI. 肌层侵犯，PAN. 腹主动脉旁淋巴结，PAND. 腹主动脉旁淋巴结切除术，PN. 盆腔淋巴结，PND. 盆腔淋巴结切除术，PFS. 无复发生存率，Rx. 治疗，WAI. 全腹照射

[a]：在 Susumu 试验中，HIR 包括 I C 期，> 70 岁（或 G3 级）或伴随 ≥ 50% 肌层浸润的 II / III A 期患者

近期完成的试验以及正在进行的研究，主要集中在高危子宫内膜癌患者特定情况下化疗、放疗或两者联合治疗的作用。患者被随机分为两组：一组接受 6 个周期的辅助卡铂 - 紫杉醇（TC）化疗，另一组接受顺铂为基础的同步放化疗，随后再进行 4 个周期的全身 TC 化疗。

最近结束的 GOG-258 试验评估了放疗联合化疗在高危子宫内膜癌患者中的作用。813 例获得最佳切除（残留肿瘤＜ 2cm）的Ⅲ～ⅣA 期子宫内膜癌和Ⅰ～Ⅱ期浆液性或透明细胞癌患者随机接受 6 个周期的卡铂 - 紫杉醇（TC）化疗或以顺铂为基础的同步放化疗加 4 个周期全身 TC 化疗。该试验结果显示，两组 PFS 和 OS 比较没有差异，外照射放疗对于高危早期或Ⅲ期子宫内膜癌的治疗并非必不可少。

近期结束的 PORTEC—3 试验探索了另一种放化疗结合的子宫内膜癌辅助治疗方案。660 例高危（FIGO 分期ⅠA 期 G3 级伴 LVSI，ⅠB 期 G3 级及Ⅱ～Ⅲ期任何级别和组织学类型）子宫内膜癌患者，随机分为单独接受 EBRT 或联合顺铂为基础的同步放化疗，随后进行 4 个周期的 TC 化疗。试验结果显示，在 EBRT 的基础上增加化疗对 OS 没有明显益处。值得注意的是，试验人群中有 40% 为早期的 1～2 级疾病，这些患者术后生存率较高，可能不需要任何辅助治疗，这可能对试验结果产生了负面影响。且试验组的毒性更大，特别是在胃肠道、血液和神经毒性方面，生活质量评分从治疗期间到完成治疗后的 6 个月内都普遍下降。

一项 ENGOT-EN 2 试验正在进行中，旨在探讨化疗在淋巴结阴性、Ⅰ～Ⅱ期中高危子宫内膜癌中的作用。240 例Ⅰ期 G3 级、Ⅱ期子宫内膜样癌及Ⅰ～Ⅱ期非子宫内膜样癌患者被随机分配到观察组或给予 6 个周期的 CP 化疗（根据癌症中心政策，两组均可选择接受近距离放射治疗）。

16.2 转移性疾病

子宫内膜癌的总复发率约为 15%，其中 50% 以上发生在初次治疗后的 2 年内。早期癌症患者的复发率为 2%～15%，而在晚期或具有侵袭性组织学类型（3 级或 2 级肿瘤）的患者中，复发率高达 50%。

子宫内膜癌可能出现孤立的阴道复发、盆腔复发或播散性转移复发。在前两种情况下，如果患者之前没有接受过放射治疗，那么放疗和（或）手术可以成为极好的治疗手段。对于具有转移性病变的患者，主要的治疗方式是结合内分泌治疗或化疗的系统疗法。然而，这些患者的预后很差，中位 PFS 为 12 个月，中位 OS 为 32 个月。

顺铂、卡铂、紫杉醇和多柔比星都作为单药在转移性病变中进行过研究，缓解率为 21%～36%。然而，化疗药物在辅助治疗中呈现出越来越早的使用趋势，这限制了有效药物在复发性疾病中的应用。

GOG 177 研究确立了紫杉醇、多柔比星和顺铂（TAP）的联合治疗作为晚期、转移性或复发性子宫内膜癌患者的标准疗法。该试验中随机给予 263 例晚期 / 复发性子宫内膜癌患者多柔比星和顺铂（CA）治疗与 TAP 治疗的比较：实验组有较高的缓解率（57% vs 34%，$P < 0.01$）、改善的 PFS（中位数 8.3 个月 vs 5.3 个月，$P < 0.01$）和 OS（15.3 个月 vs 12.3 个月，$P=0.37$）相关。然而 TAP 三联疗法的毒性更大，尤其是神经系统毒性（12% vs 1%）。

另一项 GOG 209 试验纳入了 800 例晚期或复发性子宫内膜癌患者，并随机执行 TAP 方案或卡铂加紫杉醇的治疗方案。两组患者在 ORR（每组约有 50% 的患者表现出客观缓解，30% 的患者病情稳定），PFS（两组均为 14 个月）和 OS（三药组和两药组分别为 38 个月和 32 个月）方面表现相当。这项研究确认了卡铂 - 紫杉醇是复发和晚期疾病的标准治疗方案。

对于接受铂类药物治疗后疾病发生进展的患者来说，二线药物疗效有限（表 16-3）。一般来说，对于未使用过蒽环类药物的患者，多柔比星被认为是首选方案；对于已经使用过蒽环类药物治疗的患者，紫杉醇是一种常用的二线药物，特别是在每周一次的治疗方案。在后续治疗中，只要它们仍具有良好的治疗效果，患者往往不按规定顺序接受这些药物的治疗。

16.3 生物疗法

靶向治疗是一种新兴的治疗方法，专门针对肿瘤的分子异常或信号通路。在子宫内膜癌中，研究已发现了多种细胞增殖相关的分子途径，并对这些途径中的一些靶点进行了探索。特别是哺乳动物雷帕霉素靶蛋白（mTOR）和血管生成途径可作为子宫内膜癌的相关治疗靶点。

16.4 mTOR 抑制剂

mTOR 是一种细胞内的蛋白质丝氨酸 / 苏氨酸激酶，作为多种信号通路的关键组成部分，包括血管内皮生长因子（VEGF）、胰岛素样生长因子受体和磷酸肌醇 3- 激酶（PI3K）-Akt 通路，mTOR 在调节细胞生长、增殖、细胞代谢和凋亡过程中发挥作用。

据一项包括 29 例化疗治疗后的复发或转移性 EC 患者的 II 期临床试验报道，静脉注射替西罗莫司（temsirolimus）治疗后 4 例患者（14%）出现部分缓解，20 例患者（69%）的病情稳定，疾病稳定的中位持续时间分别为 5.1 个月和 9.7 个月。在一项口服依维莫司（everolimus）治疗复发或转移性子宫内膜癌患者的 II 期试验中，并未观察到部分缓解；然而，在 28 例可评估的患者中，有 12 例患者（43%）疾病稳定期延长（> 8 周）。最近，靶向 mTOR 复合体 1 和 2 的催化结构域的 mTOR 双重抑制剂已被研发，可最大限度地阻断 mTOR，目前该抑制剂已进入 II 期临床试验。

表 16-3 子宫内膜癌的二线化疗

第一作者	年份	病例数量	药物	风险比（RR，%）
Homesley 等	2005	52	多柔比星脂质体	11.5
Lincoln 等	2003	44	紫杉醇[a]	27.3
Moore 等	1999	25	放线菌素 D	12.0
Muggia 等	2002	42	多柔比星脂质体	9.5
Miller 等	2002	22	拓扑替康	9.1
Fracasso 等	2006	42	奥沙利铂	13.5
Garcia 等	2008	26	多西紫杉醇（每周）[b]	7.7
Dizon 等	2009	50	伊沙比隆[b]	12.0

注：[a] 患者对紫杉烷类药物不敏感
[b] 患者之前接受过紫杉烷类药物

16.5　抗血管生成剂

血管生成是肿瘤从休眠状态向恶性、快速增殖状态转变的基本步骤之一，因此靶向血管生成以减缓癌症进展具有深远前景。

贝伐珠单抗（Bevacizumab）是一种人源化的单克隆抗体，可与循环中的 VEGF-A 结合。Aghajanian 等报道，在 52 例接受贝伐珠单抗单药治疗的晚期/复发性子宫内膜癌患者中，临床反应率为 13.5%，6 个月无进展生存率为 40.4%，其中位 PFS 和 OS 分别为 4.2 个月和 10.5 个月。

在一项针对 38 例接受了初级手术治疗的晚期/复发性子宫内膜癌患者的 II 期单臂试验中，使用了 CP- 贝伐珠单抗治疗。O' Malley 等的报告显示，这项研究中患者的中位 PFS 为 26 个月，且 55% 的患者在 24 个月内无病生存。

在 2015 年 ASCO 大会上公布的 GOG 86P 试验中，349 例晚期子宫内膜癌患者被随机给予 CP 加替西罗莫司/贝伐珠单抗治疗，或卡铂、伊克沙比隆和贝伐珠单抗联合治疗。与历史对照组相比，CP- 贝伐珠单抗组报道了 PFS（HR=0.805）和 OS（22.7 个月 vs 34 个月）有所增加。

MITO END2 试验是一项多中心 II 期随机临床试验，其在 108 例晚期子宫内膜癌患者中比较 CP 化疗与 CP- 贝伐珠单抗治疗的作用，并于 2015 年 ASCO 大会上公布了结果。据报道，在试验组中患者的 PFS（8.7 个月 vs 12 个月；HR=0.59）、缓解率（ORR 54.3% vs 71.7%）、6 个月疾病控制率（69% vs 83%）和 OS（18 个月 vs 23.5 个月；HR=0.65）都有显著提高。试验组的毒性特别体现在心血管事件方面（在标准组和试验组中：> 2 级的新发高血压为 0 vs 21%；> 2 级的心脏疾病为 0 vs 3.8%；> 2 级的动静脉血栓栓塞事件为 0 vs 11.5%）。该研究者建议对有心脏方面疾病的患者人群使用抗血管生成药物时应采取一定的谨慎态度。

正在进行的 ENGOT-EN1/FANDANGO 试验探讨了化疗（CP）联合抗血管内皮生长因子酪氨酸激酶抑制剂尼达尼布（Nintedanib）或安慰剂的作用，既与化疗同时进行，又维持到疾病进展到 III B ～ IV 期或首次复发。试验计划招募 146 例患者，主要研究终点是 PFS。

（邹素芳　译）

第 17 章

内分泌治疗在晚期子宫内膜癌中的作用

Anouk Gaber-Wagener and Christian Marth

晚期 EC 全身治疗可采用细胞毒性药物化疗或内分泌疗法。铂类、紫杉烷类和蒽环类是最常用的单药或联合化疗药物。在尚未接受化疗的患者中，内分泌治疗的反应率高达 20%。其治疗应考虑患者肥胖、放疗史、年龄和总体情况。内分泌治疗作为一种备选治疗，其毒性反应比强效的化疗小，目的是缓解症状或延长生存期而不是治愈。患者通常更易耐受内分泌疗法。这类患者常有一些危险因素，如肥胖、糖尿病或高血压。在绝经后妇女中，ER 的主要来源是通过芳香化酶将雄烯二酮在外周脂肪组织中转化。此外，芳香化酶在子宫内膜癌间质中含量较高，局部产生的 ER 可能以旁分泌的方式刺激肿瘤生长。

内分泌治疗适用于晚期或复发性子宫内膜样（Ⅰ型激素敏感型）、雌激素依赖型子宫内膜癌。子宫内膜癌选择治疗方案的最重要因素是分期。晚期子宫内膜癌是一组异质性疾病，可表现为肺转移、微小或肉眼可见的淋巴结转移、腹腔内转移或无法手术切除的转移。因此，制订最佳治疗方案是困难的。EC 的分期是在手术中完成，因此称为手术分期。

手术前通常会进行 MRI 或 CT 扫描，以寻找肿瘤播散的征象。这些影像学检查会提示肿瘤的播散程度。如果我们提到晚期 EC，那指的是 FIGO Ⅳ 期。

17.1 Ⅳ期子宫内膜癌

癌细胞已经扩散至膀胱或直肠（下半部结肠）的内壁、腹股沟淋巴结和（或）远处器官，如骨骼、大网膜或肺。

Ⅳ A 期（T4，任何 N，M0）：肿瘤已播散到直肠或膀胱内壁（称为黏膜）。有或无淋巴结转移，但尚未转移播散至远处器官。Ⅳ B 期（任何 T，任何 N，M1）：肿瘤已播散至远处淋巴结、上腹部、大网膜或子宫远处器官，如骨骼、大网膜或肺，肿瘤可以是任何大小，有或无淋巴结转移。

子宫内膜癌细胞和（或）转移灶有孕激素受体和（或）雌激素受体。孕激素受体高表达预示子宫内膜癌对激素治疗反应良好。孕激素治疗通过下调一些基因，如整合素或 k- 钙黏蛋白，从而抑制子宫内膜癌细胞的侵袭性。在分化良好的子宫内膜癌中，雌激素和孕激素受体表达水平很高。在高级别子宫内膜癌中发现，G 蛋白偶联雌激素受体高表达与较好的预后相关。

1961 年，Rita Kelley 首次报道将孕酮应用于晚期子宫内膜癌治疗。该研究使用孕酮的剂量为 150 ～ 1000mg。该研究首次描述了将孕酮作为晚期子宫内膜癌的抗癌疗效。大多数评价口服和注射孕酮的临床试验主要针对晚期或复发性子宫内膜癌患者。

最近的临床试验报道治疗反应率为 20% ～ 25%。

在 GOG81 试验中，Thigpen 等比较了醋酸甲羟孕酮每天用量 1000mg 与 200mg，发现 145 例接受低剂量治疗的患者反应率（RR）更优，25% vs 15%，PFS 为 3 个月，OS 为 11 个月。因此得出结论，高剂量孕激素并不是更好。

GOG119（Whitney）试验入组了 68 例患者。发现联用或交替使用 MPA 100mg，每日 2 次，他莫昔芬每日 20mg 有更高的 RR（33%）和 OS（13 个月）。最佳效果为 GOG Ⅱ期试验（GOG153）。研究人员尝试了不同的 MA 剂量，该研究纳入了 56 例患者，给予 MA 每次 80mg，每天 2 次，连用 3 周后，交替口服他莫昔芬，每次 20mg，每日 3 次，连用 3 周。该研究 RR 为 27%，PFS 为 2.7 个月，OS 为 14 个月。这项研究结果显示了最优的生存结局，在该试验中 1 级肿瘤的患者占比最多。更高的孕酮剂量并不能改善晚期子宫内膜癌的疗效。使用 1000mg/d 的 MPA 相比 200mg/d 在疗效上并无优势。

他莫昔芬（GOG-81F）的激素治疗在晚期子宫内膜癌也显示出了积极的效果。68 例患者只服用他莫昔芬 20mg/d，反应率是 10%。低级别子宫内膜癌对他莫昔芬治疗的反应比高级别患者更明显。在晚期或复发性子宫内膜癌中，内分泌治疗是必需的，建议内分泌治疗针对子宫内膜样癌。对激素受体阳性的肿瘤——1 级或 2 级且无快速进展，推荐作为首选一线全身治疗。3 级肿瘤很少表达激素受体并对激素治疗不敏感。一般情况下，推荐使用孕酮（醋酸甲羟孕酮 200mg）。高剂量（超过 200mg）并没有显示出更好的治疗效果。其他药物包括他莫昔芬、氟维司群、芳香化酶抑制剂也可以考虑使用。对晚期复发性 EC 开始内分泌治疗之前检查激素受体状态。许多研究表明，内分泌治疗对孕激素、雌激素受体阳性的患者更有效。癌细胞表达高水平的雌激素（和孕激素）受体预示对内分泌疗法的反应良好。

最好的疗效见于 1 级或 2 级子宫内膜样癌。最佳的治疗效果见于分化良好的肿瘤，且复发间隔时间较长，转移途径分别为肺转移和骨转移的患者。孕激素治疗的总 RR 为 25%。此外，治疗间隔时间长预示内分泌治疗反应好。

在复发情况下患者应做活检，因为原发肿瘤与复发性肿瘤中激素受体的状态可能转变或不同。治疗取决于子宫内膜样癌的组织学类型。在 90% 的肿瘤患者中发现 ER/PR 阳性表达。如最近的研究数据显示，ER/PR 阳性的内分泌治疗反应率超过 60%。1 级和 2 级的肿瘤可能对治疗更敏感。这些研究结果显示，患者 RR 为 25%，PFS 为 3 个月，OS 为 11 个月。疗效与激素受体状态及肿瘤分级有关。在肿瘤进展过程中检测到受体缺失（孕激素受体下调）。

17.2　内分泌治疗的毒性概况

内分泌治疗的毒性反应较轻，且有较高的获益/风险比。高血压、液体潴留、失眠、震颤、血栓形成、血糖升高和肺栓塞是其常见毒副作用。3 级或 4 级毒性反应报道低于 5%。接受孕激素治疗的患者常抱怨体重增加。因为孕激素治疗会刺激食欲，高剂量疗法可诱发高血糖。如果患者肝功能不全，则不应使用激素治疗。激素治疗的目的更多的是缓解症状和延长生存期，而不是治愈。对比化疗，它的耐受性更好。

17.3　不同的指南和建议

美国国家综合癌症网络（NCCN）最新的 2015 年第 2 版指南中推荐了以下用于晚期和复发性子宫内膜癌的激素疗法，如：孕激素、他莫昔芬、芳香化酶抑制剂、醋酸甲羟孕酮 / 他莫昔芬（交替使用）。这种疗法仅适用于子宫内膜样癌类型（即不适用于浆液性腺癌、透明细胞腺癌或肉瘤）。这些推荐等级为 2A，指南认为对于弥漫性复发的患者或对激素治疗反应较差的晚期患者适合进行临床试验或姑息治疗（BMC）。

妇科肿瘤组（GOG）试验明确了孕激素的剂量及其对晚期和复发性子宫内膜样癌患者的疗效，研究显示患者每日口服醋酸甲羟孕酮的剂量与疗效没有差异。反应的有利因素是分化良好和高水平孕激素受体（GOG81、GOG48、GOG121）。联合或交替使用醋酸甲羟孕酮和他莫昔芬治疗的 RR 较高（GOG-119、GOG-153）。

17.4　妇科肿瘤学会

2015 年 4 月 SGO 发布了新的实践公告，这是子宫内膜癌最新的临床管理指南。他们回顾分析了相关文献和试验，并提出了基于证据的治疗建议。惠特尼 GOG-119 Ⅱ期临床研究结果显示，RR 为 33%，中位 PFS 为 3 个月，中位 OS 为 13 个月。对晚期子宫内膜癌患者每周交替使用醋酸甲羟孕酮和每日他莫昔芬，RR 为 27%，OS 为 14 个月。对于不愿意或无法接受化疗的晚期或复发性子宫内膜癌患者，激素治疗可以作为一种选择，无论肿瘤分级或激素受体状态。

17.5　A 类证据

化疗治疗可改善晚期子宫内膜癌患者预后。

17.5.1　ESMO/ESGO/ESTRO 子宫内膜癌指南

ESGO 正与 ESMO 和 ESTRO 合作，为妇科肿瘤学中主要肿瘤管理制定指南，并在 2014 年 12 月于米兰发布了《子宫内膜癌的共识》（已提交给《肿瘤学年鉴》发表）。共识中建议的激素治疗如下。

A. 激素治疗适用于晚期或复发性子宫内膜样癌（证据：2A 类）。

B. 激素治疗可能对 1 级或 2 级子宫内膜样癌更有效（证据：4B 类）。

C. 激素治疗开始前应明确激素受体状态，因为孕激素和雌激素受体阳性的患者可能更有效（证据：3B 类）。

D. 可以考虑对复发性 EC 活检，因为原发肿瘤和转移性肿瘤的激素受体状态可能存在差异（证据：3C 类）。

E. 激素治疗是激素受体阳性、肿瘤 1 级或 2 级且无快速进展疾病患者，首选的一线全身治疗（证据：5A 类）。

F. 一般推荐使用孕激素（如 MPA 200mg 或 MA 160mg，证据：3A 类）。

G. 其他可考虑的激素药物包括：他莫昔芬、氟维司群和芳香化酶抑制剂（证据：3C 类）。

（徐　凡　译）

第 18 章

子宫内膜癌的靶向治疗

Yeh Chen Lee, Stephanie Lheureux, Mansoor Raza Mirza, and Amit M. Oza

18.1 引言

18.1.1 子宫内膜癌分子分型和组织病理学整合

1983 年以来，子宫内膜癌（endometrial cancer，EC）的分类一直采用 Bokhman 的二元分类法，即根据临床病理特征分为两类。Ⅰ型子宫内膜癌占 80%，为子宫内膜样癌，与雌激素持续刺激下的子宫内膜增生有关。这种雌激素依赖的子宫内膜癌通常是低级别的癌症，并表达激素受体，可针对激素受体进行治疗。Ⅱ型子宫内膜癌包括非雌激素依赖的子宫内膜癌，如浆液性癌、透明细胞癌、子宫内膜癌肉瘤、黏液性腺癌、鳞状细胞癌和未分化癌等组织类型。

非雌激素依赖的 Ⅱ型 EC 并不常见（10% ～ 20%），它起源于萎缩的子宫内膜，通常为高级别的癌症，激素受体表达阴性或弱阳性。在 Ⅱ型子宫内膜癌中最常见的分子改变是 p53 和 p16 突变，HER-2 过表达或扩增及 E- 钙黏蛋白缺失。现如今，根据子宫内膜癌的分子特征可以得到更准确的分子分类体系。癌症基因组图谱（the Cancer Genome Atlas，TCGA）二代测序

的分析结果，扩展了我们对子宫内膜癌信号通路变化的认识。整合 TCGA 分子分型与 Bokhman 的二元分类，Ⅰ型子宫内膜癌通常与 KRAS、PTEN、PIK3CA、CTNNB1 基因突变和 MLH1 的启动子高甲基化有关；而 Ⅱ型子宫内膜癌的主要特征表现为 mTOR 水平升高或浆液性癌中的典型 TP53 突变。值得注意的是，两类子宫内膜癌的基因改变有大量重叠，并且强有力的证据表明子宫内膜癌在生物学、遗传学和病理学特征存在异质性。因此，二元分类法已被更能准确反映潜在的肿瘤生物学和临床特征的 4 种分子分型所取代：① POLE（polymerase epsilon）超突变型 -DNA 聚合酶 ε 的催化亚单位，参与核 DNA 复制和修复；② 微卫星不稳定型（microsatellite instability，MSI）；③低拷贝数型（子宫内膜样癌）和微卫星稳定型（microsatellite stable，MSS）；④高拷贝数型（浆液性癌）。图 18-1 显示了子宫内膜癌的疾病特征随时间的演变。

POLE 超突变型子宫内膜癌是最小的亚群，其特点是 POLE58 的外切酶结构域突变，基因高突变率负荷（PTEN、PIK3R1、PIK3CA、FBXW7 和 KRAS 突变），少量拷

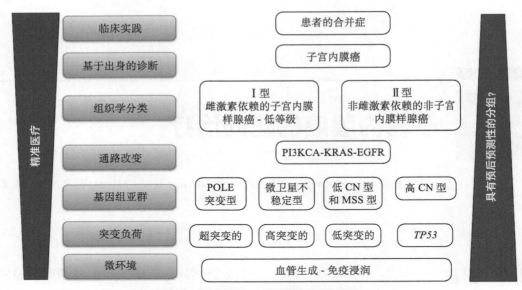

图 18-1　子宫内膜癌疾病特征的演变

注：转载自 Lheureux 等于 2016 年在《欧洲癌症杂志》第 59 卷的 99-108 页上发表的《子宫内膜癌靶向治疗是神话还是现实？当前靶向治疗综述》。POLE. 聚合酶 ε；CN. 拷贝数；MSS. 微卫星稳定型

贝数改变，微卫星稳定性和预后良好。总体来看，60% 的 *POLE* 超突变型子宫内膜癌是高级别的子宫内膜病变，并且 35% 的病例携带 *TP53* 突变。MSI 高突变型子宫内膜癌的特点是突变频率约为 MSS 型子宫内膜癌的 10 倍，体细胞拷贝数变少，RPL22 移码缺失，*KRAS* 的非同义突变增多，*FBXW7*、*CTNNB1*、*PPP2R1A* 和 *TP53* 的突变减少。低拷贝数型和微卫星稳定型的子宫内膜样癌 *CTNNB1* 突变频率异常高（52%）整体突变率低。高拷贝数型子宫内膜癌包括浆液性肿瘤和一些高级别的子宫内膜样癌。高拷贝数型包括浆液性肿瘤和一些高级别的子宫内膜样肿瘤，特点是 *TP53* 突变，基因组不稳定性，高频率的体细胞拷贝数改变，DNA 甲基化较少和激素受体表达较低。

18.1.1.1　靶向治疗分析

晚期或难治型子宫内膜癌的治疗选择仍然有限，在过去 10 年患者的生存率并没

有改善。近年来，人们致力探究该疾病的特征以制订治疗策略，从而改善子宫内膜癌的治疗效果。目前唯一获得批准的靶向治疗是内分泌治疗，显然这无法满足子宫内膜癌的临床需求。尽管内分泌治疗在过去 40 年中被视为"标准"疗法，但通过评估激素受体来预测其疗效或明确其耐药机制仍面临较多困难。

在众多研究的靶向药物中，抗血管生成药物和 PI3K/AKT/mTOR 通路抑制剂已显示出临床效果，并在进一步的研究中。研究人员也正在探索其他靶向治疗，包括二甲双胍、EGFR 抑制剂和核输出蛋白抑制剂。由于对药物毒性反应的处理较困难，因此限制了选择这些治疗方案的患者。靶向肿瘤微环境治疗和新近的免疫浸润领域是目前大家较为关注的研究热点。细胞周期、DNA 修复途径及靶向化疗也是潜在的精准治疗方向。已成功开发的患者来源的肿瘤异种移植瘤模型将为更好地认识子宫

内膜癌的分子特征和微环境提供可能性。

对细胞生物学的深入理解使子宫内膜癌（EC）被区分为不同亚型，这些亚型对靶向治疗的反应各不相同。将生物学与精准靶向治疗相结合的转化临床试验是改善治疗效果的关键，这需要在初期研究中仔细分析潜在的生物标志物，随后在更大规模的随机试验中加以验证。这需要国际合作和努力，以有效改善子宫内膜癌的预后。

18.2　靶向雌激素和孕激素受体

内分泌治疗是子宫内膜癌的一种治疗方式，是复发性低级别子宫内膜样癌患者的首个靶向特异性治疗。然而，激素受体状态的预测价值仍有争议。相当一部分子宫内膜癌表达雌激素受体（estrogen receptor，ER）或孕激素受体（progesterone receptor，PR），特别是 I 型子宫内膜癌。迄今，研究的药物包括孕激素、选择性雌激素受体调节剂（selective estrogen receptor modulators，SERM）、芳香化酶抑制剂（aromatase inhibitors，AI）和促性腺激素释放激素（gonadotropin-releasing hormone，GnRH）抑制剂。

目前，孕激素的耐受性和疗效是最佳的，其反应率（response rates，RR）为 15% ~ 30%。激素受体阳性（尤其是 PR）和组织学低级别能预测子宫内膜癌治疗有效。然而，少数受体阴性的患者仍可从该疗法中获益，因此有必要探索治疗有效和耐药的相关机制。在非筛选人群中，AI（来曲唑和阿那曲唑）或 SERM（他莫昔芬）反应率低，RR 约为 10%。PARAGON 研究（ANZGOG0903）的初步报告显示，ER/PR 受体阳性的复发性妇科癌症患者通过使用阿那曲唑获益（3 个月时为 44%），并且生活质量显著提高。

由于他莫昔芬能够上调 PR，理论上联合使用他莫昔芬和甲地孕酮可能疗效更好，但在临床实践中没有看到明显的获益。总体 RR 为 27%，中位无进展生存期（progression-free survival，PFS）为 2.7 个月，总生存期（overall survival，OS）为 14 个月。相反，一项 Cochrane 综述显示，晚期子宫内膜癌患者使用激素治疗后的生存期没有改善。大多数试验的样本量都较小，需要进行大规模的随机试验来验证是否有益。值得注意的是，这些研究没有充分评估其对患者生活质量和症状缓解是否有改善作用。因此，有必要进一步阐明激素治疗的作用。

目前，正在研究的几种新型激素制剂。氟维司群（fulvestrant）是一种单纯的雌激素拮抗剂，对 ER 具有高亲和力，与他莫昔芬不同，它没有激动剂的活性。到目前为止，已经有两项氟维司群治疗子宫内膜癌的 II 期试验。第一项试验在 PR 阳性和 ER 阳性的患者中检测到 RR 分别为 20%（$P <$ 0.02）和 16%（$P=0.068$）。第二项试验仅纳入 ER 或 PR 阳性患者，结果显示在意向治疗的人群中部分反应率为 11.4%，在符合方案组中的反应率为 15.4%。仅 40% 的患者曾接受过化疗。

BN83495 是首创的口服不可逆类固醇硫酸酯酶（steroid sulphatase，STS）抑制剂。鉴于 STS 途径在调节非活性类固醇硫酸盐形成生物活性类固醇方面的关键作用，它已成为一个新的治疗靶点。一项子宫内膜癌的 II 期试验比较了 BN83495 和醋酸甲地孕酮对未接受化疗患者的疗效（NCT00910091）。然而，在这项研究中，服用醋酸甲地孕酮和 BN83495 者的 PFS 分别为 40 周和 16 周，说明醋酸甲地孕酮的患者的疗效比 BN83495 显著。

奥那斯酮（onapristone）是一种 I 型

PR 拮抗剂，可以阻止 PR 诱导的 DNA 转录。该药物的 I 期临床试验已经完成，目前正在进行 II 期试验的评估。

鉴于子宫内膜癌 PR 或 ER 的表达会逐渐丢失，或产生其他耐药机制，因此一些试验评估了内分泌疗法与其他靶向疗法的联合疗效（表 18-1）。

18.3 靶向细胞周期蛋白依赖性激酶

细胞周期蛋白是一类作为细胞周期蛋白依赖性激酶（cyclin-dependent kinases，CDKs）激活剂的蛋白，是正常细胞周期转换所必需的。细胞周期蛋白 A 参与 G1 到 S 期和 G2 到 M 期之间的转换。细胞周期蛋白 A 的失调与多种肿瘤的发生有关，其中就包括子宫内膜癌。细胞周期蛋白 A 表达的预后意义似乎是癌症特异性的；然而，目前对细胞周期蛋白 A 对子宫内膜癌生存期影响的认知有限。临床前数据表明，细胞周期蛋白 A 的高表达与子宫内膜样腺癌的预后不良有关。

帕博西尼（palbociclib）和其他类似药物是口服的 CDK4/6 选择性抑制剂。对乳腺癌的研究表明，来曲唑联合帕博西尼治疗 ER 阳性晚期乳腺癌的效果优于来曲唑单药。该组合的耐受性良好，并且药物毒性可以接受。

子宫内膜样腺癌具有激素依赖性，用芳香化酶抑制剂进行内分泌治疗已经很成熟。

一项双盲、安慰剂对照的随机试验正在招募患者，以评估 CDK4/6 抑制剂帕博西尼与来曲唑联合治疗雌激素受体阳性的晚期或复发性子宫内膜癌患者疗效。

18.4 靶向血管生成通路

血管生成是导致实体瘤侵袭和转移的主要过程之一。在子宫内膜癌中，血浆中血管内皮生长因子（vascular endothelial growth factor，VEGF）水平升高与不良预后相关。沙利度胺（thalidomide）是第一个在子宫内膜癌中评估的抗血管生成药物，其 RR 为 12.5%，但 6 个月生存率仅为 8.3%。

贝伐珠单抗（bevacizumab）是一种针对 VEGF-A 的重组人源性单克隆抗体，是目前研究最为广泛的抗血管生成药物。在妇科肿瘤组（gynecology oncology group，GOG）229-E 研究中纳入的 52 例可评估的患者中，贝伐珠单抗单药的 RR 为 13.5%，6 个月的 PFS 率为 40.4%，中位 OS 为 10.5 个月。有 3 例患者出现了 IV 级毒性反应（代谢毒性和一次胃出血），但未发现胃肠道瘘或穿孔。虽然检测到 VEGR-A 水平升高与不良预后之间存在显著关联，但这与既往组织中的水平无关。相反，肿瘤中较高水平的 VEGR-A 与死亡风险降低相关。

有几项研究探讨了贝伐珠单抗联合化疗在治疗子宫内膜癌中的作用（表 18-2）。GOG-86P（NCT00977574）研究比较了紫杉醇/卡铂/贝伐珠单抗（表 18-2 的第 1 组）、紫杉醇/卡铂/坦罗莫司（temsirolimus）（表 18-2 的第 2 组）和伊沙匹隆（ixabepilone）/卡铂/贝伐珠单抗（表 18-2 的第 3 组）作为 III 期或 IV A 期、IV B 期或复发性子宫内膜癌的初始治疗的效果。这项试验的初步结果显示，第 1 组紫杉醇/卡铂/贝伐珠单抗显示出最佳疗效，总 RR 高达 59.5%，与紫杉醇/卡铂的历史参考值相比，OS 有明显改善 [次要终点 36 个月的总生存期具有统计学意义（$P < 0.039$）]。这项研究的 PFS 没有明显改善（$P=0.40$）。一项随

表 18-1　近期关于探索子宫内膜癌激素疗法的临床试验总览

药物明细	临床试验信息/研究名称	期别	病例数量（例）	干预措施
单药疗法				
阿那曲唑	ACTRN12610000796088 PARAGON ANZGOG-0903	II	84 既往接受 0～3 次化疗	阿那曲唑
奥那司酮	NCT02052128	I～II	60 I 期：无化疗限制 II 期：曾接受 0～1 个疗程化疗	奥那司酮
BN83495	NCT00910091	II	73 既往接受 0～1 次化疗	BN83495 vs 醋酸甲地孕酮
激素联合疗法				
来曲唑 帕尔伯克利布	NCT02730429	II	80 任意化疗次数	来曲唑 ± 帕尔伯克利布
来曲唑 里伯克利布（LEE011）	NCT02657928	II	40	来曲唑 帕尔伯克利布
克里达尼莫德钠 醋酸甲地孕酮 醋酸甲羟孕酮	NCT02064725	II	58	克里达尼莫德钠 + 醋酸甲地孕酮或醋酸甲羟孕酮
激素疗法联合其他靶向治疗/化疗				
来曲唑	NCT02188550	II	20	来曲唑 + 依维莫司
来曲唑	NCT02228681	II	74 既往接受 0～1 次化疗	来曲唑 + 依维莫司 vs 他莫昔芬 + 醋酸甲孕酮
阿纳托（司）唑	NCT02730923	II	72 既往接受 0～1 次化疗	阿那曲唑 +/-AZD2014（双 mTORC1/2 抑制剂）
恩扎鲁胺	NCT02684227	II	69 未接受化疗	恩扎鲁胺 + 卡铂 - 紫杉醇

表 18-2 目前研究抗血管生成药物治疗子宫内膜癌的临床试验概述（截至 2016 年 11 月 1 日）

研究成分	靶标	临床研究信息/研究名称	期别	病例数量（例）	干预措施
单药治疗					
卡博替尼（XL184）	VEGFR2 RET, MET, AXL, KIT	NCT01935934	II	79 曾接受 1 次化疗	卡博替尼
尼特达尼（BIBF1120）	VEGFR, FGFR, PDGFR	NCT02866370 NiCCC	II	120 接受 ≥ 1 次化疗	Nintedanib vs 标准化疗
抗血管生成联合化疗					
贝伐珠单抗	VEGF	NCT00977574 GOG-86P	II	349 单纯化疗	顺铂 - 紫杉醇 + 贝伐珠单抗 vs 顺铂 - 紫杉醇 + 西罗莫司 vs 顺铂 - 紫杉醇 - 伊沙匹隆 + 贝伐珠单抗
贝伐珠单抗	VEGF	NCT01770171 MITOBEVAEND2	II	108 接受 0 ~ 1 次化疗	顺铂 - 紫杉醇 ± 贝伐珠单抗
贝伐珠单抗	VEGF	NCT00513786	II	38 单纯化疗 确诊后手术	顺铂 - 紫杉醇 ± 贝伐珠单抗
尼特达尼（BIBF1120）	VEGFR, FGFR, PDGFR	NCT02730416	II	148 接受 0 ~ 1 次化疗	顺铂 - 紫杉醇 ± 贝伐珠单抗

注：VEGF. 血管内皮生长因子；VEGFR. 血管内皮生长因子受体；FGFR. 成纤维细胞生长因子受体；PDGFR. 血小板源性生长因子受体；vs. 比较

机 Ⅱ 期研究（NCT01770171）评估了卡铂 /
紫杉醇联合或不联合贝伐珠单抗治疗晚
期或复发疾病的疗效。初步研究结果显
示，在标准化疗的基础上加用贝伐珠单
抗，可使 PFS 从 8.7 个月显著延长至 13 个
月（HR=0.57；95%CI：0.34 ～ 0.96；P=
0.036）。鉴于联合治疗中 Ⅲ 级心血管毒性增
加，应严密监测有心血管危险因素的患者。

贝伐珠单抗联合放疗或放化疗的作用
也已被探讨。患有高危子宫内膜癌的患者
接受盆腔放射治疗，同时使用顺铂（放疗
的第 1 天和第 29 天）和贝伐珠单抗（放
疗的第 1 天、第 15 天和第 29 天，剂量为
5mg/kg），随后辅助卡铂和紫杉醇治疗 4 个
周期。30 例患者中有 7 例在治疗后 90 天内
发生 ≥ 3 级不良事件，另有 6 例在治疗后
90 ～ 365 天期间发生 ≥ 3 级不良事件。在
26 个月的随访期间，无患者发生盆腔内器
官衰竭。另一项研究调查了贝伐珠单抗联
合放疗治疗复发性子宫内膜癌（n=15）或
卵巢癌（n=4），病变累及阴道穹窿和（或）
盆腔淋巴结和（或）腹主动脉旁淋巴结的
女性。该方案是可耐受的，1 年和 3 年的
PFS 分别为 80% 和 67%，有必要进一步评
估贝伐珠单抗在这种情况下的作用。

阿柏西普（aflibercept）是一种与 VEGF
配体结合的融合蛋白，作为"诱饵受体"
发挥作用。阿柏西普是另一种已在研究中
的抗血管生成剂。其作用靶点为血管内皮
生长因子和胎盘生长因子。在 GOG-229F 中，
通过阿柏西普治疗后显示 6 个月的 PFS 为
23%，而 44 例患者的 PR 率仅为 7%。耐
受性是一个问题，32% 的患者因药物毒性
而停止治疗，并出现了 2 例可逆性后部白
质脑病。数据显示成纤维细胞生长因子 -1
（fibroblast growth factor-1，FGF-1）的表达
水平与治疗结果有关。

舒尼替尼（sunitinib）作为一种口服的
酪氨酸激酶抑制剂（tyrosine kinase inhibitor，
TKI），其研究结果引人注目。在 34 例患者
中，RR 为 15%，病情进展的中位时间为 3
个月，中位 OS 为 19.4 个月。然而，60% 的
患者进行了剂量减量，最常见的副作用是
高血压和疲劳。目前，该药已经与坦罗莫司
（temsirolimus）在晚期的罕见肿瘤中进行了
比较（NCT01396408）。来自 162 例患者的
结果初步显示，这两种药物在甲状腺髓样癌
组和卵巢或子宫内膜透明细胞癌组均产生了
预期的活性。这两种药物似乎都能在卵巢
或子宫内膜的透明细胞癌中诱发反应。

西地尼布（cediranib）是一种靶向血管内
皮生长因子受体（vascular endothelial growth
factor receptor，VEGFR）、血小板衍生生长因
子受体（platelet-derived growth factor receptor，
PDGFR）和成纤维细胞生长因子受体（fi-
broblast growth factor receptor，FGFR）的
多靶点 TKI。西地尼布可以作为复发性或
持续性子宫内膜癌的单药治疗，其中位
PFS 为 3.65 个月，中位 OS 为 12.5 个月。
微血管密度似乎与更长的 PFS 相关，可能
是评估药物活性的生物标志物。

多韦替尼（dovitinib）是一种靶向
VEGFR、PDGFR 和 FGFR 的强效 TKI。虽
然多韦替尼在二线治疗中没有达到预期的
疗效，但观察到其单药治疗在 *FGFR2*（突
变）和 *FGFR2*（非突变）的晚期或转移性
子宫内膜癌中有疗效。这表明其治疗效果
似乎与 *FGFR2* 突变状态无关。

达兰西普（dalantercept）是一种抗血
管生成的药物，其机制与抑制 VEGF 不
同，它在复发性子宫内膜癌中的单药治疗
活性不足。达兰西普是激活素受体样激酶 1
（activin receptor-like kinase 1，ALK1）的
可溶性形式，可以与转化生长因子 -b 超家

族成员 BMP9 和 BMP10 结合，从而阻止这些蛋白通过 ALK1 进行信号转导。

一项双盲、安慰剂对照的随机试验正在招募患者，以评估靶向 VEGF 的酪氨酸激酶抑制剂（a triple-VEGF TKI）、尼达尼布与卡铂 - 紫杉醇联合化疗对晚期或复发性子宫内膜癌患者的疗效。

正在研究的新型多靶点抗血管生成药物包括布立尼布（brivanib）、乐伐替尼（lenvatinib）和卡博替尼（cabozantinib）。这些药物在 II 期试验中进行了评估，并体现了整合相关研究的重要性。布立尼布（BMS-582664）是一种有效的靶向 VEGFR/FGFR 的双靶点 TKI。在 GOG-2291 研究中显示，6 个月的 PFS 率为 30.2%（90%CI：18.9 ～ 43.9），中位 OS 为 10.7 个月。该研究评估了多种血管生成蛋白的表达和 *FGFR2* 的突变状态，并发现 VEGF 和 Ang-2 表达在共同建模时可能对 PFS 起相反的预测作用。Ang-2 水平较高的患者与进展风险较低有关（HR=0.28），而 VEGF 水平较高的患者与进展风险较高有关（HR=3.1）。值得注意的是，高 VEGF 的患者往往伴随高水平的 Ang-2，这可能掩盖了这些生物标志物单独建模时的趋势。这些生物标志物之间的相互作用可以这样解释：在低水平的 VEGF 作用下，Ang-2 是抗血管生成的，并且可以诱导内皮细胞死亡；但在高水平的 VEGF 作用下，Ang-2 是促血管生成的，支持血管形成。因此，有必要进一步研究 Ang-2 和 VEGF 在子宫内膜癌中的作用。

乐伐替尼是一种靶向 VEGFR1-3、FGF1-4、RET、KIT 和 PDGFRβ 的口服 TKI。通过独立审查发现，133 例患者的 RR 为 14.3%，中位 PFS 为 5.4 个月，中位 OS 为 10.6 个月。在相关研究中，研究者

确定了 7 个与生存相关的细胞因子和血管生成因子：Ang-2、IL-8、HGR、VEGF-A、PIGF、Tie-2 和 TNF-α。只有 Ang-2 与肿瘤最大缩小率相关（$P < 0.01$）。低水平 Ang-2 与更大的肿瘤缩小程度有关，总反应率（ORR）为 61% vs 18%，中位 PFS 为 9.5 个月 vs 3.7 个月，中位 OS 为 23 个月 vs 8.9 个月。*PIK3CA* 突变患者的预后有较差的趋势（$P=0.085$）。

卡博替尼是一种靶向酪氨酸激酶 c-Met、VEGFR2、RET 和 AXL 的小分子抑制剂。目前正在开展卡博替尼对转移性子宫内膜癌患者的研究（NCT01935934，表 18-2）。初步报告显示，卡博替尼的耐受性良好，并达到了预设的疗效；29 例浆液性癌亚型中的 21 例患者和 36 例子宫内膜样癌亚型中的 23 例患者 PFS 达到 12 周的。在本次研究的队列中也观察到卡博替尼的明显活性。关于尼达尼布的研究正在进行中（表 18-2）。

18.5 靶向 PI3K/Akt/mTOR 通路

在所有实体瘤中，子宫内膜癌在磷脂酰肌醇 3- 激酶（phosphatidylinositide 3 kinases，PI3K）/ 蛋白丝氨酸苏氨酸激酶（protein serine-threonine kinase，AKT）/ 雷帕霉素靶蛋白（mammalian target of rapamycin，mTOR）（PI3K/AKT/mTOR）通路中的突变率最高，该通路的改变在 I 型和 II 型肿瘤中分别达到 92% 和 60%。PI3K/AKT/mTOR 信号通路调控癌症生物学的核心环节，如代谢、细胞生长和存活。

I 型子宫内膜癌经常通过各种机制激活 PI3K/AKT 通路，如高达 70% 的病例发生 PTEN 的缺失和（或）高达 36% 的病例发生 PI3K 突变。一项大型系列研究证实了

Ⅰ型子宫内膜癌的特点是 PTEN 缺失，Ⅱ型子宫内膜癌的特点是 mTOR 水平增加和 PTEN 缺失率较低。这使得 PTEN 在Ⅰ型子宫内膜癌的发病机制中发挥核心作用，而 mTOR 主要参与Ⅱ型子宫内膜癌的发生。尽管我们对子宫内膜癌的生物学有了更深的理解，但对微环境和通路改变对疾病的促进作用仍知之甚少。表 18-3 列出了靶向 PI3K/AKT/mTOR 通路的研究药物。

18.5.1 mTOR 抑制剂

基于该通路在子宫内膜癌中的重要性和生物学活性，研究了几种 mTOR 抑制剂，包括坦罗莫司（temsirolimus）、伊维莫司（everolimus）和最近研究较多的地磷莫司（ridaforolimus）。mTOR 抑制剂显示出针对不同组织学亚型的抗肿瘤活性，该作用可使肿瘤趋于稳定 RR 为 0 ～ 25%，在未接受化疗的患者中反应率更高。一项调查坦罗莫司在卵巢癌和子宫内膜癌患者大量预处理人群中的Ⅱ期研究未显示临床获益；而另一项评估地磷莫司的研究（与孕激素或医师推荐的化疗相比）显示 PFS 显著改善（3.6 个月 vs 1.9 个月，P=0.008），但药物毒性很大，包括肺炎、黏膜炎、疲劳、腹泻、皮疹、血小板减少、贫血和代谢异常（如高血糖和高脂血症）。迄今，对这些试验的标本进行的相关分析表明，肿瘤组织学亚型或分子因素（如 PTEN 或 PI3KCA 突变）不是预测 mTOR 抑制剂反应的可靠生物标志物。然而，具有 K-RAS 突变的子宫内膜癌患者似乎并没有从雷帕霉素的治疗中获益。

18.5.2 PI3K 抑制剂

Pilaralisib（XL147）是一种选择性和可逆的 PI3K 抑制剂。一项单臂Ⅱ期研究中发现其具有适度抗肿瘤活性，总 RR 为 6.0%。同样，BKM120 是一种泛 PI3K 抑制剂，对复发性子宫内膜癌的抗肿瘤疗效较弱，并伴有药物不良反应包括皮疹（54%）、抑郁（47%）和焦虑（40%）。

18.5.3 AKT 通路抑制剂

新的 PI3K/AKT 通路抑制剂正在研究中，这一定程度上是由于我们进一步加深了对 mTOR 复合物组成的了解，mTOR 复合物由 mTORC1（进行翻译控制的 Raptor 复合物主要协调因子 4EBP1 和 p70S6K）和 mTORC2（由 Rictor 复合物组成，部分通过 AKT 激活调节细胞增殖和存活）组成。实际上，mTORC1 对雷帕霉素及其类似物的抑制敏感，而 mTORC2 则不敏感。在选择性抑制 mTORC1 的情况下，mTORC2 可以对 AKT 发挥正反馈作用。MK-2206（一种变构 AKT 抑制剂）的Ⅱ期研究结果显示，参加研究的 36 例患者中有 4 例接受了超过 6 个月的治疗。有趣的是，这些患者的肿瘤具有浆液性组织学特点，这是一种与较差 OS 相关的亚型。该研究认为通过 PI3KCA 突变分层并不能预测药物疗效。

另一项研究 AZD5363（AKT 抑制剂）在携带 PIK3CA 或 AKT 突变的妇科癌症患者中显示出一定的临床疗效（NCT01226316）。11 例 AKT1E17K 突变患者中有 9 例出现靶病灶缩小，其中 3 例证实为部分缓解。

18.5.4 PI3K/mTOR 双重抑制剂

一项在 56 例晚期子宫内膜癌患者中评估 PI3K/mTOR 双重抑制剂（GDC-0980）的Ⅱ期试验显示，中位 PFS 为 3.5 个月。3 例确认缓解的患者中，至少有 1 例携带 PI3K 通路基因的改变。GDC-0980 的抗肿瘤活性评估因耐受性的受限，尤其是在糖

表 18-3 子宫内膜癌中靶向 PI3K/AKT/mTOR 通路的治疗药物综述

药物明细组	靶点	阶段	病例数量(例)	干预措施	研究结果	相关研究
达到预定疗效的研究						
西罗莫司	mTOR	II	33例单纯化疗(CN) 27例化疗(CT)	西罗莫司	CN: ORR 14%, mPFS 7.33个月(符合预计疗效) CT: ORR 4%, mPFS 3.25个月	PTEN 缺失和 PI3K/Akt/mTOR 通路的分子标志物与临床结果无关
依维莫司	mTOR	II	35例 既往接受1~2次化疗	依维莫司	ORR 0 SD 43% CBR(20周时)22%	N/A
依维莫司	mTOR	II	44例 既往接受1~2次化疗	依维莫司	ORR 5% SD 32% mPFS 2.8个月	PTEN 缺失与研究结果无关，K-Ras 患者似乎没有从依维莫司中获益
雷帕霉素	mTOR	II	130例 既往接受1~2次化疗	雷帕霉素 vs 对照组(孕酮或研究者选择的化疗方法)	ORR 0 mPFS 3.6个月 vs 1.9个月 ($P=$ 0.008)	N/A
雷帕霉素	mTOR	II	45例 既往接受1~3次化疗	雷帕霉素	ORR 11% SD 18% 6个月 PFS 18%	N/A
雷帕霉素	mTOR	II	34例 既往未接受化疗	雷帕霉素	ORR 8% SD 52.9%	N/A
GDC0980	PI3K//mTOR	II	56例 既往接受1~2次化疗	GDC0980	ORR 9% mPFS 3.5个月 受毒性限制	PI3K 通路突变的患者可能从 GDC0980 中获益增强
未能达到预先规定疗效的研究(活性不足)						
西罗莫司	mTOR	II	44例(22例子宫内膜癌) 既往接受1~2次化疗	西罗莫司	活性不足	N/A
Pilaralisib (SAR245408; XL147)	PI3K	II	67例 既往接受1~2次化疗	Pilaralisib	ORR 6% CBR 13.4% 6个月 PFS 11.9%	PTEN 缺失和 PIK3R1 突变与研究结果无关
MK2206	AKT	II	11例 根据 PIK3CA 突变分层 既往接受1~2次化疗	MK2206	ORR 5.4%	PIK3CA 突变的分层并不能预测药物反应

注：CN. 单纯化疗; CT. 化学治疗; ORR. 客观反应率; mRFS. 中位无进展生存期; SD. 疾病稳定; CBR. 临床获益率; N/A. 不适用

尿病患者中。报告的 3/4 级不良事件发生率显著，包括高血糖（46%）、皮疹（30%）、结肠炎（5%）和肺炎（4%）。

18.6 靶向葡萄糖代谢

二甲双胍是一种口服双胍类药，传统上用于治疗糖尿病和胰岛素抵抗，胰岛素抵抗是子宫内膜癌的危险因素之一。流行病学数据表明，使用二甲双胍可降低子宫内膜癌死亡风险，但可能不会降低子宫内膜癌患病风险。二甲双胍的抗癌作用与药物直接或间接的胰岛素依赖性作用有关。已证明二甲双胍可抑制子宫内膜癌细胞的增殖和诱导细胞凋亡。鉴于胰岛素具有促细胞增殖和存活的作用，二甲双胍的降胰岛素作用可能有助于其抗癌功效。除了对葡萄糖摄取和糖酵解的影响，二甲双胍还能激活腺苷酸活化蛋白激酶（AMPK），导致乙酰辅酶 A 羧化酶磷酸化，从而增加脂肪酸氧化。它通过诱导 p53 依赖性自噬和抑制 mTOR 和蛋白质合成来影响细胞生长。

术前研究显示，二甲双胍可减少女性子宫内膜癌增殖，Ki-67 平均减少 11%～17%。根据子宫内膜肿瘤中 Ki-67 染色水平是否降低，确认 65% 的患者对二甲双胍治疗有反应。尽管 Ki-67 不是子宫内膜癌的确定标志物，但高水平 Ki-67 与子宫内膜癌中的高级别肿瘤相关。二甲双胍降低磷酸化（p）-AMPK、p-Akt、p-S6、p-4EBP1 和 ER 的表达，但不影响 PR 表达。目前，Burnett 等正在开展一项随机性辅助治疗，基于免疫组织化学（IHC）的增殖组织标志物：Ki-67、磷酸化组蛋白 H3、ER、PrR 和端粒酶（hTERT），评估二甲双胍在 40 例 Ⅰ/Ⅱ 期子宫内膜癌患者中的作用。纳入研究需符合条件：肥胖（体质指数≥30kg/m²）且没有糖尿病史（NCT01877564）。

临床安全性、已知的药效学特性及临床前和回顾性数据使二甲双胍成为一种有前景的治疗选择。目前，正在探索二甲双胍在不同疾病环境中的治疗作用（表 18-4）：①新辅助治疗（NCT01877564）；②在 GOG（NCT02065687）进行的 Ⅱ/Ⅲ 期研究中与标准化疗联合用于一线治疗；③在复发情况下与其他靶向疗法联合疗法（NCT01797523、NCT02755844）。对诊断为子宫内膜癌并使用二甲双胍治疗糖尿病的肿瘤患者的回顾性分析表明，与其他糖尿病治疗手段相比，使用二甲双胍的患者生存期显著更长（45.6 个月 vs 12.5 个月，P=0.006）。然而，这些发现有很大的局限性，应谨慎借鉴。有鉴于此，研究结果确实支持子宫内膜癌与代谢途径之间的联系，这值得进一步研究以确定治疗和预防的潜在靶点。

18.7 靶向表皮生长因子受体治疗

表皮生长因子受体（epidermal growth factor receptor，EGFR）是一组由 4 种酪氨酸激酶受体组成的家族，在肿瘤的生长和转移中起着重要作用。EGFR 通常在子宫内膜癌中过表达，范围在 36%～87%，关于其表达对预后影响的报道存在争议。迄今，针对子宫内膜癌中这一途径的药物的结果不尽如人意。吉非替尼和厄洛替尼是口服 EGFR 酪氨酸激酶活性抑制剂。虽然发现吉非替尼耐受性尚可，但其疗效较差，ORR 仅为 3.8%，6 个月时的 PFS 为 15.3%。在 32 例患者中厄洛替尼表现出更高的 ORR 为 12.5%，缓解时间为 2～36 个月。分子分析未发现 EGFR 突变或基因扩增与应答

表 18-4　目前关于二甲双胍治疗子宫内膜癌的临床试验综述（截至 2016 年 11 月 1 日）

临床试验信息 / 研究名称	阶段	病例数量（例）	干预措施
新辅助治疗			
NCT01877564	Ⅱ	40 肥胖但无糖尿病	二甲双胍 vs 无治疗措施
一线治疗			
NCT02065687	Ⅱ / Ⅲ	540 单纯化疗	卡铂紫杉醇 ± 二甲双胍
NCT02874430	Ⅱ	74 单纯化疗	二甲双胍 + 多西环素
NCT01686126	Ⅱ	165 低级别（G1）子宫内膜癌	左炔诺孕酮 ± 二甲双胍 左炔诺孕酮 + 减肥干预
NCT02035787	Ⅱ	30 非手术低级别（G1）子宫内膜癌	左炔诺孕酮宫内节育系统 + 二甲双胍
复发性疾病			
NCT01797523	Ⅱ	62 既往接受 1 ～ 2 次化疗	二甲双胍 + 来曲唑 + 依维莫司
NCT02755844 ENDOLA	Ⅱ	36 既往接受任何化疗	二甲双胍 + 低剂量持续使用环磷酰胺 + 奥拉帕利

的相关性。一项研究西妥昔单抗（一种针对 EGFR 的单克隆抗体）活性的 Ⅱ 期研究未能显示出西妥昔单抗的显著活性（5% 部分反应）。

HER-2 基因在约 30% 的病例扩增，并且在 40%～80% 的浆液性子宫内膜癌(EC)中过度表达。曲妥珠单抗是一种靶向 HER-2/neu 受体的人源化单克隆抗体。在一项小型单药研究中未检测到有效性。HER-2 阳性由免疫组织化学或荧光原位杂交（FISH）扩增检测，但 45.5% 没有检测到基因扩增，这对该小样本人群结果的真实性提出了质疑。一项随机 Ⅱ 期试验正在进行中，以评估在 HER-2 阳性晚期子宫内膜癌患者中曲妥珠单抗联合卡铂 / 紫杉醇化疗治疗有效性（NCT01367002）。拉帕替尼是第一个在临床上用作 EGFR 和 HER-2 的 TKI 双重抑制剂。在未经选择的人群中，拉帕替尼在 6 个月时的 PFS 仅为 10%，客观 RR 为 3.3%，仅 8% 的患者表达 HER-2。部分缓解的患者具有特定的 EGFR 突变（外显子 18，E690K）。作为未选择人群中的单一药物，拉帕替尼的活性不足。据报道，一名被诊断患有复发性浆液性子宫内膜癌并伴有肺转移的患者对阿法替尼（HER-2 酪氨酸激酶抑制剂）具有持久反应。该患者的 HER-2 基因扩增呈阳性。一项评估阿法替尼在 HER-2 过度表达的复发性浆液性子宫内膜癌患者中的 Ⅱ 期试验正在进行中（NCT02491099）。

18.8　靶向治疗的联合应用

考虑到肿瘤的异质性和分子通路的交

叉调节，合理的联合治疗方法可能是提高治疗效果的必要手段，特别是在子宫内膜癌中（表 18-5）。基于临床前证据显示抑制 mTOR 可以克服激素耐药性，mTOR 与芳香化酶抑制剂（AI）的联合治疗已经被评估。依维莫司 10mg 和来曲唑 2.5mg 联合用药方案，在 38 例入组患者中有 35 例可评估使用，4 个月时的临床获益率（CBR）为 40%，RR 为 32%。子宫内膜样癌和 *CTNNB1* 突变的女性对这种联合治疗反应良好；相反，11 例浆液性肿瘤无临床获益。最常见的药物相关毒性是疲劳、恶心、口腔炎、高甘油三酯血症和高血糖症。另一项关于依维莫司、来曲唑和二甲双胍联合使用的研究显示，4 个月时临床获益高达 60%，毒性可控。对西罗莫司与醋酸甲羟孕酮 / 他莫昔芬的联合治疗进行了研究，但由于静脉血栓发生率过高且疗效不足以抵消这一风险，研究被提前终止。AKT1 的激活突变在子宫内膜癌中很少见，但可以预测替西罗莫司的临床疗效。*CTNNB1* 突变与西罗莫司治疗延长 PFS 相关。目前，一项关于 mTORC1/mTORC2 双重抑制剂与阿那曲唑联用的 I / II 期研究正在进行中（NCT02730923）。

mTOR 抑制剂和抗血管生成剂的联合应用也在进行中。替西罗莫司（每周 25mg）与贝伐珠单抗（每 2 周 10mg/kg）显示 RR 为 24.5%，6 个月时 PFS 为 46.9%，中位 OS 为 16.9 个月。这种联合应用具有明显的毒性，导致 38.8% 的患者（49 例中有 19 例）停止治疗。不良事件与贝伐珠单抗和西罗莫司治疗的预期一致，并且与先前治疗线无关。共报道了 2 例胃肠道 - 阴道瘘，2 例肠穿孔，1 例 IV 级血栓。另外，有 3 例患者死亡可能与治疗相关。一项在 26 例女性中进行的相同联合治疗研究显示，部分 RR 为 20%，6 个月时 PFS 为 48%。然而，由于假设标准与前一研究不同，该研究未达到预定的疗效标准。本研究报道了 1 例十二指肠穿孔。

最近，探索联合治疗的临床前数据，如 PI3K/mTOR 双重抑制剂（SAR245409）和 MEK 抑制剂（pimasertib），显示在子宫内膜癌细胞系中具有协同抗肿瘤作用，特别是在对 MEK 抑制剂高度敏感的细胞中。目前正在研究该联合治疗低级别浆液性卵巢癌（NCT01936363），但尚未在子宫内膜癌中进行试验。目前在子宫内膜癌中研究的其他组合包括 mTORC1/2 双重抑制剂和 PI3Ka 抑制剂的联合应用（NCT02725268），以及 mTORC1/2 双重抑制剂、AKT 抑制剂和 PARP 抑制剂的联合应用（NCT02208375）。

18.9　正在研究中的治疗概念

18.9.1　MSI、POLE 超突变型子宫内膜癌和免疫疗法

最近的数据似乎表明微卫星错配修复（MMR）状态与子宫内膜癌的预后之间存在显著相关，这与之前的荟萃分析相反。

通过免疫组化检测子宫内膜癌患者中 MMR 相关蛋白表达与临床病理学特征之间的相关性发现，与 MMR 正常型（MSS）相比，MMR 缺陷型（MSI）患者 5 年 OS 显著提升，94% vs 78%。然而，不同研究中的组织学亚型异质性和接受的辅助治疗可能影响了荟萃分析的结果。OS 的显著改善，可能归因于大多数中高危疾病患者接受术后化疗作为辅助治疗。

探索子宫内膜癌免疫法的潜力引起了极大的关注。肿瘤浸润淋巴细胞（TILs）

表 18-5　靶向药物联合治疗子宫内膜癌的研究

药物	靶标	阶段	病例数量（例）	干预措施	研究结果（或临床试验信息）	相关研究
在Ⅱ期试验中达到预期疗效的研究						
来曲唑 依维莫司	ER, PR, mTOR	Ⅱ	38 既往接受 0～2 次化疗	来曲唑＋依维莫司	CBR 40% ORR 32%	内膜样组织类型和 *CTNNB1* 突变对这种联合治疗反应良好，浆液性组织似乎没有获益
来曲唑 依维莫司 二甲双胍	ER, PR, mTOR, AMPK	Ⅱ	62 既往接受 1～2 次化疗	来曲唑＋依维莫司＋二甲双胍	数据来自 49 例患者 CBR 60% ORR 29%	
西罗莫司 醋酸甲地孕酮 他莫昔芬	mTOR, ER, PR	Ⅱ	71 既往接受 1 次化疗	西罗莫司±交替使用醋酸甲地孕酮和他莫昔芬	ORR 14% （因毒性过大而提前结束）	*AKT1* 突变与 PFS 和 RR 的增加相关；*CTNNB1* 突变与 PFS 的增加相关，但与 RR 无关
西罗莫司 贝伐珠单抗	mTOR, VEGF	Ⅱ	53 既往接受 1～2 次化疗	西罗莫司＋贝伐珠单抗	ORR 24.5% 6 个月 PFS 46.9% mPFS 5.6 个月 mOS 16.9 个月	
在Ⅱ期试验中未能达到预期疗效的研究（活性不足）						
西罗莫司 贝伐珠单抗	mTOR, VEGF	Ⅱ	26 既往接受 1 次化疗	西罗莫司＋贝伐珠单抗	ORR 20% SD 20%	
正在进行的研究						
MLN0128 MLN1117	mTORC1/2 双抑制剂 PI3Kα 抑制剂	Ⅱ	260 既往接受 1～2 次化疗	MLN0128 和紫杉醇±MLN1117	NCT02725268	
AZD2014 AZD5363 奥拉帕尼	mTORC1/2 双抑制剂 AKT 抑制剂 PARP	Ⅰ/Ⅱ	150 任何化疗方案	AZD2014＋奥拉帕尼 vs AZD5363＋奥拉帕尼	NCT02208375	
AZD 2014 阿那曲唑	mTORC1/2 双抑制剂 ER, PR	Ⅱ	72 既往接受 1 次化疗	阿那曲唑±AZD 2014	NCT02730923	

注：ER. 雌激素受体；PR. 孕激素受体；mTOR. 雷帕霉素的机制靶点；AMPK AMP. 活化蛋白激酶；VEGF. 血管内皮生长因子；CBR. 临床获益率；ORR. 客观缓解率；mPFS. 中位无进展生存期；mOS. 中位总生存期；SD. 疾病稳定

与子宫内膜癌较好的预后相关。众所周知，*POLE* 超突变子宫内膜癌患者表现出显著的突变负荷和增强的抗肿瘤 T 细胞反应。此外，MSI 型子宫内膜癌肿瘤中的免疫微环境表现出 CD8 和颗粒酶 B 细胞升高。*POLE* 超突变和 MSI 与高新抗原负荷和 TILs 数量相关，这与 PD-1 和 PD-L1 的过表达相平衡。这些子宫内膜癌肿瘤亚组可能是 PD-1 靶向免疫疗法的绝佳候选者。支持这一观点的证据包括一例患者的病例报告，显示其子宫内膜癌在使用抗 PD-1 抗体（帕博利珠单抗）治疗后有卓越的反应。抗 PD-1 抗体（帕博利珠单抗）基因组分析发现该个体的肿瘤样本携带 *POLE* 突变。KEYNOTE-028 研究（NCT02054806）对帕博利珠单抗治疗晚期实体瘤患者的初步结果显示，对于之前全身化疗失败的子宫内膜癌患者临床获益率较高。这些子宫内膜癌患者的 ORR 为 13%，6 个月 PFS 为 19%。帕博利珠单抗在子宫内膜癌中的临床获益正在 II 期研究 KEYNOTE-158（NCT02628067）中进一步评估。目前正在进行多项研究（表 18-6），希望能深入揭示这些肿瘤复杂的免疫环境。

两项三期随机试验（ENGOT-EN6/TSR-042 和 ENGOT-EN7）计划评估免疫检查点抑制剂在局部晚期和复发性子宫内膜癌中的作用，既作为与化疗（CP）同步使用的疗法，也作为维持治疗直到疾病进展。这些试验将招募 MSI-H（微卫星不稳定型）和 MSS（微卫星稳定型）患者。

18.9.2 子宫内膜癌中 DNA 同源重组修复途径

基于子宫内膜癌研究的最新进展，涉及 DNA 修复、细胞增殖和细胞周期途径的基因受到关注。奥拉帕利是一种聚腺苷二磷酸核糖 [poly（ADP ribose）] 聚合酶（PARP）抑制剂，其作用机制利用合成致死靶向 DNA 修复缺陷。在 DNA 修复和复制的关键节点，同源重组是维持基因组稳定性的重要途径。在一项回顾性分析中，高同源重组缺陷（HRD）评分似乎与子宫内膜癌的不良预后相关。在具有高 HRD 评分的子宫内膜细胞系和原位小鼠模型中，奥拉帕利治疗可抑制肿瘤生长，显示其可能成为潜在的治疗靶点。虽然在浆液性子宫内膜癌中发现了与浆液性卵巢癌相似的

表 18-6   研究免疫疗法治疗子宫内膜癌的临床试验概述
（截至 2016 年 11 月 1 日）

临床试验信息 / 研究名称	阶段	病例数量（例）	干预条件
NCT02549209	II	46 未接受化疗	帕博利珠单抗 + 卡铂 / 紫杉醇治疗子宫内膜癌
NCT02899793	II	25 至少 1 线化疗	帕博利珠单抗治疗 POLE 超突变和（或）MSI 子宫内膜癌
NCT02628067	II	1100 之前的任何系列的化疗	帕博利珠单抗在实体肿瘤包括子宫内膜癌中的应用
NCT02912572	II	70 之前的任何系列的化疗	阿维鲁单抗在 POLE 超突变型与 MSS 型子宫内膜癌中的应用

DNA 修复缺陷特征，但也有证据表明，子宫内膜样组织中 PTEN 功能的丧失可通过 RAD51 介导的 DNA 修复通路预测对 PARP 抑制剂的敏感性、特别是在低雌激素环境下。因此，有学者提出 PI3K 抑制剂可以与 PARP 抑制剂配对使用，以复现 PARP 抑制剂治疗 BRCA1 或 BRCA2 相关肿瘤（NCT01623349）时的合成致死。子宫内膜癌中 PI3K 通路激活的频率和 PTEN 丢失的高发生率可能成为改善临床预后的潜在靶点，也表明 PI3K 通路抑制剂作为替代疗法（如 PARP 抑制）的敏化剂的"新用途"。

18.9.3 靶向核输出蛋白：Exportin 1（XPO1）

子宫内膜癌中的多种肿瘤抑制蛋白和生长调节蛋白发生了改变，其中一些可归因于 XPO1 的过表达或活性增加。塞利尼索（Selinexor）是一种口服的选择性核输出抑制剂（SINE）药物，可结合并抑制 XPO1 功能。初步的 II 期临床数据显示，塞利尼索在经过大量预处理的妇科恶性肿瘤患者（包括子宫内膜癌患者）中表现出显著的单药抗肿瘤活性，疾病控制率达 62%。塞利尼索的副作用耐受性较好，主要表现为恶心、厌食、疲劳和血小板减少。

一项 3 期随机安慰剂对照试验 ENGOT-EN5/SIENDO 正在评估塞利尼索作为局部晚期或复发性子宫内膜癌化疗后维持治疗的作用。

18.9.4 靶向化疗

促黄体素释放激素（luteinizing hormone-releasing hormone，LHRH）及其受体已在 80% 的子宫内膜癌中有表达。最近，LHRH 受体已用于开发靶向化疗。AEZS-108（原名 AN-152）是一种靶向细胞毒性 LHRH 类似物，其中多柔比星与 LHRH 激动剂 [D-Lys6]LHRH 相连。AEZS-108 与子宫内膜癌细胞系上的 LHRH 特异性受体具有高亲和力，并在内化后诱导子宫内膜癌细胞凋亡。在一项纳入了 44 名晚期或复发性子宫内膜癌患者的 II 期研究中，23% 的患者对治疗有反应，中位 PFS 为 7 个月。最常报道的 3/4 级不良事件是中性粒细胞减少症（12%）和白细胞减少（9%）。

18.10 总结

在过去的几十年中，晚期或复发性子宫内膜癌的总生存率没有改变。虽然已经在子宫内膜癌中研究了不同的靶向治疗，但迄今没有任何一种靶向治疗方法可以改变临床实践。针对疗效显著且毒性可耐受的治疗组合的研究正如火如荼地进行中。子宫内膜癌分子表征的最新进展可能有助于更好地识别最有可能对这些治疗方法有反应的患者（图 18-1）。

因此，未来的试验应充分利用对疾病生物学日益增长的认识，并以改变临床实践为目标进行设计。还需要进一步的努力，将当前关于肿瘤分子分类的知识与强有力的生物标志物相关的转化性测试结合起来，以优化患者选择和治疗组合。

（张崴波　译）

第 19 章　特殊类型子宫内膜癌的诊疗

Frederic Amant, Martee Hensley, Patricia Pautier, Michael Friedlander, Satoru Sagae, Keiichi Fujiwara, Dominique Berton Rigaud, Domenica Lorusso, and Isabelle Ray-Coquard

19.1　引言

在欧盟，每年有 16.1/10 万新病例被诊断为罕见妇科肿瘤（rare gynecologic tumors，RGT），见于卵巢、输卵管、子宫、宫颈、阴道和外阴等部位，占所有妇科恶性肿瘤的 50% 以上。这些恶性肿瘤通常预后不良，占所有妇科肿瘤死亡人数的 25%。因为这些肿瘤非常罕见，很难清楚地定义这些肿瘤的起源、预后因素和明确的组织学诊断。治疗这些罕见的肿瘤，需要考虑患者的年龄、组织学亚型、解剖定位及分期，因此难以从文献中确定最佳治疗方案。

由于在罕见妇科癌症的女性中进行大规模随机试验尚不可行，因此患者诊疗主要基于专家意见，以及从其他类似肿瘤的治疗进展中进行推断。缺乏可靠的证据来指导治疗决策，仍然是管理这类患者的重要问题。罕见妇科恶性肿瘤患者预后较差的原因包括：①由于临床经验不足导致诊断延迟或错误；②需要进行二次会诊咨询，从而延迟了治疗的启动时间；③缺乏关于最佳治疗方案的可靠数据，导致次优治疗。

罕见肿瘤的组织学诊断通常很复杂，在缺乏明确描述的预后或预测因素来指导治疗选择的情况下，由病理学、外科学和治疗学领域的专家组成的多学科团队对罕见肿瘤患者进行讨论是至关重要的。这给医疗保健系统带来了巨大的负担，尤其是在发展中国家。分子研究还表明，这些罕见的癌症实际上可能异质性很大，我们对这些实体肿瘤的临床理解可能是不正确和有偏见的，这进一步加剧了问题。

此外，治疗中的不一致也可能导致较差的结果。缺乏来自随机Ⅲ期试验（RCT）的 1 级证据支持，导致了治疗方法的差异，这可能会对治疗效果产生负面影响。在罕见肿瘤中进行随机对照试验十分困难，不幸的是，由于这些肿瘤罕见，且回报率较低，制药行业缺乏投资此类临床试验的动力。因此，协调所有专业人员的研究活动、医疗实践和教育，对于提高对这些疾病及其管理的认识至关重要。如果我们要取得任何进展，就需要一种共享全球性信息和收集研究数据的方法。

尽管在国家层面，管理 RGT 的肿瘤学家和妇科医师通常组织得很好，但在国际层面还没有专门的结构化合作来研究罕见肿瘤。GCIG 的不断努力促进了多项国际组间临床试验取得重大进展，包括制定国际公认的文件（如 CA-125 响应和进展标准）；进行荟萃分析，并召开共识会议（卵巢癌和子宫内膜癌）。因此，GCIG 于 2012 年决定在国际层面促进对罕见癌症患者的研究和临床试验。所有 20 个国家的研究团队都收到了草案以征求最终意见和验证。到 2013 年底，这些文件得到各国家研究团队的批准，成为 GCIG 关于罕见妇科癌症管理的建议。在 2015 年出版前，编辑团队组织了最终审稿，进行了协调和编辑，这为高级别浆液性癌、癌肉瘤和妊娠滋养细胞疾病等罕见子宫肿瘤的预后和治疗提供了依据。

19.2　间质肿瘤

19.2.1　平滑肌肉瘤

19.2.1.1　背景

平滑肌肉瘤（leiomyosarcoma，LMS）是子宫肉瘤最常见的亚型。任何组织学亚型的子宫肉瘤都是罕见的疾病，约占子宫癌的 8%，发病率约为 0.4 例 /10 万。大多数平滑肌肉瘤是高级别的恶性肿瘤，复发和进展的风险很高。总生存期取决于诊断时的分期，Ⅰ期 5 年生存率为 76%，Ⅱ期为 60%，Ⅲ期为 45%，Ⅳ期为 29%。尽管人们认识到解剖分期系统在生存预后方面表现不佳，子宫平滑肌肉瘤仍采用 FIGO2009 子宫肉瘤分期系统进行分期。其他潜在的预后影响因素包括术中肿瘤粉碎、有丝分裂指数和肿瘤分级。包含其他非解剖学预后因素（如患者年龄、肿瘤分级和有丝分裂率）的列线图可以更好地估计总生存期。

19.2.1.2　初始治疗

A. 手术治疗　对于病灶局限于子宫的

患者，建议进行子宫切除术。最好完整切除子宫，特别是手术前怀疑恶性肿瘤的情况下。术中肿瘤粉碎与恶性组织和较差的生存结局有关。一般不需要常规淋巴结清扫，因为隐匿性转移到淋巴结的风险非常低。建议切除肿大或可疑的淋巴结。对于围绝经期和绝经后女性，双侧输卵管卵巢切除术（BSO）是合理的，尽管目前尚无数据表明卵巢切除术可以改善生存结局。据报道，40%～70% 的子宫平滑肌肉瘤中雌激素受体和（或）孕激素受体呈阳性，并可能与预后相关。虽然对绝经前女性考虑卵巢切除术可能是合理的，但公认的回顾性数据没有显示 50 岁以下接受或未接受 BSO 的女性存在差异。

对于局部进展但可能需要完全切除的疾病，尝试切除所有可见的病灶是合理的。据回顾性数据显示，尽管存在患者选择偏倚，完全切除病灶的患者比术后残留病灶的患者总生存期更长。对于多部位转移且病灶不可切除的患者，一般不需要子宫切除术。

B. 子宫局限病变切除术后管理　虽然发现局限在子宫的高分化 LMS 术后，复发的风险超过 50%，但没有证据表明辅助干预能改善无进展生存期或总生存期。观察是子宫局限病变完全切除后的主要管理方案。在子宫切除术时发现子宫 LMS 的患者中，近 1/3 的患者在切除后影像学检查中有转移性疾病的证据。因此一旦确诊，建议行 CT 和（或）PET/CT 及 MRI 排除远处转移。在复发疾病检测方面，尚未证明 PET 成像优于常规成像（CT 或 MRI）。PET 成像可能无法检测到肺转移灶。一项针对子宫癌肉瘤、平滑肌肉瘤或子宫内膜间质肉瘤患者的前瞻性随机试验进行了盆腔辅助放疗的评估。在子宫 LMS 患者中，辅助放疗并没有改善生存结局，辅助盆腔放疗的患者和仅接受观察的患者局部复发率没有差异。

一项前瞻性 II 期研究显示，吉西他滨联合多西他赛辅助治疗 4 个周期后，再用多柔比星辅助治疗 4 个周期，2 年无进展生存期（PFS）为 78%，3 年 PFS 率为 58%。目前尚不清楚这一 3 年的 PFS 率是否优于接受观察患者的结果。一项小型随机 III 期研究纳入了 81 例具有不同组织学类型和 FIGO 分期的子宫肉瘤患者（其中 52 例 I 期，16 例 II 期，13 例 III 期，53 例平滑肌肉瘤，9 例未分化肉瘤，19 例癌肉瘤）接受多柔比星 + 异环磷酰胺 + 顺铂化疗后再放疗，3 年无病生存率优于单纯放疗（55% vs 41%），但在总生存率方面则没有优势。考虑到肿瘤类型和分期的异质性、样本量非常小且无总体生存率获益，因此这些数据不能用来支持将辅助化疗作为标准治疗的建议。一项国际性随机 III 期观察与辅助化疗试验（吉西他滨 - 多西他赛 4 个周期，多柔比星 4 个周期）正在进行中，主要终点为总生存期（GOG 0277/IRCI 研究 001）。

完全切除子宫的局部晚期 LMS 患者，目前缺乏前瞻性数据来为这些患者提供治疗建议。可选择的治疗包括观察（复发时进行治疗）、辅助放疗、辅助激素阻断或辅助化疗。疾病的位置、肿瘤的分级、雌激素受体和孕激素受体的状态、患者的意愿、器官功能和合并症都是选择治疗方案时需要考虑的因素。

19.2.1.3 转移性疾病

发现有转移性疾病的患者应接受评估，以确定是否适合切除转移灶。一般来说，对于无病间隔相对较长，病变部位孤立且可完全切除，复发风险较低的患者，应考虑切除。

A. 潜在的可切除的转移性疾病 回顾性数据显示，接受转移性疾病切除患者的生存期可能会延长。虽然这些数据存在患者选择偏倚，但仍支持对特定患者进行转移病灶切除术。对于无病间隔长、转移部位少且切除可能带来无病状态的患者，获益更为显著。最近在孤立性转移性疾病的非手术治疗方面也取得了进展。射频消融术和其他介入放射学技术可能适用于这部分患者。目前还没有关于这些干预措施的前瞻性研究，也没有与手术结果进行比较的随机试验。除非这些患者在消融手术前进行活检，否则消融手术并不能明确病灶为转移性疾病，不能确保阴性边缘，并会留下残留的影像学改变，需要随访以确认转移部位已完全消融。目前还没有数据对转移灶切除术后的辅助全身治疗进行评估。标准的评估方法是实施随访。

B. 不可切除的转移性疾病的全身性治疗 对转移性子宫 LMS 的全身治疗可达到客观的缓解率。对于有症状的患者，化疗有可能缓解症状。目前还没有最佳的一线化疗方案。针对患者的个体治疗建议应考虑患者对治疗方案的偏好、药物副作用、静脉通道、合并症、肿瘤负荷和器官功能。一线治疗可考虑的合理方案包括多柔比星、多柔比星加异环磷酰胺、吉西他滨或吉西他滨加多西紫杉醇。其他可作为二线治疗或治疗后使用的方案，包括帕佐帕尼、曲贝替定、达卡巴嗪或吉西他滨和伊瑞布林。强烈建议符合条件的患者参加临床试验。

多柔比星 $60mg/m^2$，3 周为 1 个疗程，对子宫肉瘤患者无论是单药还是联合环磷酰胺治疗，均达到 19% 的客观缓解率。中位生存期为 12 个月。

多柔比星联合异环磷酰胺对子宫 LMS 患者客观缓解达 30%。选择单药多柔比星还是多柔比星联合异环磷酰胺应考虑疾病负担和双药治疗的毒性风险。

在一项Ⅱ期临床试验中，吉西他滨1000mg/m² 静脉注射30分钟以上，按照用药3周暂停1周的方案，20%的子宫LMS患者获得了客观缓解。

在一项Ⅱ期临床试验中，固定剂量的吉西他滨联合多西他赛作为二线治疗，27%的子宫LMS患者获得了客观缓解（其中90%的患者在使用多柔比星治疗时或治疗后病情进展）。在作为一线治疗的一项Ⅱ期临床试验中，客观缓解率为36%。在这些研究中，吉西他滨用法为10mg/（m²·min）。一项针对转移性软组织肉瘤患者的随机试验显示，接受吉西他滨加多西他赛治疗的患者客观缓解率、无进展生存期和总生存期优于单独使用吉西他滨治疗的患者。另一个随机试验是关于多柔比星治疗平滑肌肉瘤后的二线方案，发现吉西他滨和吉西他滨联合多西他赛的结果没有差异，但由于这个试验的样本量非常小，且治疗组中的重要变量（例如既往接受过辅助化疗的患者比例）不平衡，因此很难对这些数据进行解释［所有患者都是在辅助治疗（小于1年），同时转移性疾病一线治疗后接受二线治疗］吉西他滨联合多西他赛的毒性大于吉西他滨单药。

异环磷酰胺1.5g/m² 与美司钠静脉注射5天，3周为1个疗程，有17%的子宫LMS患者达到客观缓解。

在一项比较帕唑帕尼和安慰剂的Ⅲ期试验中，每日口服800mg帕唑帕尼，约8%的转移性软组织肉瘤患者获得了客观缓解。服用帕佐帕尼的患者PFS为20周，服用安慰剂的患者PFS为7周。总生存期无差异。帕佐帕尼已被EMEA和美国FDA批准用于软组织肉瘤的治疗。

曲贝替定1.5mg/m² 静脉滴注每3周一次，每次24小时，在10%的子宫LMS患者中，达到了客观缓解。由于未能达到客观缓解率目标，本研究在第一阶段后结束。该研究的目的不是评估无进展生存期，但在纳入研究的20例患者中，中位PFS为5.8个月。相比之下，在一项针对曾接受过治疗的子宫LMS患者的回顾性研究中，曲贝替定的应答率为16%，但PFS只有3个月。曲贝替定联合多柔比星静脉滴注3小时作为子宫或软组织来源平滑肌肉瘤患者的一线治疗方案，客观缓解率为57%。然而，在一项随机试验中，这种联合疗法并不优于单药多柔比星。在一项针对LMS或脂肪肉瘤患者的Ⅲ期试验中，将曲贝替定与达卡巴嗪进行了比较，前者的PFS更长（4.2个月 vs 1.5个月），但总生存期无差异（12.4个月 vs 12.9个月）。这些数据导致FDA批准将曲贝替定用于曾接受过蒽环类药物治疗的转移性平滑肌肉瘤或脂肪肉瘤患者。

达卡巴嗪和替莫唑胺在软组织肉瘤和子宫LMS中显示出一定的活性，尽管这些药物在子宫LMS人群中的前瞻性数据有限。在一项针对LMS或脂肪肉瘤患者的Ⅲ期临床试验中，对艾瑞布林和达卡巴嗪进行了比较。艾瑞布林治疗与较长的总生存期（13.5个月 vs 11.5个月）相关，但PFS没有差异。一项研究计划的亚群分析显示，脂肪肉瘤组患者获益更大。FDA批准艾瑞布林用于脂肪肉瘤患者，但不适用于平滑肌肉瘤患者。

如果子宫LMS患者疾病负担较轻，且病情进展缓慢，特别是肿瘤的ER和（或）PR阳性，也可以考虑激素阻断治疗。在一项回顾性研究中，只有不到10%的患者在接受芳香化酶抑制剂治疗后出现了客观缓解。激素受体阳性患者的无进展时间比受体阴性患者更长。相对较长的PFS可能是由于这些子宫 LMS 的固有生物学特性，而不是激素干预的结果。一项关于来曲唑用于治疗 ER 和（或）PR 阳性子宫 LMS 患者的小型前瞻性研究显示，12 周无进展生存率为 50%，中位治疗时间为 2.2 个月。

19.2.2　子宫内膜间质肉瘤

19.2.2.1　背景

子宫内膜间质肉瘤（endometrial stromal sarcoma，ESS）起源于子宫内膜上皮，通常具有惰性且对激素敏感。国际妇产科联盟（FIGO）提出了一个独立的分期系统（表 19-1）。异常子宫出血和不孕是 ESS 的常见症状。女性在育龄期、青春期也可能患有 ESS。

表 19-1　子宫内膜间质肉瘤的 FIGO 分期

分期	定义
I	局限于子宫中的肿瘤
I A	≤ 5cm
I B	> 5cm
II	肿瘤延伸到骨盆
II A	涉及附件
II B	肿瘤延伸至宫外盆腔组织
III	肿瘤侵入腹部组织（不只是突入腹部）
III A	一侧
III B	大于一侧
III C	转移到骨盆和（或）主动脉旁淋巴结
IV	IV A　肿瘤侵入膀胱和（或）直肠
	IV B　远处转移

19.2.2.2　初始治疗

临床上误以为是良性肌瘤，会手术切除，这可能导致误用肿瘤粉碎方法处理 ESS，而这种用于良性肌瘤的手术方法对 ESS 患者的预后会产生不良影响，应该避免使用。淋巴结切除对 ESS 是否有益仍存在争议。ESS 常有淋巴系统浸润，以先前病理学明确的淋巴内基质肌病为例，淋巴脉管微浸润是其病理特征。

图 19-1 总结了早期及复发性 ESS 的治疗策略。子宫切除术，无论是开腹还是微创式式，都是局部 ESS 治疗的基石。由于通过影像学并不能在术前明确诊断 ESS，淋巴结受累意味着疾病的分期较高，预后较差。ESS 患者淋巴结转移的发生率普遍较低，在最近的一系列研究中，其发生率为 9.9%（28/282）和 7%（7/100）。系统的淋巴结切除似乎未显示出治疗上的优势。虽然缺乏前瞻性研究，但似乎并不必须要进行常规淋巴结清扫，除非术前影像学检查显示淋巴结病理性增大，且作为转移患者的肿瘤细胞减灭术的一部分。

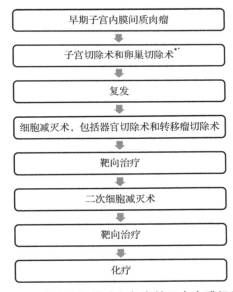

图 19.1　治疗早期战略和复发性子宫内膜间质肉瘤（ESS）

注：* 保留卵巢年轻时可以考虑小 ESS 的患者
　　。辅助激素治疗可以考虑

传统意义上，由于 ESS 通常表达雌激素和孕激素受体，如果保留卵巢，可能会有更高的复发率，因此在初次手术时就会切除卵巢。虽然这个问题在围绝经期和绝经后女性中不那么重要，但在绝经前的年轻女性中，关于双侧卵巢切除术的问题值得特别考虑。与以往的观点相反，从小型和大型系列研究中可以看出，保留卵巢并不会降低生存率。除了肿瘤的结局外，维持生活质量也十分重要，尤其是年轻女性在接受卵巢切除术后更年期症状管理方面所面临的挑战。激素替代疗法与较高的复发率相关，这一点在一项有 5 例患者的系列研究中尤为明显。因此，ESS 患者通常建议避免使用激素替代疗法。

19.2.2.3　放疗的作用

辅助盆腔放疗不影响总生存率，因为 ESS 通常会在远处复发。虽然术后放疗在局部区域控制方面略有益处，但总生存率并没有得到改善。当局部疾病症状影响生活质量时，姑息性放疗可用于复发性或转移性 ESS。当全身治疗和（或）手术切除不足以减轻症状时，放疗是一种有价值的选择。然而，总的来说，放疗在 ESS 治疗中的作用是有限的。

19.2.2.4　辅助激素治疗的作用

在 ESS 中，激素受体的阳性率非常高，在某些研究中高达 100%，这就引起了人们对使用激素疗法治疗晚期疾病和作为早期疾病患者的辅助治疗的兴趣。一些研究已经报道了辅助激素治疗的使用。一项小型研究报道了 22 例 ESS 患者，其中接受辅助孕激素治疗的患者有 31%（4/13）复发，而未接受激素治疗的患者有 67%（6/9）复发。另一项纳入了 30 例接受辅助激素疗法的 ESS 患者的研究显示，与未接受激素治疗患者的总生存期（72 个月）相比，接受激素治疗的患者的总生存期（97 个月）无显著改善趋势（P=0.07）。最近的一份报告总结了芳香化酶抑制剂使用的数据，在 28

例 ESS 患者中总体反应率为 67%。这些数据支持了一些中心目前向选定的患者推荐辅助激素治疗的做法。这似乎是合理的，因为激素治疗（他莫昔芬是禁忌的）通常耐受性良好。然而，仍存在一些问题，如孕激素的最佳剂量，选用哪种激素治疗（孕激素或芳香化酶抑制剂）以及治疗时间。大多数临床医师认为孕激素是 ESS 治疗的标准选择。ESS 并不是芳香化酶抑制剂批准的适应证。虽然一些学者认为在缺乏可靠数据的情况下，2 年的激素治疗已经足够，但另一些学者认为应该终身治疗。对年轻患者进行保留子宫的手术尚处于试验阶段。

19.2.2.5　转移性疾病和复发

细胞减灭手术对局部晚期 ESS 的好处是有争议的，几乎没有发表的证据支持这种做法。然而，基于对肿瘤生物学和自然史的了解（主要是经腹膜扩散的疾病），由于疾病的"低级别"性质和辅助激素治疗的疗效，细胞减灭术可能是有益的。如果卵巢先前被保留在原位，则在确诊复发时需要切除。对于经过筛选的患者，可以考虑进行扩大范围的器官切除手术（例如，脾切除术和肠切除术），特别是如果这有助于实现无残余肿瘤的完全切除。然而，局部晚期病灶的切除对延长生存期的影响尚未得到证实，因此是否进行广泛切除应根据患者的个体情况，并取决于此类手术的并发症情况。

一项包括了分期信息的系列研究，证实了 31 例 ESS 患者对辅助激素治疗获益。作者指出，在手术切除后接受辅助激素治疗的Ⅲ / Ⅳ期患者获益。

即使在疾病的早期阶段，ESS 的复发也很常见，且以肺部和腹部复发多见。36% ～ 56% 的早期疾病患者可发生复发，

Ⅰ期和Ⅲ～Ⅳ期的中位复发时间分别为 6.5 个月和 9 个月。虽然缺乏支持性数据，但对于惰性和激素敏感的疾病，重复手术似乎是一种可接受的方法。在选定的患者中，应考虑二次和三次肿瘤细胞减灭术，包括远处转移灶切除术。激素疗法可以延长手术间隔时间。

有报告显示许多病例对孕激素、促性腺激素释放激素激动剂和芳香化酶抑制剂有反应。中位无进展时间通常为 24 个月。这些数据表明，激素治疗对转移性疾病具有长期疗效，因为大多数患者通常耐受性良好。

关于 ESS 对化疗反应的数据很少，因为文献通常将高级别和低级别 ESS 合并为单一疾病进行汇总和分析。Piver 等报道了复发性 ESS 患者的情况，其中 2 例患者分别对多柔比星、甲氨蝶呤、醋酸甲孕醇、多柔比星和氯氨丁醇有持久反应。然而，另 10 例患者对化疗没有反应。最近，Cheng 等报道了 10 例复发性 ESS 患者，他们接受了一系列化疗方案，包括多柔比星、吉西他滨和多西他赛、放线菌素 D、紫杉醇和脂质体多柔比星。其中 4 例患者病情稳定，6 例患者出现病情进展，中位进展时间为 6.5 个月。因此，化疗的反应率很低，只有当激素治疗无效且有明显证据表明对激素治疗有耐药性时，才应考虑化疗。

19.2.3　高级别未分化肉瘤（high-grade undifferentiated sarcoma，HGUS）

鉴于对特定分子异常的描述，专家已经对分类进行了修改。自 2003 年以来，子宫内膜间质肿瘤被分为 3 种亚型：间质结节、子宫内膜间质肉瘤和未分化子宫内膜肉瘤。

与 ESS 预后良好、临床进程缓慢的特征相比，HGUS 具有侵袭性行为和预后较差的特点。这些差异可能与两种临床病理实体瘤的独特遗传背景有关。

19.2.3.1　早期和辅助治疗

HGUS 的标准治疗包括子宫全切术和双侧输卵管卵巢切除术。手术区域淋巴结清扫的作用尚不明确。大多数完全切除患者的复发是内脏性的。因此，不建议进行系统淋巴结切除术，除非有临床或放射学怀疑淋巴结受累。若为广泛疾病，在可行的情况下，建议进行盆腹腔廓清术。残留疾病对预后有负面影响，因此与其他肉瘤一样，应考虑切除远处转移灶。然而，关于根治性手术在广泛转移的子宫内膜癌特别是子宫肉瘤中的作用仍存在争议。

对于这种预后不良、局部和转移性复发率高的疾病，肿瘤局部的辅助治疗可能起作用。在一项已发表的回顾性研究中，术后盆腔放疗加或不加近距离放疗是唯一与 HGUS 患者手术切除后 PFS 和 OS 改善相关的预后因素。迄今，盆腔外照射已被广泛用于高级别肉瘤的辅助治疗，这种方法可以减少局部复发，但没有证实其对 OS 有益。在 EORTC 开展的随机研究中，辅助盆腔外照射并没有改善高级别子宫肉瘤女性的 PFS 和 OS。然而，这种治疗降低了癌肉瘤患者的局部复发率，但没有降低平滑肌肉瘤患者的复发率。目前没有关于 HGUS 的数据。推测辅助放疗可能减少局部复发，但对生存率的影响尚不清楚。

在最近的一项Ⅲ期临床试验中，研究了辅助化疗对这种侵袭性特别强的疾病的益处。在一项针对 81 例 FIGO Ⅰ～Ⅲ期子宫肉瘤（9 HGUS）患者的研究中，随机分配患者接受辅助化疗（多柔比星、异环磷酰胺和顺铂）后，再接受盆腔放疗或仅接受盆腔放疗，结果显示，在放疗基础上加用化疗，提高了 3 年 DFS 率（55% vs 41%；$P=0.048$）；OS 有改善趋势（3 年 OS：81% vs 69%，$P=NS$）。数据提示，HGUS 可采用辅助化疗后盆腔放疗。然而，鉴于目前可用数据有限，子宫肉瘤的辅助治疗［盆腔放疗和（或）化疗］的益处仍然不明确，值得进一步研究。

19.2.3.2 转移期

尽管缺乏特定的研究，并且反应持续时间短暂，但据报道 HGUS 对以多柔比星-异环磷酰胺为基础的方案敏感。最近研究显示，吉西他滨和多西他赛的组合在治疗中出现部分和完全反应，对肉瘤中使用的二线药物如曲贝替丁或帕唑帕尼的具体反应尚不清楚。但是，这些患者可以纳入 PALETTE 试验中，该试验为正在进行的一项前瞻性随机试验（IRCI 项目），评估卡博替尼在维持治疗阶段对包括多柔比星在内的一线化疗有反应或稳定的患者是否有效。

19.2.4 腺肉瘤

女性生殖道苗勒管腺肉瘤是一种罕见的恶性肿瘤。1974 年，Clement 和 Scully 描述腺肉瘤在子宫中最常见，但也可能发生在宫颈、卵巢、阴道、输卵管和肠浆膜等子宫外部位。腺肉瘤占子宫肉瘤的 5%，多发于绝经后女性；当然，也可能发生在青少年和年轻女性。这类肿瘤通常为低级别肿瘤，其特征是良性的上皮成分伴随恶性的间质成分，通常表现为低级别的子宫内膜间质肉瘤，但偶尔也可能是高级别肉瘤。出现高级别肉瘤过度增殖的肿瘤预后较差。

19.2.4.1 初始治疗

子宫腺肉瘤的治疗方法是子宫和双侧输卵管卵巢切除术。卵巢转移似乎非常罕见，因此绝经前女性可尽量不切除卵巢。有个别病例报道在绝经前女性采用更保守的手术，即仅切除子宫而保留卵巢，治疗决策需要根据年龄和临床病理参数个体化制定。据报道，I 期子宫腺肉瘤的淋巴结受累较低，在 SEER 研究中仅为 3%，这表明绝大多数患者不需要进行淋巴结切除术。辅助放疗、化疗或激素治疗的作用尚不清楚，而且该问题不太可能在临床试验中得到解决，因为它们不常见。考虑到大多数子宫腺肉瘤有低级别的 ESS 成分，这些肿瘤的治疗原则应遵循 Amant 所描述的 ESS 指南。可以说，这些肿瘤应该被纳入 ESS 研究中，但应被分层为腺肉瘤或 ESS，而另一种选择是将其与癌肉瘤一起研究。在 100 例患者的既往数据中，23 例患者在诊断后平均间隔 3.4 年（0.5～9.5 年）出现肿瘤复发，其中大多数为局部复发。与局部复发相关的唯一因素是存在子宫肌层侵犯，这引发了辅助盆腔放疗或近距离放疗在这些患者中的作用的疑问。由于子宫外腺肉瘤非常罕见，因此，对其提出治疗建议就更加困难，治疗应该基于手术原则，对于大多数患者，不太可能在手术前就确诊，只能根据最终的组织病理学做出诊断。

19.2.4.2 转移性疾病

对转移性腺肉瘤的治疗主要依照基本原则，并取决于多种因素，包括患者的年龄和共病、复发的部位、复发的时间、转移的数量及肉瘤亚型。考虑到 ESS 是最常见的亚型，其治疗类似于转移性 ESS 患者的激素治疗，包括孕激素和（或）芳香化酶抑制剂。高级别转移性肉瘤患者的治疗与转移性高级别肉瘤患者的治疗相似。这些肉瘤都很罕见，文献中仅有关于曲贝替定、多柔比星脂质体及蒽环类药物和异环磷酰胺反应的个案报道。由于少数转移性

高级别腺肉瘤的报道表明化疗治疗反应率
高，表现为持续缓解，甚至明显治愈，因
此可能存在报道偏倚。相比之下，近期有
一个较大的病例系列研究：描述了 13 例复
发性腺肉瘤的治疗结果显示，6 例患者的
疾病局限于腹部或骨盆，并在复发时进行
了手术切除，第二次复发的时间为 29.7 个
月，而仅接受非手术治疗的患者第二次复
发时间为 12.7 个月。这表明，特定的患者
中，二次肿瘤细胞术减灭可能有益。13 例
患有可测量疾病的患者中有 11 例接受了化
疗、激素治疗或放疗。5 例患者中只有 1 例
对激素治疗有持久的反应。在 2 例高级别
肉瘤成分的患者中观察到异环磷酰胺和多
柔比星有部分短期反应，1 例患者对吉西他
滨和多西他赛有短暂反应。腺肉瘤的高级
别肉瘤与其他组织新生的高级别肉瘤本质
相似，因此采用与其他肉瘤相似的治疗方
法是合理的。

19.3　罕见上皮肿瘤

19.3.1　高级别子宫浆液性癌

　　高级别子宫浆液性癌（high-grade uter-
ine serous carcinoma，USC）是一种子宫内
膜癌的侵袭性组织学亚型。全基因组分析
表明,它与高级别子宫内膜样腺癌最为相似。
虽然 USC（以前被称为子宫乳头状浆液性
癌，现在被称为子宫浆液性癌，因为其不
仅仅存在乳头状病变）占所有子宫内膜癌
的比例不到 10%，但它占子宫内膜癌复发
和死亡病例的 50% 以上。USC 患者的 5 年
总生存率估计为 18% ～ 27%。根据临床观
察，60% ～ 70% 的 USC 患者存在子宫外
疾病。即使在疾病明显受限的情况下，复
发率也很高，估计为 31% ～ 80%。

19.3.1.1　初始治疗

　　由于 USC 相对罕见，USC 已被纳入子
宫内膜癌的前瞻性试验中。然而，目前还
没有针对 USC 的随机试验。目前大多数数
据从小型的、回顾性的单一机构和多机构
研究中获得。在一些大型随机研究中，这
种组织学亚型与子宫内膜癌的其他亚型归
为一类。这些试验中 USC 患者仅占 10% ～
20%，因此很难有足够的条件对这一亚组
进行单独分析，并得出有关治疗和结果的
具体结论。然而，由于其侵袭性行为和复
发模式，在治疗 USC 时采用包括手术、化
疗和放疗的多模式治疗。

　　A. 手术治疗　大多数 USC 患者的初始
治疗方法是对早期病例进行手术探查和全
面分期，或对晚期病例进行减瘤手术（包
括大网膜切除）。少数报道描述了对那些一
开始不适合接受减瘤手术的患者进行新辅
助化疗的情况。虽然盆腔淋巴结的治疗不
能带来生存效益，但阳性淋巴结的诊断会
改变治疗方案，因此建议对高危患者进行
检查。在 USC 病例中，子宫肌层侵犯或淋
巴脉管间隙侵犯等预后因素是决定淋巴结
疾病风险的重要因素。然而，即使没有这
些危险因素，也可能出现远处转移灶。在
对 52 例 USC 患者进行手术分期的系列研
究中，无肌层浸润或深层浸润病例的淋巴
结和腹腔内转移率相似（分别为 36% vs
40% 和 43% vs 35%）。一项针对 84 例临床
Ⅰ 期 USC 患者的研究报告显示，与仅接受
子宫切除术和双侧输卵管卵巢切除术的患
者相比，接受全面分期手术的患者具有总
生存优势（16.4 年 vs 2.76 年）。另一项对
206 例经手术分期确诊为 Ⅰ ～ Ⅱ 期 USC 患
者的研究表明，复发和无进展生存期与组
织学标本中 USC 比例的增加、淋巴血管间
隙浸润或肿瘤大小无关。与上皮性卵巢癌

类似，USC 常表现为骨盆外的转移。在一项最大规模的晚期 USC 患者系列研究中，满意肿瘤细胞减灭术的中位生存期为 39 个月，而次满意手术患者的中位生存期仅为 12 个月（$P=0.0001$）。在晚期疾病初次手术时应最大限度地切除肿瘤病灶。

B. 辅助治疗　USC 在骨盆外复发的风险很高，通常在多个部位复发，而大多数早期子宫内膜样癌（EEC）患者的复发部位在阴道或骨盆。因此，USC 的辅助治疗应广泛应用化疗和（或）放疗。辅助化疗在早期（Ⅰ/Ⅱ）USC 治疗中的作用缺乏随机研究数据。迄今最大的 USC 患者回顾性系列中，化疗和放疗为患者带来了显著的生存获益。其他仅针对Ⅰ期 USC 的回顾性系列报道铂/紫杉醇化疗能改善无复发生存期。在接受手术的Ⅰ期 USC 患者中，无论是放疗还是不放疗的情况下，加用铂/紫杉醇化疗与复发率和总生存期显著改善相关。接受化疗的患者的 PFS 和病因特异性生存率均更好。化疗对ⅠB/ⅠC 期 USC 患者的复发率、PFS 和病因特异性生存率的影响最为显著。据报道，子宫标本中有残留癌症且未接受辅助治疗的ⅠA 期 USC 患者复发率为 43%。

根据 FIGO 1988 分期，作者提出所有ⅠA 期 USC 患者均应考虑接受铂类化疗和近距离放射治疗，但子宫切除术时子宫内无残留癌症的患者除外。对于ⅠA 期 USC 患者给予铂类联合紫杉烷的化疗和放疗可能是合适的，但子宫标本中没有残留疾病的 USC 除外，然而，这一小部分患者缺乏循证医学证据。

一些研究称，根据 FIGO 1988 年分期，ⅠB/ⅠC 期 USC 患者复发率较高。据报道，ⅠA 期、ⅠB 期和ⅠC 期 5 年生存率分别为 81.5%、58.6% 和 34.3%。事实上，

10% ～ 20% 未接受全身辅助治疗的Ⅰ期 USC 患者会复发，这表明应当给予 USC 患者铂类化疗或近距离放射治疗。然而，我们没有前瞻性研究来证明这些建议，因此需要进行这些研究。

回顾性研究表明，ⅠB 期 USC 患者的辅助治疗可以考虑以铂类-紫杉醇为基础的系统治疗，如果患者曾进行淋巴结清扫，还可以考虑使用近距离放射治疗。在没有淋巴结清扫的情况下，美国 NCCN 指南推荐进行盆腔放疗。Ⅱ期 USC 推荐辅助化疗和放疗治疗。

在一项回顾性研究中，中位随访时间为 33 个月，55 例Ⅱ期 USC 患者中有 20 例（36%）复发。大多数复发发生在 2 年内（85%），且为骨盆外复发（70%）。在接受化疗联合或不联合放疗的患者中，报道的复发率为 11%，而仅接受放射治疗或观察的患者的复发率为 50%（$P=0.013$）。接受多模式治疗的患者均未出现复发。

GOG 已经完成了一系列针对晚期或复发性子宫内膜癌化疗的Ⅲ期随机前瞻性试验，其中 18% ～ 20% 是 USC。与其他不含紫杉醇方案的历史经验相比，紫杉醇联合卡铂或顺铂的研究显示，该方案的缓解率为 50% 或更高，PFS 率有所改善，并可能延长生存期。以紫杉醇为基础的方案对组织学为非子宫内膜样腺癌的肿瘤可能更有效，这类肿瘤往往对以多柔比星和（或）顺铂为基础的方案反应较差。有报道，在复发性或晚期 USC 中含紫杉醇方案的反应率高达 80%。一项针对 19 例局部晚期或复发性 USC 患者的研究显示，接受卡铂和紫杉醇化疗，伴或不伴放疗，患者缓解率分别为 60% 和 50%。在一项前瞻性Ⅲ期 GOG 研究中，每组都有 13% 的 USC 病例，在肿瘤细胞减灭手术和肿瘤体积定向放射

治疗后，在顺铂和多柔比星（TAP）的基础上加用紫杉醇与卡铂 / 紫杉醇相比，并未改善无复发生存期，反而会导致更大的毒性（GOG184）。与 1 级 EEC 相比，USC 的复发率高出 4.43 倍。亚组分析显示，TAP 与有残留疾病患者复发或死亡风险降低 50% 相关。USC 患者的预后有改善的趋势，但未达到统计学意义（HR=0.73）。另一项Ⅲ期随机试验（GOG177）比较了 TAP 与顺铂和多柔比星用于晚期 / 转移性或复发性子宫内膜癌患者的疗效。这一三药方案改善了反应率（57% vs 34%）、延长了 PFS（8.3个月 vs 5.3 个月），生存率略有提高（15.3个月 vs 12.3 个月），但毒性显著增加。在最近的Ⅲ期试验中，比较了 TAP 与卡铂和紫杉醇（TC）在晚期或复发性子宫内膜癌患者中的应用。TC 方案的患者完成所有 7个计划治疗周期的比例较高（69% vs TAP的 62%）。毒性较小的双药（TC）方案效果并不差，并且在副作用方面可能比三药（TAP）方案提供更大的临床益处。然而，每项Ⅲ期 GOG 试验都包括不同的组织学类型。在这些试验中，有 12% ～ 18% 的研究对象是 USC 患者。尽管在其中一项试验中，无复发生存因组织学和分级而异。其中USC 结果最差，但分析 4 个早期 GOG Ⅲ期试验的综合数据未显示出组织学类型和反应率之间的关联。

这些相互矛盾的结果及关于 USC 最佳治疗策略的持续争议表明，有必要进行仅包括这种组织学类型的前瞻性试验。

放射治疗是治疗子宫内膜癌常用的辅助治疗方法。回顾性系列研究显示了放疗联合化疗的生存获益。由于 USC 有腹膜腔内复发的倾向，在放射治疗该疾病的既往研究中探讨了全腹部放疗与盆腔增强（WAPI）的作用。在针对包括 USC 的早期

高危子宫癌的 EORTC 研究中，放疗联合化疗优于单纯放疗。PFS 的危险比为 0.58（P=0.046）。这意味着 5 年 PFS 的绝对差异为 7%，从 75% 升高到 82%。在唯一一项关于早期 USC 患者辅助放疗的前瞻性研究中，21 例患者接受了 WAPI 治疗。在 19例可评估疾病的患者中，9 例死于复发性USC，5 例患者在照射范围内出现复发，10例患者无复发。多项研究探讨了包括肿瘤定向放疗和 WAPI 治疗等放射治疗方法在晚期 USC 治疗中的作用。在 GOG 进行的一项前瞻性研究中，20 例接受 WAPI 辅助治疗的Ⅲ / Ⅳ期 USC 患者中有 8 例在诊断后 9.6 ～ 35.2 个月期间死于疾病。47% 的复发病例发生在照射区域内。作者的结论是，本研究中使用的 WAPI 仅对少数患者有效，这凸显了进行随机研究以探索多模式治疗方案的必要性。GOG 进行了一项随机Ⅲ期临床试验（GOG122），比较了全腹骨盆照射（WAPI）与多柔比星和顺铂在Ⅲ / Ⅳ期子宫内膜癌（残余疾病最大直径 < 2cm）患者中的疗效，其中 20% 患有 USC。由于USC 患者的数量较少，因此无法对 USC 患者进行有统计学意义的亚组分析。目前正在进行的 GOG258 Ⅲ期研究对辅助化疗加放疗与单独化疗进行了比较。开始化疗的时机和最合适的药物仍存在争议。多模式治疗的潜在好处和最佳顺序尚不清楚。需要通过更多的前瞻性试验进行进一步研究。

19.3.1.2 转移性疾病的管理

USC 常表现为 HER-2/neu 过表达，这导致一些研究者提出使用抗 HER-2 单克隆抗体曲妥珠单抗来治疗 USC。在已报道的最大的 USC 患者队列中，HER-2/neu 过表达率为 47%，但根据疾病分期观察到26% ～ 62% 的阳性率。一项临床研究未能显示曲妥珠单抗在过表达 HER-2/neu 的

晚期或复发性子宫内膜癌患者中具有单药活性。然而，在所有子宫内膜癌亚型中，HER-2/neu 似乎在 USC 中最常表达。因此，在该患者群体中研究以铂 / 紫杉醇为基础的曲妥珠单抗方案是有科学依据的。在一项贝伐珠单抗治疗复发或持续性子宫内膜癌的 Ⅱ 期试验中，7 例患者（13.5%）有临床反应，这些反应在不同组织学类型的肿瘤中都可以看到。有趣的是，完全缓解的 1 例患者和部分缓解的 6 例患者中有 3 例患者的肿瘤组织学类型为浆液性。此外，浆液性和子宫内膜样组织学类型患者在 6 个月时的无进展生存率和总体生存率相似。该试验的患者数量太少，无法充分评估组织学亚型及其对贝伐珠单抗应答之间的关系，但值得进一步研究。最近的全外显子组测序研究证明在大量 USC 中，HER-2/neu 基因的功能增强，PIK3CA/AKT/mTOR 和 cyclinE/FBXW7 致癌通路也发生了驱动突变。这些结果强调了这些新治疗靶点在化疗耐药的复发性 USC 生物治疗相关性。

19.3.2 透明细胞癌

子宫体和宫颈透明细胞癌（clear cell carcinoma，CCC）是一种罕见的妇科癌症。据报道，子宫 CCC 的发病率占所有子宫内分泌癌的 1% ~ 6%，据报道，宫颈 CCC（UCCC）的发病率约占所有宫颈癌的 4%。其发病机制尚未完全阐明。对于早期疾病，手术切除是标准的治疗方法。但对于晚期或复发性疾病还没有标准的治疗方法。

19.3.2.1 初始手术治疗

约 75% 的患者被诊断为 Ⅰ / Ⅱ 期疾病，并接受手术治疗。有报道称，经适当选择的早期 UCCC 年轻患者，可进行腹腔镜下根治性宫颈切除术。一般来说，子宫内膜癌女性的临床分期与疾病的真实范围

有很大的误差，因此推荐手术分期。据报道，52% 的临床上局限于子宫的 UCCC 患者在进行全面分期术时被发现有子宫外疾病，并且临床 Ⅰ 期和 Ⅱ 期升级为 Ⅲ 期或 Ⅳ 期的 UCCC 患者比例为 39%，而子宫内膜样亚型为 12%。Thomas 等在近期的一篇综述中强调了 UCCC 中综合手术分期和最大限度肿瘤细胞减灭手术的重要性，但未得到前瞻性研究的证实。他们建议进行子宫全切术和双侧输卵管卵巢切除术，进行全面手术分期，包括盆腔和腹主动脉旁淋巴结清扫和大网膜切除术。

不过，没有证据表明分期手术的生存获益，而存在大网膜转移和淋巴结转移时往往预后较差。如果存在子宫外疾病，建议进行肿瘤细胞减灭手术。与手术结束时有残留病灶的患者相比，实施满意肿瘤细胞减灭术的晚期患者无进展生存期和总生存期更长。

无淋巴结播散转移的患者，无论是否使用辅助化疗，预后都非常好（据报道，3 年总生存率约为 90%）。淋巴结受累似乎预示着更差的生存率，这表明淋巴结切除术可能是一个有用的预后指标，但目前尚不清楚淋巴结切除术是否有治疗效果。

由于与组织学上为低级别子宫内膜样癌的肿瘤相比，UCCC 更容易出现子宫外扩散，因此在完全手术分期后可能会建议采用积极的辅助治疗。大多数手术的证据来自对侵袭性较低的子宫内膜样癌患者的研究。

19.3.2.2 辅助化疗

关于 UCCC 的辅助治疗的证据有限。大多数报道都评估了透明细胞和浆液性组织学亚型。只有少数研究针对 UCCC。一般来说，推荐积极的辅助治疗。一些 UCCC 可能受益于辅助化疗和放疗（RT）。对于无

肌层侵犯的ⅠA期UCCC，建议采用观察、化疗或肿瘤定向放疗。对于ⅠA、ⅠB、Ⅱ、Ⅲ和Ⅳ期UCCC，建议使用化疗±肿瘤定向放疗。有两项回顾性研究评估了UCCC的放射治疗。这些数据表明，辅助放疗可以控制局部疾病。与放疗相比，GOG122更倾向于化疗。NSGO/EORTC试验比较了盆腔放疗联合或不联合化疗。接受辅助化疗的患者生存率普遍有所提高。放疗联合化疗可能为患者提供改善生存的最佳机会，但目前还没有这一特定亚型的随机对照试验来指导治疗。

目前，还不清楚是否应在辅助化疗中加入放疗。在诊断为UCCC的妇女中，单纯的辅助放疗无生存获益，但可以局部控制肿瘤，因此单纯的放疗似乎是不合理的。目前尚未研究出专门针对UCCC的化疗方案，但UCCC已被纳入子宫内膜癌临床试验。GOG177显示，与多柔比星和顺铂（AP）方案相比，紫杉醇、多柔比星、顺铂（TAP）方案治疗子宫内膜癌的总有效率、PFS、OS均有改善。GOG209近期的一份报道比较了TAP方案与毒性较低的TC方案（紫杉醇和卡铂），结果显示TC方案治疗子宫内膜癌的疗效优于TAP方案。因此，紫杉醇和卡铂是UCCC合理的一线治疗方法。

Ansari等和Chan等报道，化疗和放疗可能对CCAC有用，但没有前瞻性的临床试验来证实或驳斥他们的数据。

19.3.2.3　转移性疾病和复发CCAC

CCAC对化疗和放疗耐受。不能完成最佳切除的患者预后极差（3年总生存率为22%）。

手术或放疗无法控制的复发性或转移性疾病患者应接受化疗。复发性UCCC的最佳化疗方案尚未确定。目前的一线选择是顺铂、紫杉醇和多柔比星的二联或三联方案化疗，这已在UCCC中显示出疗效。复发或转移性疾病不能通过手术或放疗治疗的患者应接受与复发性子宫内膜样癌相同的化疗方案，即CDDP+DOX、CDDP+DOX+TAX或CBDCA+TAX。

McMeekin等评估了参加4种GOG一线化疗的晚期和复发性子宫内膜癌患者的组织学类型与临床结局之间的关系。虽然UCCC有应答率降低的趋势，但组织学类型并不是治疗反应的独立预测因子。

替西罗莫司或依维莫司的Ⅱ期临床试验显示，复发或转移性子宫内膜癌的反应率约为25%。在使用mTOR抑制剂时，PTEN突变可能对PI3K/Akt/mTOR通路发挥重要作用。小于20%的UCCC存在PTEN突变或失活，而PIK3CA在UCCC中的作用尚不清楚。贝伐珠单抗在治疗复发性子宫内膜癌时疗效显著，有效率为13.5%，6个月PFS为40.4%。VEGF在近60%的子宫内膜样癌患者中有表达，并与血管生成和患者预后不良密切相关。这些分子靶点与以紫杉醇和铂为基础的化疗联合使用可能改善治疗效果，但目前为止还没有证据表明生物治疗对UCCC有效。

19.3.3　癌肉瘤

癌肉瘤（也称"恶性混合苗勒肿瘤"）是一种罕见和高侵袭性上皮恶性肿瘤，同时包含恶性肉瘤和癌成分。子宫癌肉瘤（uterine carcinosarcomas，UCS）并不常见，约35%在诊断时已扩散至子宫以外。其预后较差，1年内复发风险较高（50%），包括局部复发和远处复发。晚期子宫癌肉瘤患者的生存率很低，复发通常表现为上腹部和远处转移。

19.3.3.1　最佳治疗方法仍不确定

卵巢和子宫癌肉瘤通常被排除在前期

临床试验之外。治疗建议主要基于对小样本患者的回顾性研究，特别是对卵巢癌肉瘤的研究。

A. 手术   UCS 的主要治疗方法是手术。手术治疗应包括经腹子宫切除术、双侧输卵管卵巢切除术、大网膜切除术、腹腔细胞学检查、盆腔和主动脉旁淋巴结清扫及减瘤手术。然而，是否有必要行大网膜切除术和（或）淋巴结切除术仍存在争议。由于 UCS 的淋巴结受累发生率相对较高（早期为 14% ~ 38%），因此需要进行淋巴结清扫。关于其对生存率的影响，大多数研究证实了其显著的生存获益。淋巴结清扫改善生存的可能机制包括切除微转移灶和降低局部复发风险。早期切除淋巴结 [盆腔和（或）主动脉旁] 的数量也与复发和死亡相关。因此，出于分期和治疗的考虑，需要进行充分的淋巴结清扫。对于晚期疾病，尽管没有明确的证据，但仍建议进行初始肿瘤细胞减灭手术。

B. 早期辅助治疗   由于局部和远处复发率高，即使在早期阶段，大多数患者也需要辅助治疗。由于许多研究是回顾性的，患者人数较少，治疗方案也多种多样，因此针对 UCS 患者的最佳辅助治疗仍未达成共识。

即使在疾病早期阶段，盆腔放疗的失败率也很高。因此，盆腔放疗（伴有或不伴有近距离放疗）是常用的方法，有助于降低盆腔局部复发率。然而，其对患者生存的影响尚未得到证实，仍存在争议。

唯一一项比较盆腔放疗和观察的Ⅲ期研究是 Reed 的 EORTC 研究。随机选取了 224 例子宫肉瘤患者，其中包括 91 例Ⅰ ~ Ⅱ期 UCS。该试验显示，总体生存率和无病生存率无显著差异，但放疗显著提高了局部控制率。放疗患者局部复发率为 18.8%，仅接受观察患者局部复发率为 35.9%。GOG 的一项Ⅲ期临床试验将全腹部放疗（WART）与 3 个周期的联合化疗（异环磷酰胺 - 顺铂）进行了比较。共纳入 206 例Ⅰ ~ Ⅳ期手术切除肿瘤后的子宫内膜癌患者。WART 组的局部复发率和远处复发率分别为 44.7% 和 25.7%，化疗组分别为 42.5% 和 23.3%。虽然在生存期方面没有统计学差异，但在调整了年龄和分期后，化疗组在复发率和生存期方面显示出一定的优势（复发率降低 21%，死亡率降低 29%）。化疗的毒性也较小。

利用 SEER 数据库发表了 3 项大型观察性研究。Wright 的 SEER 数据库登记了 1819 例Ⅰ ~ Ⅱ期子宫内膜癌患者，结果显示，在多变量模型中，接受放疗的患者死亡率显著降低了 21%。这种获益只发生在未接受淋巴结清扫的患者中。在另一项来自 SEER 数据库中 ClaytonSmith 研究有 2461 例 UCS 患者，接受或未接受放疗的患者 5 年总生存率分别为 41.5% 和 33.2%（$P <$ 0.001）。需要强调的是，由于缺乏手术、放疗和化疗的标准化流程，缺乏集中的病理检查，以及患者和医师的偏好对辅助手术方案选择有潜在影响，因此，存在一定局限性。

辅助化疗在 UCS 中的作用仍存在争议。只有一项试验前瞻性地比较了 UCS 的辅助化疗（3 个周期的异环磷酰胺和顺铂）与放疗（WART）。本研究未能证明复发率或 OS 有显著性差异，但显示化疗略占优势。另一项包括其他类型妇科肉瘤的试验也未显示辅助化疗对 PFS 和 OS 的显著优势。值得注意的是，在法国的研究中观察到 PFS 显著改善，但 OS 没有明显变化。在一项前瞻性Ⅱ期 GOG 研究中，65 例Ⅰ ~ Ⅱ期完全切除的子宫内膜癌患者接受了 3 个

周期的异环磷酰胺 - 顺铂化疗。7 年时的 PFS 和 OS 分别为 54% 和 52%。Cochrane 数据库得出结论，对于晚期子宫癌肉瘤和复发性疾病，应考虑联合异环磷酰胺的辅助化疗。与单独使用异环磷酰胺相比，异环磷酰胺联合紫杉醇的化疗可降低死亡风险。几项回顾性研究显示，序贯多模式治疗的生存结果良好，包括盆腔放疗和顺铂 - 异环磷酰胺或紫杉醇 - 铂的化疗。这些研究表明，联合治疗比单独放疗的疗效更好。在 Makker 研究中，49 例 Ⅰ～Ⅳ期患者术后接受以铂类为基础的化疗（主要是铂 - 紫杉醇），联合或不联合放疗或单独放疗，化疗组的 3 年无进展生存率为 35%，放疗组为 9%（无统计学差异），3 年总生存率分别为 66% 和 34%（无统计学差异）。2010 年 NCCN 指南推荐对除 Ⅰ A 外的所有阶段的子宫癌肉瘤进行治疗。对于 Ⅰ B～Ⅳ期疾病，治疗建议包括化疗伴或不伴放疗，或全腹部放疗伴或不伴近距离放疗。

19.3.3.2　晚期 / 转移和复发

晚期、无法切除或复发 UCS 患者预后较差，中位生存期不到 1 年。

在 EC 中研究的主要细胞毒性药物是异环磷酰胺（32% 的反应率）、顺铂（19% 的反应率）和紫杉醇（作为一线或二线治疗的反应率为 18%）。与其他妇科肉瘤相比，多柔比星的反应较低（10% 的反应率），且反应通常是部分的，持续时间也很短。

两项前瞻性随机试验比较了异环磷酰胺单药化疗和联合化疗。Sutton 等报道了 194 例接受异环磷酰胺联合或不联合顺铂治疗的可评估患者。虽然联合治疗的反应率更高（54% vs 36%），以及 PFS 略高但差异显著（6 个月 vs 4 个月），但未观察到总体生存率的改善，联合治疗的毒性较为显著。另一项 GOG 研究纳入了 179 例患者接受异环磷酰胺联合或不联合紫杉醇治疗，在客观反应（45% vs 29%）、PFS（5.8 个月 vs 3.6 个月）甚至总生存期（13.5 个月 vs 8.4 个月）方面均有显著差异。因此，异环磷酰胺 - 紫杉醇联合治疗是目前美国的标准治疗方法。

紫杉醇 - 铂联合治疗是一种耐受性良好，可在门诊使用的治疗方案。一些 Ⅱ 期临床试验报告了较高的反应率（54%～69%），其中包括完全缓解，中位 PFS 为 7.6 个月，OS 为 14.7 个月。GOG261 正在进行的 Ⅲ 期非劣效性试验比较了异环磷酰胺 - 紫杉醇和铂 - 紫杉醇的疗效。铂 - 紫杉醇由于给药方案更简便且耐受性更好，被用作标准治疗方案。

许多生物抗癌疗法已得到评估（索拉非尼、伊马替尼、沙利度胺、VEGF-Trap、伊尼帕尼联合紫杉醇和卡铂）。在未筛选群体中，靶向药物的反应率较低（0～5%）。正在进行的评估研究 BSI-202、铂 - 紫杉醇和 PARP 抑制剂（GOG232-C）、贝伐珠单抗和替西莫司、舒尼替尼、替莫唑胺、曲贝替定、脂质体多柔比星、伊沙比龙等。

19.4　其他罕见肿瘤

19.4.1　类卵巢性索肿瘤样子宫肿瘤

类卵巢性索肿瘤样子宫肿瘤（uterine tumor resembling ovarian sex-cord tumor, UTROSCT）是一种罕见、新定义的临床实体肿瘤。Clement 和 Scully 在 1976 年首次将 UTROSCT 确定为一种组织病理学实体肿瘤，最初包括两个起源不明的不同肿瘤，推测起源细胞可能包括子宫内膜间质细胞、子宫腺肌病、间质肌病、子宫内膜异位症或子宫肌层内的多潜能细胞。

从那时起，该实体被划分为两个不同的亚型。Ⅰ型肿瘤，即子宫内膜间质瘤伴性索样成分（endometrial stromal tumors with sex-cord-like elements，ESTSCLE），比Ⅱ型恶性潜能更高，Ⅰ型肿瘤的预后取决于间质肿瘤的类型、分级和分期。Ⅱ型肿瘤包括经典的 UTROSCT，具有低级别恶性潜能，偶尔复发，但通常表现为良性。

虽然 ESTSCLE 和 UTROSCT 很可能都来自多潜能的子宫间质细胞，但 UTROSCT 主要分化为性索成分，而 ESTSCLE 通常只表达一种性索标志物。这种将 UTROSCT 分为两种组织学亚型的方法相对较新，大部分文献通常没有亚分类。UTROSCT 的诊断主要是基于苏木精/伊红染色的形态学特征，并通过免疫组化染色进行证实。至少两种性索标志物的阳性染色可以支持诊断，包括钙网蛋白和至少一种其他标志物。其他常表达的标志物包括抑制素、分化簇99（CD99）和黑色素 A。

此外，这些肿瘤对间质和上皮成分具有不同的免疫反应性。常见的阳性染色包括波形蛋白、肌联蛋白、细胞角蛋白、上皮膜抗原（EMA）、CD10 和雌激素或孕激素受体（ER/PR）。与 UTROSCT 相关的免疫组化标志物的综述表明，抑制素是最特异性的标志物，钙网蛋白是肿瘤最敏感的标志物。由于其罕见性，诊断通常是在术后通过组织病理学分析做出的。此外，目前的文献主要关注 UTROSCT 的诊断，关于 UTROSCT 的临床特征和预后的信息很少。

19.4.1.1　初始治疗

这种疾病的最佳治疗方法尚未确定。最近的文献中对 UTROSCT 的定义更加严格，需要钙网蛋白和至少一种性索标志物的免疫组化阳性。随着这些肿瘤得到越来越广泛的认识和诊断技术的改进，其定义也有了改进，Ⅰ型和Ⅱ型肿瘤的区分也更明确。由于该肿瘤的发病率极低，可疑概率相对较低，但认识这一肿瘤很重要，临床医师应考虑到这一肿瘤，特别是有 UTROSCT 病史或他莫昔芬使用史的患者。

UTROSCT 是一种低恶性潜能的肿瘤，尽管在极少数病例中会复发，因此，主要的治疗策略仍然是手术。大多数 UTROSCT 患者接受了子宫切除术＋双侧附件切除术，大多数病理为良性肿瘤。因此保留育龄患者的生育能力，是该类疾病患者手术方案的重要参考因素。近期发表了一项风险因素模型用于指导临床决策。在有随访数据的 18 例患者中（平均随访时间 32 个月，范围 4～84 个月），均未观察到复发。有学者认为，可通过使用子宫内膜间质肉瘤的标准来评估 UTROSCT 的侵袭性潜力，如侵袭性与浸润边界、血管侵犯和有丝分裂计数。因此，单纯的 UTROSCT 似乎并无低级别子宫内膜肉瘤的风险，但这些病例的平均随访时间只有 25 个月。然而，也有关于远处转移和复发的报道。UTROSCT 是一种具有低恶性潜能的肿瘤，在极少数病例中也会复发，因此，主要的治疗策略仍然是手术。然而，保留育龄患者的生育能力是一个重要的考虑因素，本文提出了一个危险因素模型来指导临床决策。尽管 UTROSCT 的记录案例相对稀少，现有数据仍可用于确定治疗策略。虽然这些肿瘤的侵袭性不如 ESTSCLE，但它们仍有复发的可能，因此它们被定义为低恶性潜能的肿瘤。因此，单纯的手术仍然是治疗的主要方法。Blake 等发表的研究显示，单独接受子宫全切术和联合附件切除术患者在 DFS 方面没有统计学差异。是否切除附件应根据临床情况和医师与其患者共同探讨作出决定。

19.4.1.2 转移期

Kantelip 等描述了一例 UTROSCT，两个大网膜转移灶的组织学特征与子宫肿瘤相同。不幸的是，没有随访信息。Malfetano 和 Hussein 描述的复发性 UTROSCT 病例可能不是单纯型。值得注意的是，经筛查大多数肿瘤 ER 和 PR 表达阳性，分别为71.4% 和 88.9%。据文献报道，转移性疾病的治疗方法包括多次手术和尽快再手术。到目前为止，尚无关于化疗敏感性的明确数据。因此，务实的态度是，只有在无法进行手术的情况下，才考虑对转移性患者化疗。UTROSCT 尚未探索的治疗方案是激素治疗，如孕激素类药物。

19.4.1.3 滋养细胞疾病

妊娠滋养细胞疾病（gestational trophoblastic disease，GTD）是一组源自胎盘的疾病，包括完全性（CHM）和部分（partial hydatidiform moles，PHM）葡萄胎，以及恶性浸润性葡萄胎、绒毛膜癌、胎盘部位滋养细胞肿瘤（placental site trophoblastic tumor，PSTT）和上皮样滋养细胞肿瘤（epithelioid trophoblastic tumor，ETT）。恶性 GTD 也统称妊娠滋养细胞肿瘤（gestational trophoblastic tumors，GTT）或妊娠滋养细胞病变（gestational trophoblastic neoplasia，GTN）。

19.4.1.4 葡萄胎的管理

CHM 和 PHM 术后发生 GTN 的风险分别为 15% ～ 20% 和 0.5% ～ 1.0%。与 CHM 后 GTN 风险增加相关的因素包括治疗前 hCG 水平 > 100 000U/L，子宫体积过大（> 20 周大小），卵巢黄素化囊肿直径 > 6cm，年龄超过 40 岁。

在 CHM 清除时或之后立即使用甲氨蝶呤或放线菌素 D 进行预防性化疗，可将 CHM 后 GTN 风险降低到 3% ～ 8%。

然而，这将使 80% 的患者暴露于不必要的化疗毒性，但不能免除后续的监测需求，并可能诱发耐药疾病。因此，它的使用应仅限于无法检测 hCG 和随访患者的特殊情况。

CHM 或 PHM 清除后，需要每 1 ～ 2 周进行一次血清 hCG 定量检测随访，直到至少连续两次的检测显示正常水平。之后，CHM 患者应每月测定 hCG 水平，持续 6 个月。然而，PHM 患者可以停止这种检测，因为后续 GTN 的风险小于 1 ∶ 3000（ISSTD2013）。

在 hCG 随访期间，患者应使用避孕措施至少 6 个月。口服避孕药的优势在于抑制内源性黄体生成素（LH），避免其干扰 hCG 的检测。由于大多数复发发生在前 12 个月内，所以在此期间避免妊娠。

19.4.1.5 化疗指征

对葡萄胎后 GTN 实施化疗的最常见的 FIGO 标准是 hCG 持续上升或趋于平稳。在一些机构，化疗的标准包括：术后 4 周内血清 hCG 水平大于 20 000U/L，存在子宫穿孔的风险，组织学诊断为绒毛膜癌。

19.4.1.6 化疗的风险分层

基于多种预后因素的评分系统可将 GTN 患者分为低危组和高危组。其中，国际妇产科联盟（FIGO 2000）评分 / 分期系统是最常用的，见表 19-2。0 ～ 6 分表示该疾病应采用单药化疗 [甲氨蝶呤（MTX）或放线菌素（ActD）]。评分 > 6 分的患者发生单药耐药的风险较高，因此应接受联合化疗。

这种分层系统有几个局限性。特别是，虽然几乎评分为 0 ～ 3 分的患者都可能通过单药治疗治愈，但评分为 5 ～ 6 分的患者中有 70% 需要联合药物治疗。

19.4.1.7 影像学评估作用

葡萄胎后 GTN 的分期和评分基于血清 hCG 水平、临床病史和检查、盆腔超声

表 19-2　2000 FIGO GTN 评分系统

预后因素	评分			
	0	1	2	4
年龄（岁）	< 40	≥ 40	—	—
前次受孕	葡萄胎	流产	终止妊娠	—
此次妊娠间隔时间（前次受孕到化疗终止，月）	< 4	4 ～ 6	7 ～ 12	> 12
hCG（U/L）	< 10^3	$10^3 ～ 10^4$	$10^4 ～ 10^5$	> 10^5
转移数量	0	1 ～ 4	5 ～ 8	> 8
转移位置	肺	脾，肾	胃肠道	脑，肝
最大肿瘤直径	—	3 ～ 5cm	> 5cm	—
前次化疗	—	—	单一用药	≥ 2 种药

和胸部 X 线。如果 X 线提示肺转移，胸部 CT 可以确认并帮助确诊；然而，只能对 X 线上可见的病灶进行评分。肺转移的患者中枢神经系统受累的风险增加，因此需要进行脑部 MRI 评估。对于那些组织学诊断为绒毛膜癌或在葡萄胎后怀疑为 GTN 的患者，需要更完善的影像学检查，包括：胸部和腹部的 CT；大脑和骨盆的 MRI 及盆腔超声检查。FDG/PET/CT 最有助于复发患者根治性手术前确定活动性疾病的位置。在高分辨率（3 Teslar）MRI 时代，腰椎穿刺测量脑脊液血清 hCG 比值小于 1 : 60 的价值尚不明确，但一些中心仍在使用。

19.4.1.8 低风险和高风险 GTN 的治疗

低风险 GTN（证据等级 IB）可用甲氨蝶呤加或不加叶酸（FA），或 ActD 治疗。研究了许多不同的治疗方案，所有这些方案似乎都有效，但结果的比较受到几个因素的阻碍，特别是患者纳入标准的差异。在欧洲和许多国际中心，MTX/FA（表 19-3）是首选的治疗方案，因为其毒性较低。相反，ActD 给药计划似乎更易于管理，一些学者则认为它更有效。然而，唯一一个比较了这两种治疗方法的随机试验使用了低剂量（30mg/m²）的甲氨蝶呤。所有患有

低风险疾病的患者都有望治愈，无论他们是否需要转为二线治疗，甚至偶尔三线治疗。

通过连续 1 ～ 2 周的血清 hCG 检测来评估治疗的反应。一旦 hCG 正常，需要在 6 周内进行 3 次巩固治疗，以降低复发风险。对一线治疗耐药性的公认定义标准是连续 3 次 hCG 测量结果呈现平台期，或者连续 2 次超过 2 周 hCG 测量水平上升。

对一线单药化疗产生难治性或耐药性的患者，可以采用多药化疗（证据为 2C 级）。然而，根据耐药发生时的 hCG 水平，可以确定另一种治疗可能敏感的单药。因此，在 8 天 MTX/FA 方案耐药的情况下，如果 hCG 值为 100 ～ 300U/L，每 14 天 0.5mg ActD 静脉给药，使用 5 天，疗效显著。

没有大脑或肝受累的高危患者可采用多药化疗。最常用的方案包括每月交替使用依托泊苷、甲氨蝶呤和 ActD（EMA），环磷酰胺和长春新碱（Oncovin™）（CO）（2C 级）。hCG 正常后，通常给予 6 周相当于 3 个周期的巩固治疗。如果该疾病对 EMA/CO 方案耐药（表 19-3），许多患者仍然可以采用其他铂类替代方案来挽救，包括：每周交替使用 EMA（不包括第 2 天的依托泊苷和 ActD），依托泊苷和顺铂

表 19-3　最广泛使用的低风险 GTN 治疗方案

- MTX 8 天方案：总剂量 50mg，第 1、3、5、7 天肌内注射，FA 解毒 15mg，24 或 30 小时后给予 MTX（第 2、4、6、8 天）每 14 天重复一次，称为 MTX/FA 方案。一些中心更喜欢按体重调整 MTX 剂量，1mg/kg

- ActD，$1.25mg/m^2$，2 周

- 每 14 天重复 5 天 ActD（0.5mg，静脉注射）

- 低剂量 MTX（$30mg/m^2$ 或 $50mg/m^2$，肌内注射）每周重复，但不推荐 $30mg/m^2$

- MTX 肌肉注射 0.4mg/kg，第 1～5 天最大剂量 25mg/d，每 14 天重复一次

（EP）；紫杉醇和依托泊苷（TE）每 2 周交替使用紫杉醇和顺铂（TP）交替使用 2 周；每 3 周一次依托泊苷（VP16）、异环磷酰胺和顺铂（VIP），或每 3 周一次博来霉素、依托泊苷、顺铂（BEP）。

两种最常用的挽救性方案分别是 EMA/EP 和 TE/TP。前者具有很高的疗效，但毒性很强，后者可能同样有效，但毒性较小，有学者提议开展随机试验来比较这两种方案。

19.4.1.9　超高危疾病的管理

对于晚期或具有不良预后因素的患者[即肝转移伴或不伴中枢神经系统（CNS）受累]，开始接受标准 EMA/CO 或其他多药化疗，可导致严重出血或器官功能衰竭，甚至死亡。为避免发生这类情况，可通过在开始标准化疗前第 1 天和第 2 天使用低剂量依托泊苷 $100mg/m^2$ 和顺铂 $20mg/m^2$ 温和诱导治疗，每周重复 1 次，最多 3 次。对有不良风险特征的患者，在血清 hCG 正常后，延长巩固治疗时间至 8 周（而非 6 周）可能会获益。

19.4.1.10　中枢神经系统疾病的治疗和放射治疗的作用

中枢神经系统转移的主要治疗方案是增加剂量的 EMA/CO，其中 MTX 增加到 $1g/m^2$，鞘内注射 MTX 12.5mg；或在化疗的同时进行全脑放疗（每日 20～30Gy，每天分 2 次）。神经外科手术可用于切除和（或）控制转移灶出血和（或）缓解颅内压升高。考虑到其长期毒性，全脑放射治疗的使用是有争议的。建议使用毒性较小的替代方案，如立体定向放疗或在化疗结束后对不适合切除的残留病灶进行伽马刀治疗。

19.4.1.11　手术的作用

手术可用于处理出血并移除化疗耐药的残留病灶。在这种情况下，FDG-PET/CT 成像有助于识别化疗后活动性残留病灶。对不希望保留生育能力的非转移性患者，子宫切除术也可能有用。

19.4.1.12　胎盘部位滋养细胞肿瘤（PSTT）和上皮样滋养细胞肿瘤（ETT）

PSTT 对化疗的反应可能不如绒癌。FIGO 预后评分系统不适用于确定这些患者的治疗方案。虽然已经确定了几个预后因素，但最重要的是从最后一次妊娠到确诊 PSTT 的时间间隔。在英国的一项研究中，98% 在妊娠后 4 年内确诊为 PSTT 的患者生存期较长，而所有超过 4 年确诊为 PSTT 的患者则全部死亡。在上次妊娠后 4 年内确诊为 PSTT 的患者中，仅子宫切除术就足以治疗局部疾病，而转移性肿瘤患者对 EP/EMA 或 EMA/CO 反应良好，通常随后要切除残留病灶和子宫。对于从最后一次妊娠开始超过 4 年才确诊为 PSTT 的患者，

考虑到其预后极差，即使疾病仅表现为局部病灶，也应考虑实验性治疗，包括使用大剂量化疗。ETT是一个相对较新的实体肿瘤，可能与PSTT表现不同，也可能相似。目前，在获得更多可用数据之前，大多数研究人员对ETT的管理类似于PSTT。

19.5　总结

本章旨在根据当代观点和国际共识对罕见子宫肿瘤患者治疗进行详细总结，根据所提供的信息认识到，许多肿瘤亚型的证据有限。我们面临的挑战不仅在于如何准确诊断患者，还在于如何针对这些罕见癌症设计临床试验，以建立更为健全的证据基础。在制药行业的支持下，国际社会的努力和研究者主导的试验将有助于缩小目前的知识差距，并取得进展。

不幸的是，跨机构的数据共享具有挑战性，但GCIG、EORTC、IRCI、NCI和其他组织正在努力合作。分享罕见肿瘤的相关信息将有助于增加知识，并有助于回顾性分析研究结果，从而更好地识别哪些患者可以从靶向治疗中获益并进入临床试验。许多组织正在创建组织生物样本库，并进行分子遗传学分析，以确定进行靶向治疗试验的患者。然而，注册需要遵循标准化的流程，以确保同质性，且必须进行病理学审查，并得到国家组织的支持。法国国家癌症研究所支持的用于罕见妇科癌症的模式非常有效。它已经改善了患者的管理，并促进了新的临床试验的进行。5年来，法国罕见肿瘤数据库纳入了超过5000例罕见肿瘤患者，并对所有患者都进行了组织学诊断的系统审查。鉴于这一成功，GINECO

小组（该项目负责人）设计了一项SCT的随机临床试验（ALIENOR），该试验在2年内招募了超过39例患者。同样，苏格兰小组设计了NiCCC试验，正在招募子宫和卵巢复发CCC患者。

令人警醒的是，37%的罕见妇科癌症患者在最初的病理复查中被误诊，这强调了由妇科癌症专家、病理学家对所有患者进行复查的重要性。只有这样才能从数据库中识别出适合进行临床试验的潜在患者。

由国家合作集团支持的法国国家组织模式需要在国际层面上加以复制并广泛发展。随后，整合数据与生物结果将成为可能。随着TCGA报道的子宫内膜样癌POLE或MSI亚组等新数据，以及这些亚组对免疫检查点抑制剂可能的潜在反应，将分子生物学纳入癌症分类的趋势将会有改善。将来可能会出现更多新的定位在子宫中的罕见癌症亚型，从而促使我们为罕见疾病多个亚型制定治疗方案。

关键信息与之前发表的关于其他罕见癌症的关键信息相同。

- 几乎50%的妇科癌症符合罕见癌症的定义。
- 多学科会诊对于罕见癌症的诊断和治疗非常重要。
- 由于这些癌症的罕见性，目前还缺乏针对这些癌症的研究和药物开发。
- 需要更多的资源致力于公众、初级保健医师和普通肿瘤医师的教育，以确保适当的诊断和治疗。
- 国际联盟对于开展针对这些罕见癌症的研究非常重要。

（刘　娜　译）